治った人が食べていた！

済陽式
抗がん
食材帖

西台クリニック院長　三愛病院医学研究所所長
済陽高穂

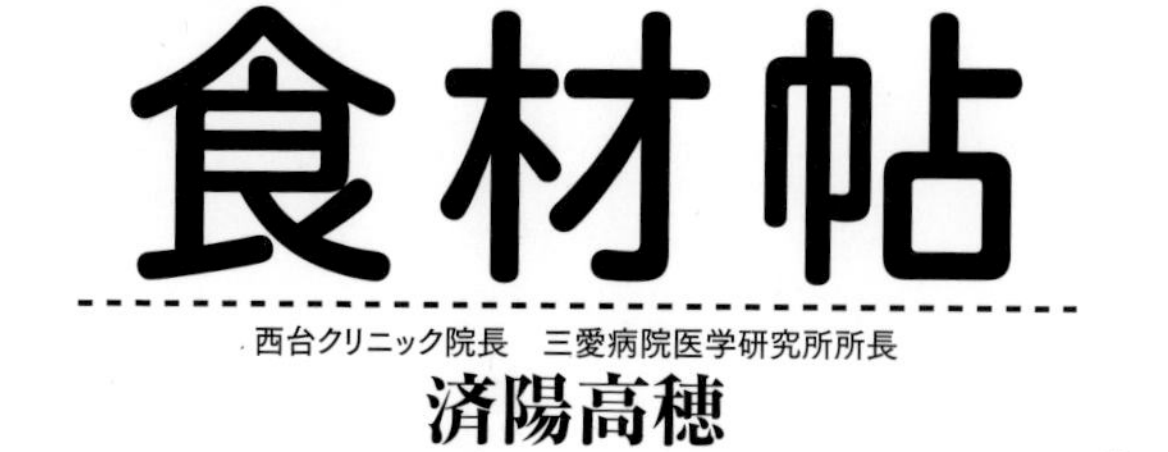

講談社

三大療法が無効でもまだ打つ手はある！

食べ物の力で がんが治る事実

きっかけは、余命宣告を受けても生き続けた一人のがん患者さん

医師が余命宣告する場合の多くは、がんの三大療法である手術・放射線・抗がん剤を行っても改善が見込めないケース、つまり化学療法では「打つ手がない」と判断したときに行われます。

消化器系の外科医として、40年以上にわたってがん治療に携わってきた私も、かつては余命宣告をしていました。

その頃、私が余命数ヵ月と告げた一人のがん患者さんがいました。当時56歳の男性で、肝臓がんがかなり進行しており、手術は行ったものの多くの病巣が取り切れず、自宅療養に切り替えて経過を見ることしかできなかった方です。しかし、その男性は半年が過ぎても衰弱することなく、むしろ元気に暮らしていたのです。そして一年後のCT検査では、なぜか残っていたがんが消えていました。驚いた私が何をしたのか訊ねたところ、奥様のすすめで徹底した食事療法を行ったというのです。

そのとき「治すのは患者さんの免疫力。医者はそれを手助けするだけ」という私の恩師・中山恒明教授の言葉が頭に浮かびました。

現在、私は余命宣告をしていません。晩期がんの患者さんであっても、「方法はあります。がんばりましょう」と励ますのが、今の私の治療方針です。

食事療法での がん患者の改善率は 63・7％

私が食事療法をはじめたきっかけがもう一つあります。２００２年に、それまで根治術（がんをきれいに取り除く手術）に成功した１４０２例の追跡調査を行ったところ、５年間の間に半数近くの方が再発などで亡くなっていたのです。この事実には愕然としました。いくら手術しても、生活習慣病であるがんは、体質を改善しない限り再発を繰り返す。そのことを改めて痛感し、がんと食事について研究を重ね、辿り着いたのが済陽式食事療法です。

特徴は、化学治療を否定せず、あくまでも抗がん剤などと併用して食事療法を行うことで、「がんに勝つ」のを目標にしているところです。ただし、がんの食事療法は生半可な気持ちではなかなか続きません。「８大法則」（Ｐ10参照）は、いわゆる健康食品などよりもさらに一歩踏み込んだものです（Ｐ30参照）。しかし、本人が、がんを治すという強い意志をもって取り組めば、良い結果がでることを私は経験として実感しています。手探りで食事療法をはじめてから16年、済陽式食事療法を確立してから10年以上になりますが、最新の２０１２年の統計では、３５３例中、有効率は63・７％（完全治癒49例・改善１７６例）です。

目次

済陽式8箇条　実践編

済陽式抗がん　食材帖

治った人が実際に食べ続けた！

済陽式食材が効率的に摂れる「常食レシピ」

7名の発病から改善まで

実証！ 食事療法でここまで治せる

※効果には個人差があります。本書で紹介している内容がお身体に合わない時は、速やかに中断され、かかりつけの医師にご相談ください。

取材・文／穴澤賢
校正協力／志澤弘
写真／江頭徹（講談社写真部）
デザイン・装丁／田中小百合（オスズデザイン）

発がん要因を断つ！

済陽式食事療法でがんが改善！

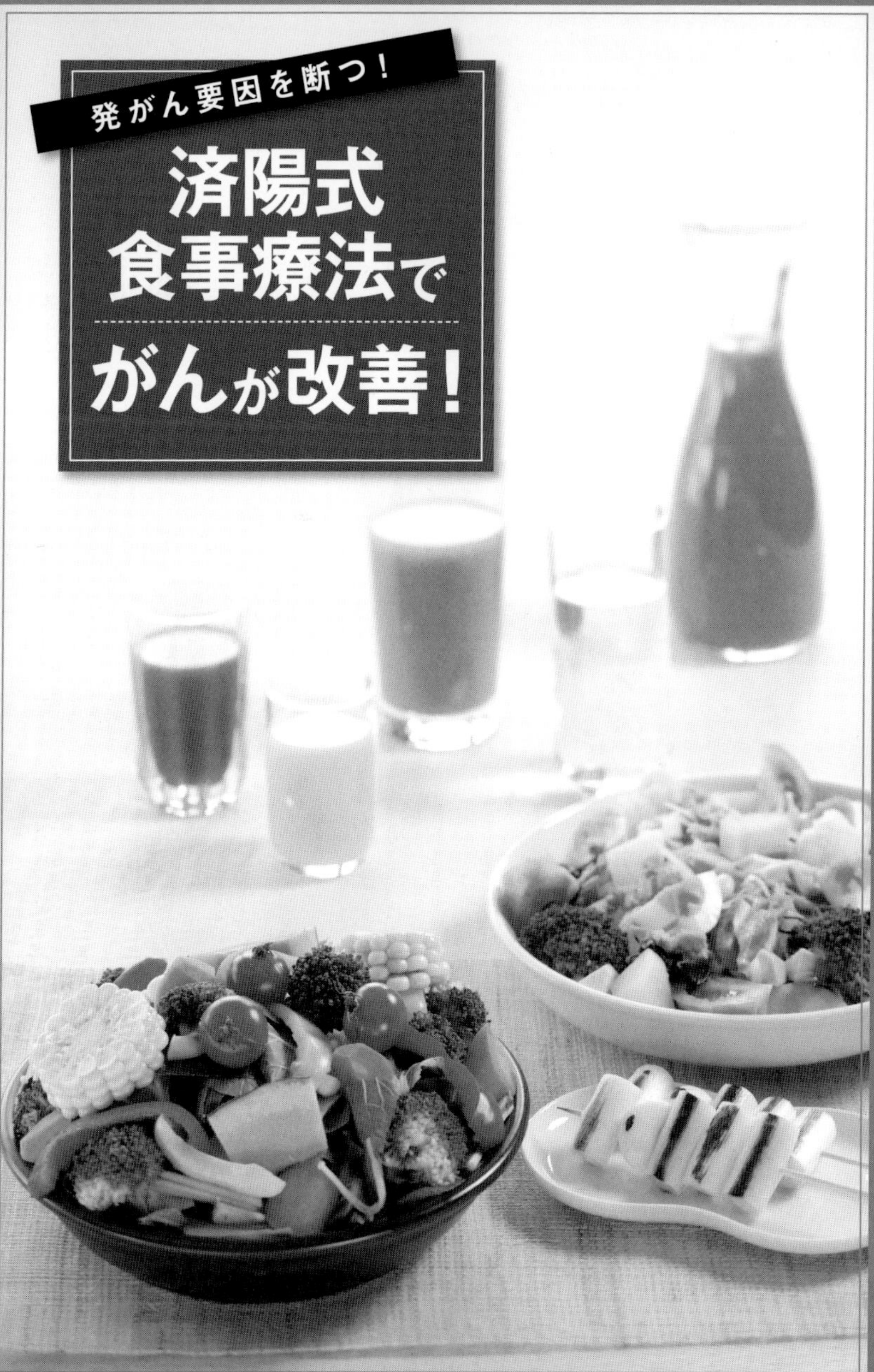

発がん要因を断ち、免疫力を高める食品を摂る

済陽式食事療法の 8大法則

抗がんルール 1

塩分を制限する

塩分を抑えて胃粘膜を発がんから守る

塩分は胃の粘膜を荒らし、細胞内外のミネラルバランスを崩すため、胃がんのみではなくすべての発がんリスクを高めます。食材に含まれる塩分で人体に必要な摂取量は摂れるので、減塩醤油や減塩味噌を含む調味料類は原則的に使いません。がん患者さんの塩分摂取量は、1日2～3gまでが目安です。

抗がんルール 2

動物性たんぱく質脂肪の制限（四足歩行動物の制限）

悪玉コレステロールを減らして血液循環を改善

がんのリスクを高める牛・豚・羊などの四足歩行動物の肉は一切禁止です。脂肪の多い皮を除いた鶏肉なら1日30g程度まで食べて構いません。卵は平飼いの鶏のものを1日1個程度。魚はミオグロビンが酸化しやすいマグロやカツオ（赤身）は避けて、ヒラメ、タラ、サケなどの白身魚を選びます。

抗がんルール

3 新鮮な野菜と果物（低・無農薬）を大量に摂る

新鮮な無農薬野菜と果物から抗酸化物質を摂取

野菜や果物には、ビタミンやポリフェノール、フラボノイドなど抗酸化作用の強いファイトケミカルが豊富に含まれています。加熱による酵素やビタミンの損失を防ぐには生で摂るのが理想ですが、そのままでは大量に食べられないので20分以内に作った野菜・果物生ジュースを摂るのがお勧めです。

抗がんルール

4 胚芽を含む穀物、豆類、いも類を摂る

胚芽や大豆イソフラボンなど有効成分でがんを抑制

米や麦の胚芽は、ビタミンB群、ビタミンE、抗酸化物質（リグナン、フィチン）、腸内環境を整える食物繊維を豊富に含んでいます。

主食はそれらを丸ごと摂れる玄米が理想。大豆には、すべてのがんを抑制する大豆イソフラボンがたっぷり含まれています。

抗がんルール
5

乳酸菌、海藻類、きのこ類を摂る

腸内細菌のバランスを整えて免疫力を高める

乳酸菌は、腸内細菌のバランスを整えて免疫力を高めるため、乳がん、卵巣がん以外の方は、毎日300gの無糖ヨーグルトの摂取が基本です。

室内栽培ではなく、原木栽培のしいたけには多くのβ-グルカンが含まれるほか、根昆布など海草類に含まれるフコイダンも免疫力を高めます。

抗がんルール
6

レモン、はちみつ、ビール酵母を摂る

レモンでクエン酸回路を円滑にして代謝を高める

クエン酸回路代謝を円滑にするクエン酸を多く含むレモンは、1日2個以上の摂取が目標です。

ビタミン、ミネラルなど、免疫力アップ効果が期待できる、花粉を豊富に含むはちみつは、1日大さじ2杯を目安に。ビール酵母からつくられたエビオス錠は1日20錠以上の摂取が目安。

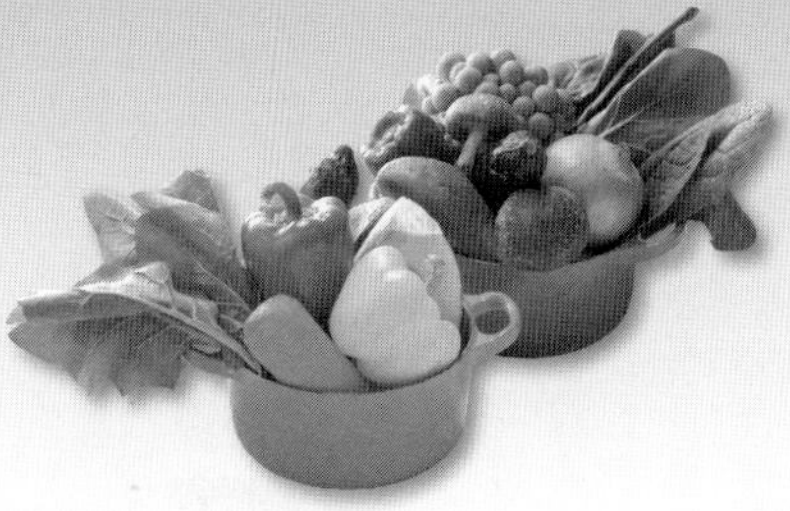

抗がんルール
7

油はオリーブ油かごま油、なたね油にする

リノール酸が少なく体内で酸化しにくい油を選ぶ

大豆油、コーン油、ヤシ油などに含まれるリノール酸は摂りすぎると、アラドキドン酸という脂肪酸が増えてがんの促進要因になるため、控えるのが基本。油は、オレイン酸の豊富なオリーブ油、ごま油、なたね油、加熱しない場合はシソ油、エゴマ油がおすすめです。

抗がんルール
8

自然水を摂る（ナチュラルミネラルウォーター）

発がん物質を体内に取り込まない

普段飲む水は、発がんの要因となる塩素やトリハロメタンなどが入った水道水は避け、清浄な湧き水などの自然水か、市販の加熱処理してないナチュラルミネラルウォーターを選んでください。なお、肝臓の解毒作用を弱めるアルコールは飲まないこと。禁酒・禁煙は、食事療法の大前提です。

＼治った人にきいた！／
済陽式食事療法 私が心がけたポイント

ケース1 大腸がん・直腸がん（K・Yさん）

K・Yさんがとくに重視したこと!!

●無塩を心がける（しっかり出汁を取る、サラダにはお酢をかける、料理の味気なさを補うために香辛料を使うなど）。

●野菜・果物ジュースを１日１５００cc（最低でも１０００cc）摂ること。

●毎日のジュースに使う野菜・果物は自然食品店で無農薬のものを選ぶ（料理などでやむを得ず低農薬の野菜を使う場合は一晩水につけて農薬を落とす）。

●四足歩行動物の肉を一切禁止（たんぱく質は少量の魚介類、大豆、卵、ヨーグルトを摂取）。

●白米は食べない（雑穀・小豆入り玄米、全粒粉パン、玄米もちなどを選ぶ）。

詳細は１４６ページへ

ケース2 胃がん・肝転移（S・Hさん）

S・Hさんがとくに重視したこと!!

●禁酒・四足歩行動物の摂取を一切禁止。

●調味料として塩は一切使用しない（ショウガ・にんにく・コショウ・ハーブなどで味気なさを補う）。

●新鮮な野菜・果物ジュースを１日１５００～２０００cc飲む（３００ccを5～7回に分けて飲む）。

●玄米・野菜・果物・青魚・白身魚・海藻類・ヨーグルト・はちみつなどを中心にする。

詳細は148ページへ

ケース3　卵巣がん（Y・Kさん）

Y・Kさんがとくに重視したこと

●ドレッシングは自分で作る（減塩しょうゆと酢が1：1）。

●あらゆる料理にすりごまをかける（サラダ・味噌汁・煮物・炒め物など）。

●きのこ類（えのき・しいたけ・しめじ）・豆腐（¼丁）・大根おろし入り納豆を毎日欠かさず食べる。

●好きだった肉料理（牛肉）を一切禁止（たんぱく質はほとんど大豆で摂る）。

詳細は150ページへ

ケース4　肝細胞がん（Y・Tさん）

Y・Tさんがとくに重視したこと

●基本的に外食はしない（仕事がら人と会うことも多いが遠慮させてもらう）。

●禁酒と、3食必ず食べること。

●きのこ類・にんじん・青菜・海藻類・ヨーグルトを毎日欠かさず食べる。

●水道水を使わない。

●しらすは塩抜きする。

詳細は152ページへ

ケース5　大腸がん・上腸結腸がん（K・Tさん）

K・Tさんがとくに重視したこと

●限りなく無塩（味噌汁の味噌を⅕量に・自然な塩分を含んだ小魚やかつお節、昆布、ワカメなどをミキサーで粉末にして味付けに使うなど）。

●食事は妻の手作りを食べ、外食はしない。
●野菜・果物は1日1200ccジュースで摂る。
●自然水を1日1000cc飲む。

詳細は154ページへ

ケース 6 悪性リンパ腫（T・Hさん）

T・Hさんがとくに重視したこと!!

●免疫力アップ食材を毎日摂取する（アリシン属・海藻類・きのこ類・乳酸菌・はちみつなど）。
●塩はほとんど使用せず、食材本来のうま味に香辛料などを加えて工夫する。
●ジュースは毎日1600cc飲む（にんじん、りんご、セロリ、トマト、キュウリ、ピーマン、小松菜、大根、舞茸汁、ハチミツ入り）。
●無農薬野菜を使う（インターネットで取り寄せ）。

詳細は156ページへ

ケース 7 乳がん（K・Kさん）

K・Kさんがとくに重視したこと!!

●済陽式食事療法8箇条を壁に貼り、いつでも目に入るようにして実行する。
●しっかり出汁をとったり、海藻や魚などのわずかな自然塩分を活用して、極力調味料としての塩分は控える。
●加工品は添加物の入っていないものを選ぶ。
●大豆・大豆加工食品を毎日欠かさず食べる（豆腐・豆乳・湯葉・おから・納豆など）。
●外国産レモンやグレープフルーツは一晩水につける。
●酢をいろいろな料理に使う。
●生野菜ジュースは元気になった今も1日500cc以上飲んでいる。

詳細は158ページへ

研究結果や実例に学ぶ

がん臓器別

効果的な食材

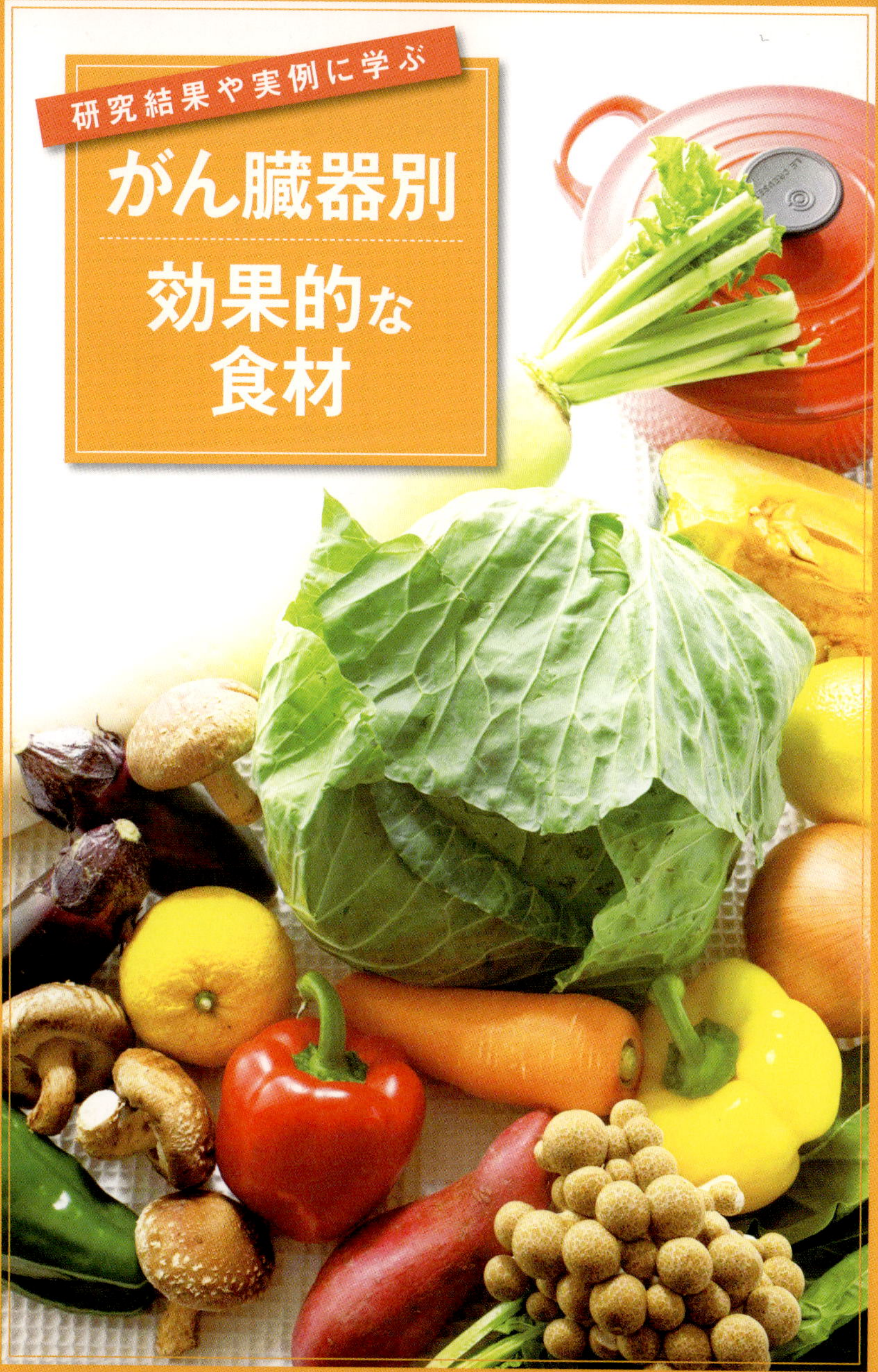

免疫力を高めてがんを抑制する

がん臓器別
有効な食材

免疫力を高め ファイトケミカルを 摂取してがんを抑制する

済陽式食事療法は、私たちの体が本来持っている免疫力を最大限に発揮させて、がんを撃退するのが目的です。そのために重要なのが、免疫機能を担う白血球の数を増やし、元気にすることです。

白血球の数を増やすには、野菜・果物に含まれる植物由来の抗酸化物質「ファイトケミカル」を摂ることが大切です。ファイトケミカルは、体内で活性酸素の攻撃から細胞を守る働きをするため、がんの予防に有効とされています。

アメリカでがんによる死亡率が深刻になった１９９０年、アメリカ国立がん研究所が中心となって、がん予防に効果のある植物性食品を調査する「デザイナーズ・フーズ・プロジェクト」が立ち上がりました。その結果、がん予防に効果があるとわかった物質を、重要度が高い順にグループ分けしたものが左ページの「デザイナーフーズ・ピラミッド」です。ピラミッドの上にあるほど、がん予防効果が高い食品となります。

しかし、ピラミッド上段の食品ばかりを食べてもいけません。大切なのは、これらの野菜をバランスよく毎日食べることなのです。

積極的に食べたい　抗がん食品ピラミッド

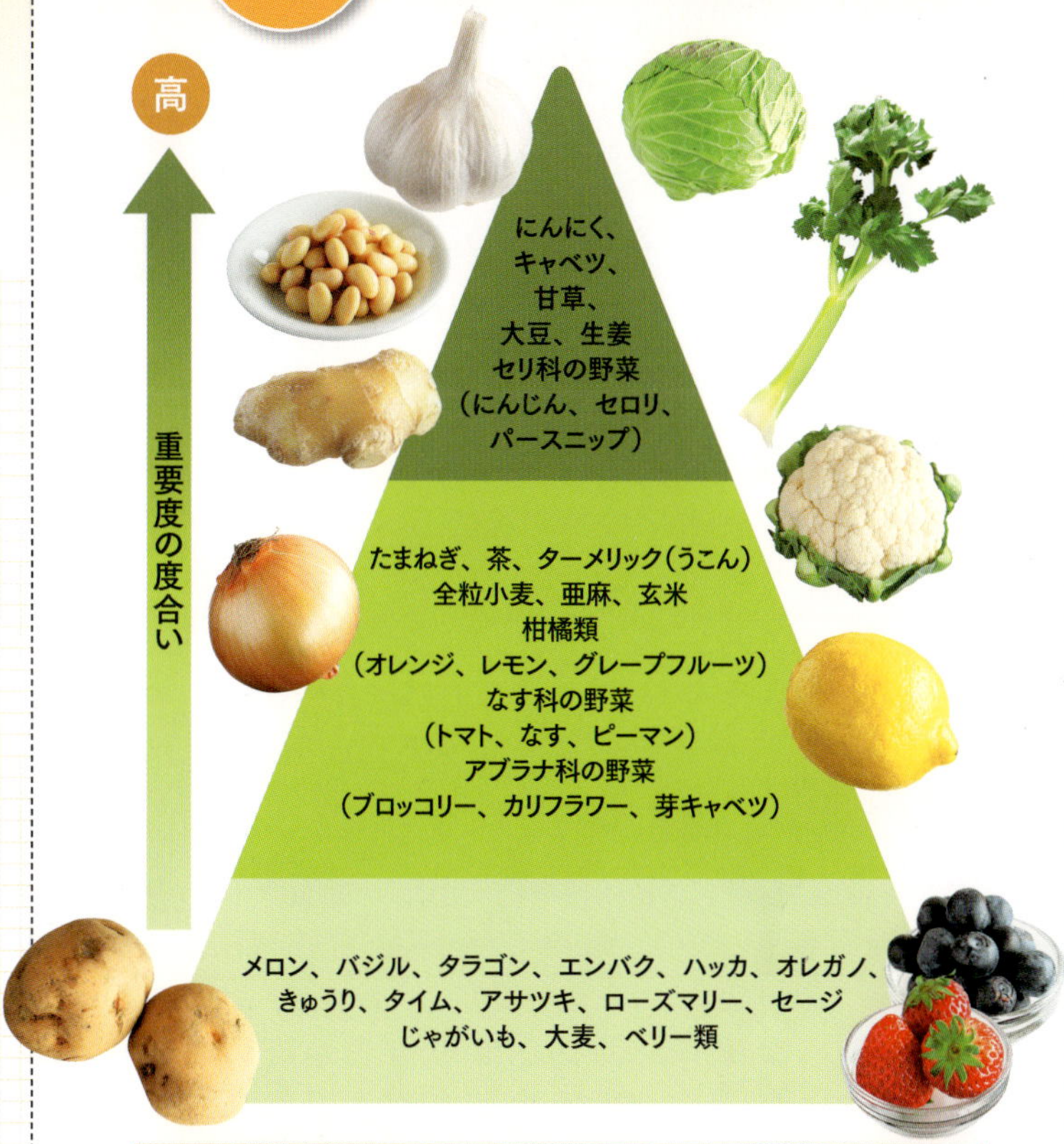

高
重要度の度合い
にんにく、
キャベツ、
甘草、
大豆、生姜
セリ科の野菜
（にんじん、セロリ、
パースニップ）
たまねぎ、茶、ターメリック（うこん）
全粒小麦、亜麻、玄米
柑橘類
（オレンジ、レモン、グレープフルーツ）
なす科の野菜
（トマト、なす、ピーマン）
アブラナ科の野菜
（ブロッコリー、カリフラワー、芽キャベツ）
メロン、バジル、タラゴン、エンバク、ハッカ、オレガノ、
きゅうり、タイム、アサツキ、ローズマリー、セージ
じゃがいも、大麦、ベリー類

白血球数を増やす野菜

①にんにく　②しその葉　③しょうが　④キャベツ

サイトカイン分泌能力のある野菜

①キャベツ　②なす　③大根　④ほうれん草　⑤きゅうり

サイトカイン※分泌能力のある果物

①バナナ　②スイカ　③パイナップル　④ぶどう　⑤なし

デザイナーズフードリスト（がん予防の可能性のある食品）アメリカ国立がん研究所発表

※サイトカイン…種々な細胞が産出するたんぱく質の一種で、免疫能や細胞増殖・分化、 抗がん作用などのきっかけをつくるもの。

1 白血病

抗がん食材

にんじん

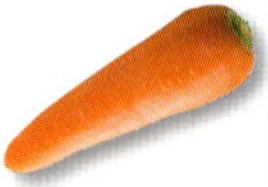

ココがすごい

β-カロテンが前骨髄球性白血病の治療に有効との報告あり

詳細は89ページ参照

抗がん食材

梅エキス

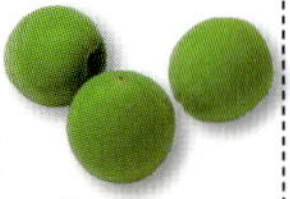

ココがすごい

青梅由来のエキスが白血病細胞抑制に有効

詳細は105ページ参照

抗がん食材

はちみつ（花粉）

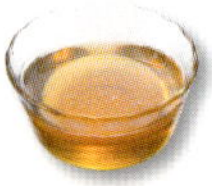

ココがすごい

はちみつに含まれる花粉には免疫力を高めるアミノ酸やビタミン、ミネラルが豊富といわれる

詳細は129ページ参照

抗がん食材

じゃがいも

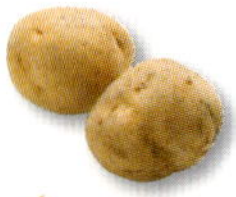

ココがすごい

熊本大学の実験で、じゃがいもの搾り汁の摂取が白血病細胞抑制に有効性があるとの報告あり

詳細は81ページ参照

抗がん食材

青汁

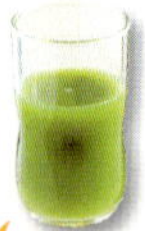

ココがすごい

抗酸化作用の強いビタミンやミネラルが豊富

詳細は131ページ参照

2 胃がん

制限食材
塩分

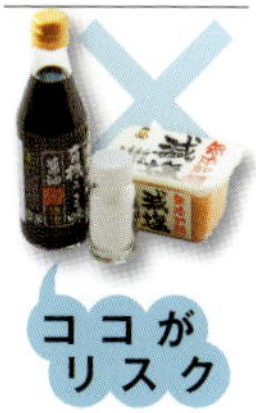

ココがリスク

塩分が胃の粘膜を荒らすため、胃がんの場合は特に減塩を徹底する

詳細は32ページ参照

抗がん食材
梅エキス

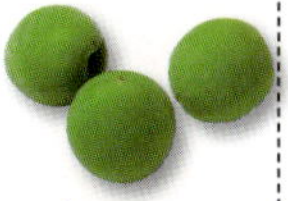

ココがすごい

強力な殺菌作用で胃がんの要因となるピロリ菌を撃退

詳細は105ページ参照

抗がん食材
緑茶

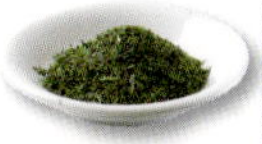

ココがすごい

豊富に含まれるポリフェノールが抗酸化活性を示し、がんの進行を妨げる

詳細は134ページ参照

抗がん食材
ヨーグルト

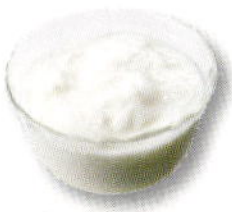

ココがすごい

乳酸菌が胃がんの要因となるピロリ菌を減らす

詳細は120ページ参照

抗がん食材
大量のジュース

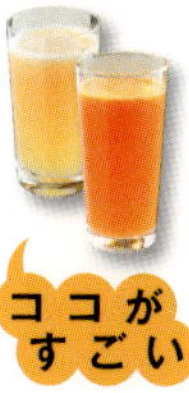

ココがすごい

新鮮な野菜に含まれるカリウムが胃に直接作用し、代謝を高める

詳細は134ページ参照

3 食道がん

抗がん食材

かぼちゃ

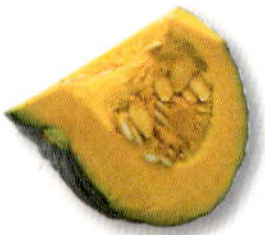

ココがすごい

皮のすぐ内側に多くあるβ-カロテンが食道の粘膜強化に働く

詳細は73ページ参照

抗がん食材

鮭

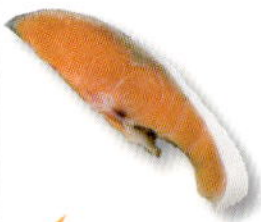

ココがすごい

強い抗酸化作用のあるアスタキサンチンが腫瘍を抑制

詳細は119ページ参照

制限食材

塩分

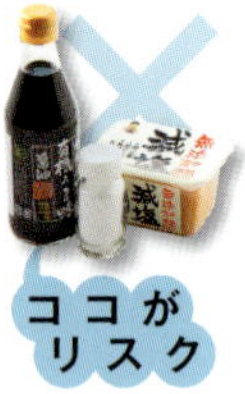

ココがリスク

塩分過多が粘膜細胞を荒らすため、胃がん同様に塩分は極力控える

詳細は32ページ参照

制限食材

酒

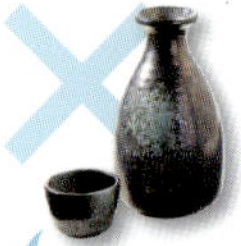

ココがリスク

食道壁を荒らすアルコールは食道がんの大きな要因となる

詳細は65ページ参照

制限嗜好品

タバコ

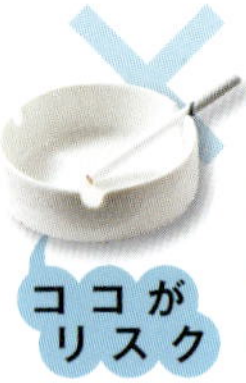

ココがリスク

アルコールに溶けたニコチンタールは特に危険。酒とタバコのセットで食道がんの発生率は14倍

詳細は67ページ参照

4 大腸がん

制限 嗜好品

四足歩行動物の肉

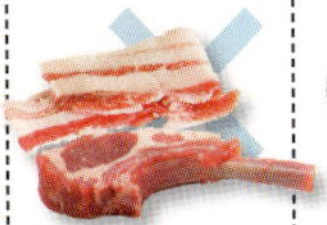

ココがリスク

四足歩行の動物性タンパク質は腸内で悪玉菌が増える原因となるため特に大腸がんは肉を制限する

詳細は38ページ参照

抗がん食材

無糖ヨーグルト

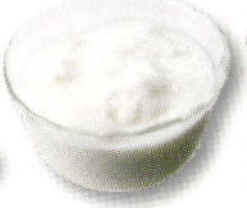

ココがすごい

血中リンパ球を増加させ、免疫力を向上させる

詳細は120ページ参照

抗がん食材

いちじく

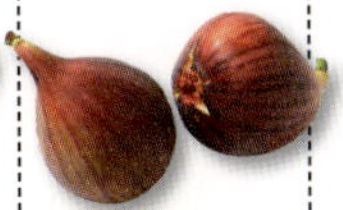

ココがすごい

排便を促す作用があり、便秘による腸壁の炎症を防ぐ

詳細は105ページ参照

抗がん食材

りんご

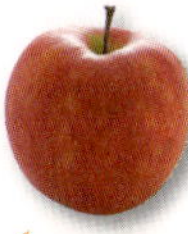

ココがすごい

腸内細菌層が酸性に傾くことで、悪玉菌を抑制し、善玉菌が増えやすい環境を整える

詳細は114ページ参照

抗がん食材

野菜（さつまいも）

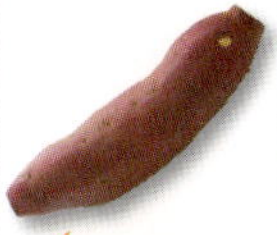

ココがすごい

食物繊維ペクチンが腸内環境を整えて有害物質を排除する

詳細は79ページ参照

5 肝臓がん

抗がん食材 小松菜 にんにく

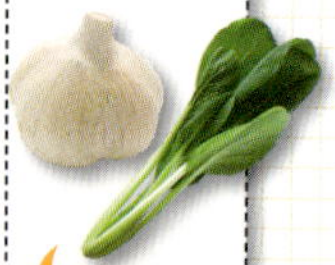

ココがすごい

小松菜のグルタチオン、にんにくのアリシンの抗酸化作用に期待

詳細は78・128ページ参照

抗がん食材 パパイヤ

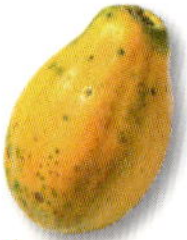

ココがすごい

イソチオシアネートが解毒酵素を活性化させて発がん物質を無毒化

詳細は110ページ参照

抗がん食材 果物（とくにレモン）

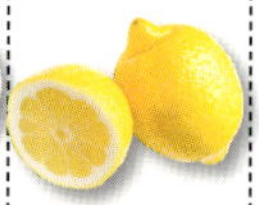

ココがすごい

最強の抗酸化活性をもつレモンで肝臓がんに対抗

詳細は114ページ参照

抗がん食材 貝類

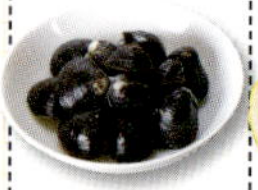

ココがすごい

タウリンが血流をよくし、肝臓の代謝を改善

詳細は117ページ参照

6 すい臓がん

抗がん食材 大根 レモン

ココがすごい

大根のジアスターゼがすい臓の働きを助け、レモンのビタミンCが活性酸素を抑制する

詳細は83・114ページ参照

臓器別 有効な食材

7 肺がん

制限嗜好品　タバコ

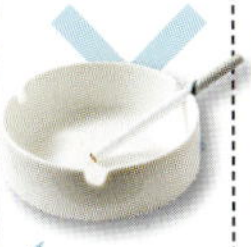

ココがリスク

ニコチンやタールが発がんの大きな要因であるため、禁煙は絶対条件

詳細は67ページ参照

抗がん食材　らっきょう

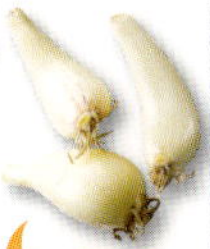

ココがすごい

明治薬科大学で肺がんの改善にらっきょうが有効であるとの実験報告あり

詳細は97ページ参照

制限嗜好品　四足歩行動物の肉

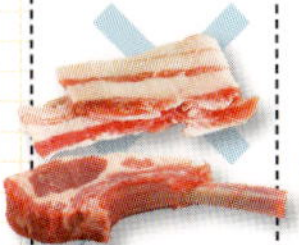

ココがリスク

四足歩行の動物性タンパク質は、がんの発生・悪化を促す要因となる恐れがある

詳細は38ページ参照

抗がん食材　パパイヤ

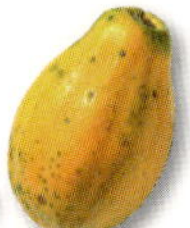

ココがすごい

たんぱく質分解酵素のパパインが豊富で、すい臓の働きを助ける

詳細は110ページ参照

抗がん食材　はちみつ

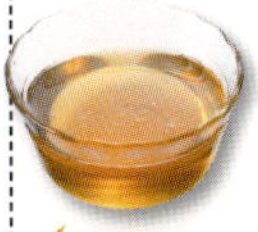

ココがすごい

果糖やブドウ糖が多く、糖の代謝がスムーズになり、細胞エネルギー産出に役立つ

詳細は129ページ参照

8 乳がん

抗がん食材

大豆・大豆加工食品

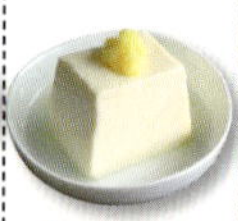

ココがすごい

女性ホルモンに似た働きをするイソフラボンが先回りをして女性ホルモンの働きを抑制する

詳細は52ページ参照

抗がん食材

プルーン

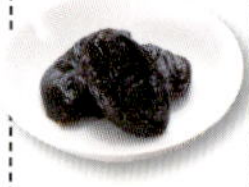

ココがすごい

プルーンエキスの大量飲用で乳がんの改善傾向が見られた

詳細は112ページ参照

抗がん食材

青汁

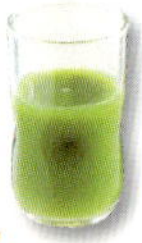

ココがすごい

ゲルソン療法では半年間青汁を飲んだ患者4名のうち2名が改善した報告がある

詳細は131ページ参照

制限食材

乳製品

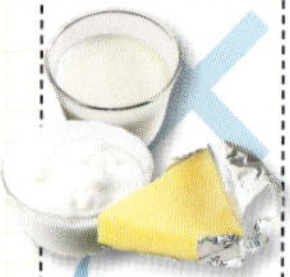

ココがリスク

ホルモンバランスに影響を与える場合があるので、乳がんの場合は、なるべく避けた方がいい

詳細は12ページ参照

9 前立腺がん

抗がん食材

大豆・大豆加工食品

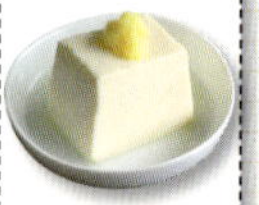

ココがすごい

大豆に多く含まれるイソフラボンが男性ホルモンをブロック

詳細は52ページ参照

抗がん食材

トマト

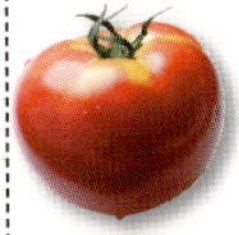

ココがすごい

リコピンが前立腺の抗酸化に効果的

詳細は86ページ参照

10 卵巣がん

抗がん食材

ザクロ

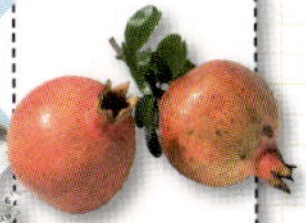

ココがすごい

果汁に含まれるエストロゲンに女性ホルモンの安定させる作用がある

詳細は108ページ参照

制限食材

牛乳・乳製品

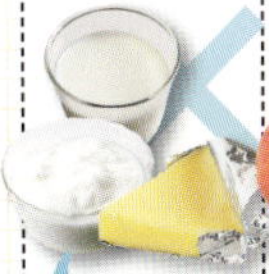

ココがリスク

ホルモンバランスに影響を与える場合があるので、卵巣がんの場合は、なるべく避けた方がいい

詳細は12ページ参照

11 悪性リンパ腫

抗がん食材

青汁

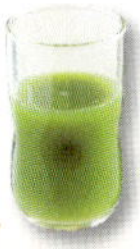

ココがすごい

抗酸化作用の強いビタミンやミネラルが豊富

詳細は131ページ参照

抗がん食材

レモン

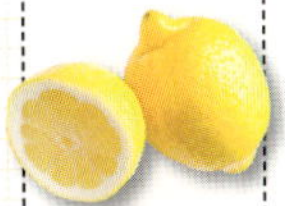

ココがすごい

細胞エネルギーを生むクエン酸代謝を活性化

詳細は114ページ参照

↓↓↓ 確実にリスクを低下　　↓↓ おそらく確実にリスクを低下
↑↑↑ 確実にリスクを上昇　　↑↑ おそらく確実にリスクを上昇

	肝臓	大腸	乳房（閉経前）	乳房（閉経後）	卵巣	子宮体部	前立腺	腎臓	皮膚
		↓↓							
		↓↓							
							↓↓		
							↓↓		
		↑↑↑							
		↑↑↑							
		↓↓					↑↑		
									↑↑
	↑↑	↑↑↑（男性） ↑↑（女性）	↑↑↑	↑↑↑					
		↓↓↓		↓↓		↓↓			
		↑↑↑	↓↓	↑↑↑		↑↑↑		↑↑↑	
		↑↑↑		↑↑		↑↑			
				↑↑					
			↓↓↓	↓↓↓					

この表は「世界がん研究基金（WCRF）」が2007年に発表したものである。野菜と果物は、がんの「発症リスクを下げる」と今回も評価された。また、赤身肉が大腸がんの原因となる可能性がより強まった。

臓器別　効果的な食・生活

世界中の膨大な数の研究から導き出された価値の高い報告書です。食物や栄養に関係するさまざまな要因と個別のがんの関連性について評価を下しています。がんの食事療法におけるきわめて重要な指針となるでしょう。

	口腔・咽喉・喉頭	鼻咽頭	食道	肺	胃	すい臓	胆のう
食物繊維を含む食物							
野菜	↓↓		↓↓		↓↓		
ねぎ属野菜（ねぎ・たまねぎ・にんにくなど）					↓↓		
にんにく							
果物	↓↓		↓↓	↓↓	↓↓		
葉酸を含む食物						↓↓	
リコピンを含む食物							
セレンを含む食物							
肉類							
加工肉							
カルシウムの多い食事							
高カロリーの食物							
低カロリーの食物							
塩分・塩蔵食品					↑↑		
飲料水中のヒ素				↑↑↑			
マテ茶			↑↑				
糖分を加えた飲料							
アルコール飲料	↑↑↑		↑↑↑				
ベータカロテン				↑↑↑※			
運動							
肥満			↑↑↑			↑↑↑	↑↑
腹部肥満						↑↑	
成人期の体重増加							
授乳（母親）							

※肺がんに対するサプリメントを用いた研究からの知見。済陽式のように食事からβ-カロテンを摂るには問題ありません。

健康維持食品と抗がん食品の違い

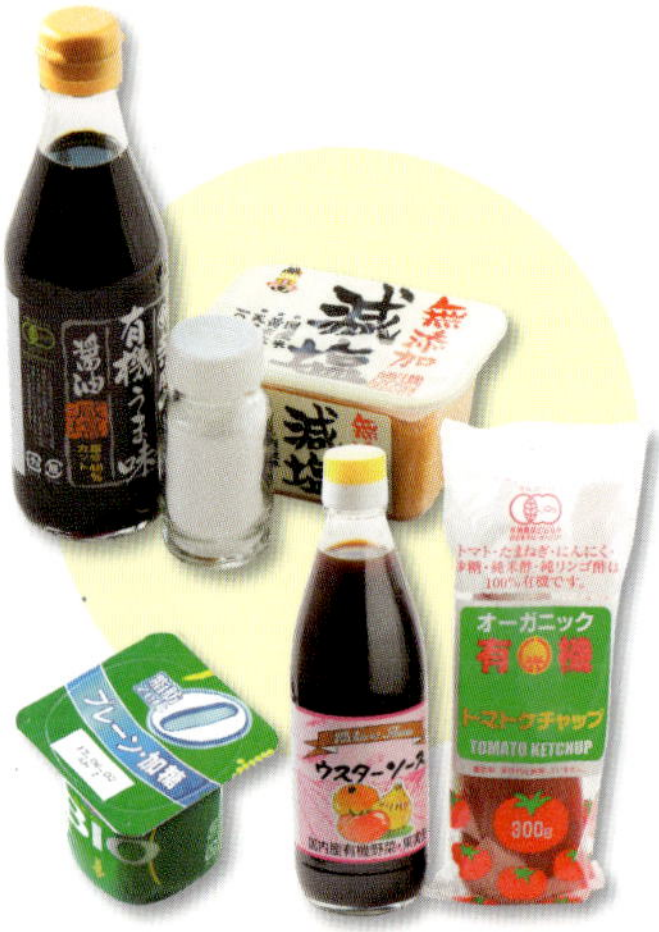

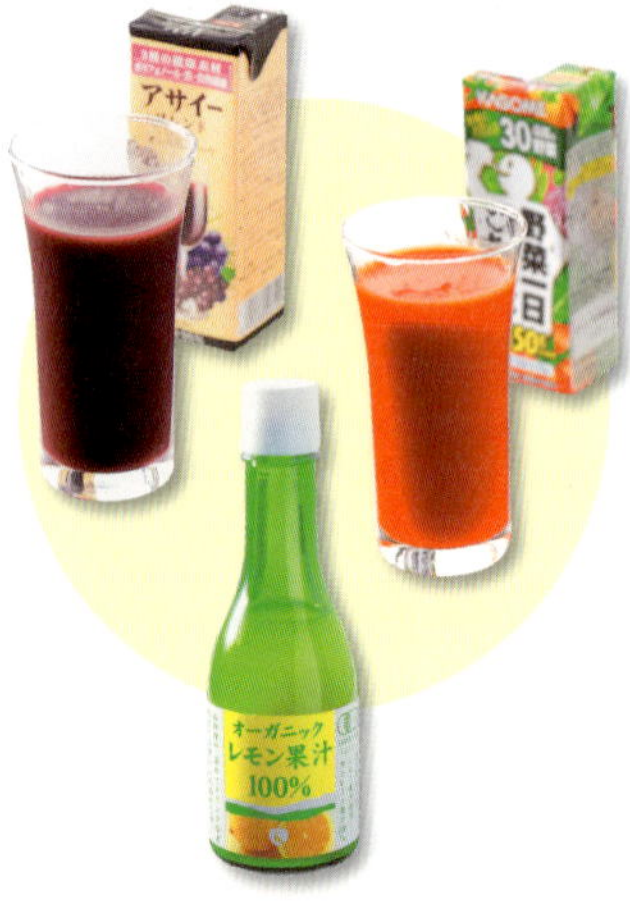

Q 健康維持食品と抗がん食品の違いとは？

A がんに勝つには、今ある不調を覆《くつがえ》すほどの免疫力が必要！

一般的に健康食品と呼ばれるものは、たしかに健康維持には役立つかもしれませんが、抗がん作用があるとはいえません。済陽式食事療法では塩分を抑えるのが基本です。ですからいくら有機・減塩であっても味噌やしょうゆは極力避けるべきです。さらに野菜ジュースも、時間が経つと抗酸化作用や栄養素が劣化してしまうことから済陽式では絞りたてを推奨しています。このように、がんに勝つためには健康食品からもう一歩踏み込んで、抗がん作用の高い食品・食材選びがとても大切なのです。詳しくはP34からの食材帖を参考にしてください。

ここがポイント！

済陽式8箇条

実践編

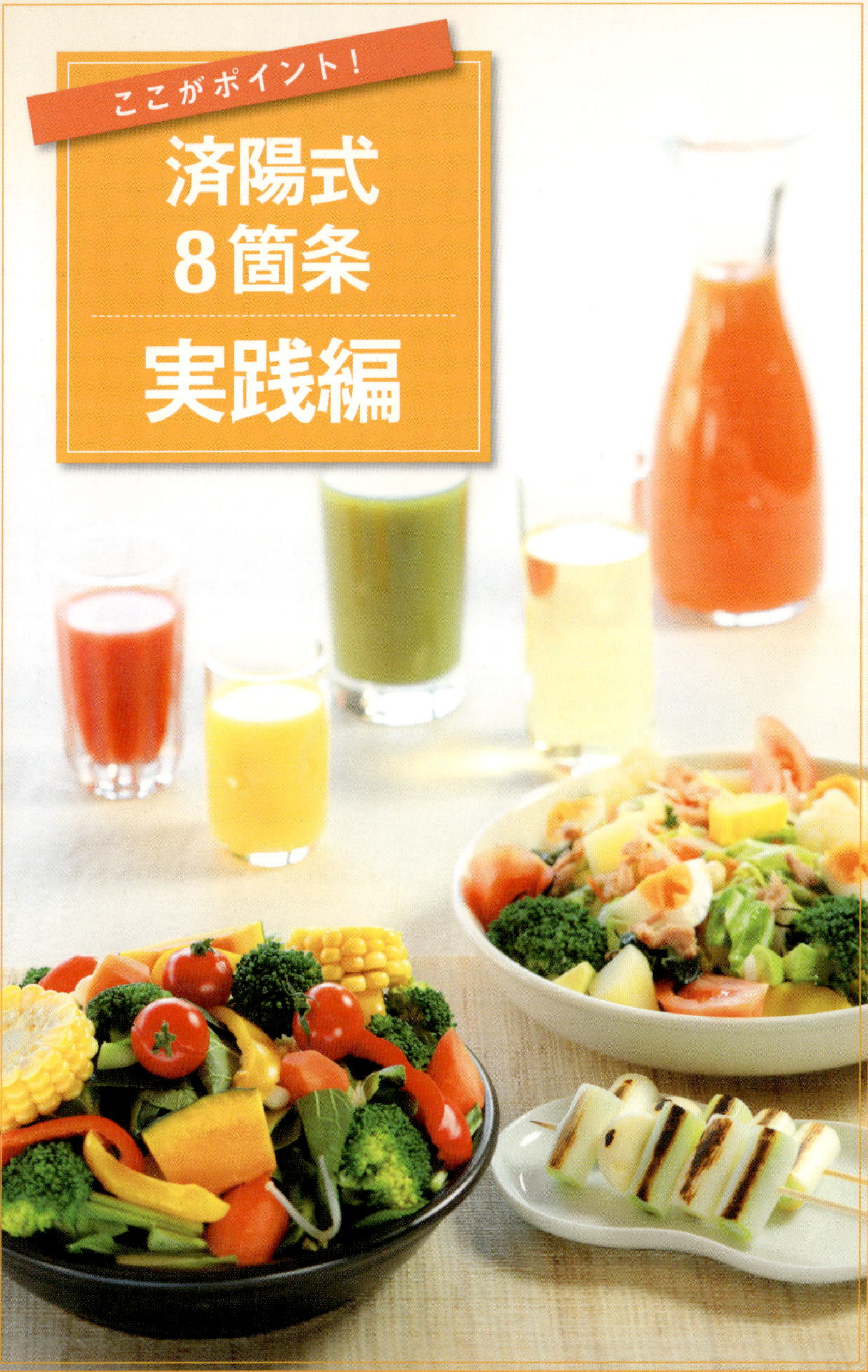

済陽式　抗がん術 1

塩分は1日2〜3g以下
限りなく無塩をめざす

実践1　しらすなどの塩の抜き方

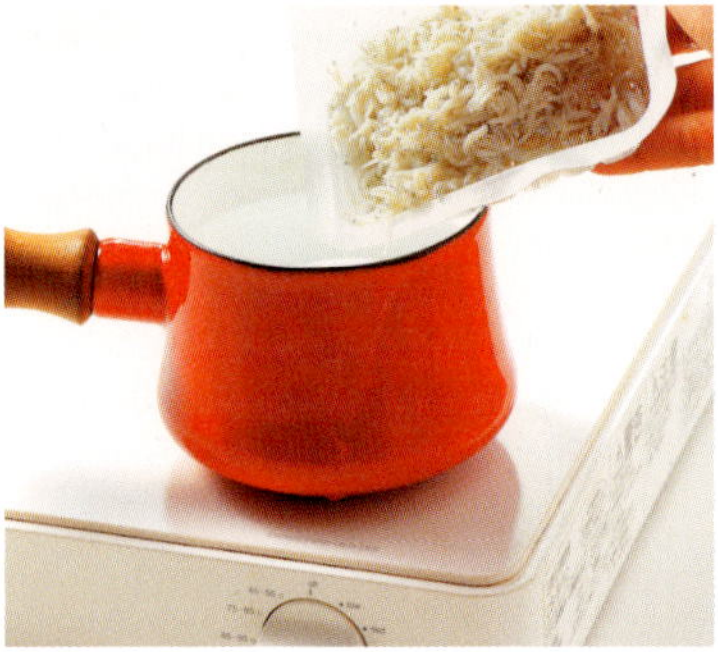

一般的なしらす干しは、保存性を高めるため、塩分が添加されています。食べる際には沸騰したお湯にさっとしらすをくぐらせて、必ず塩抜きをします。釜揚げしらすは人為的に塩を加えていないので、1日小鉢1皿適度であれば、そのまま食べてもかまいません。

実践2　しょうゆは酢やレモンで割る

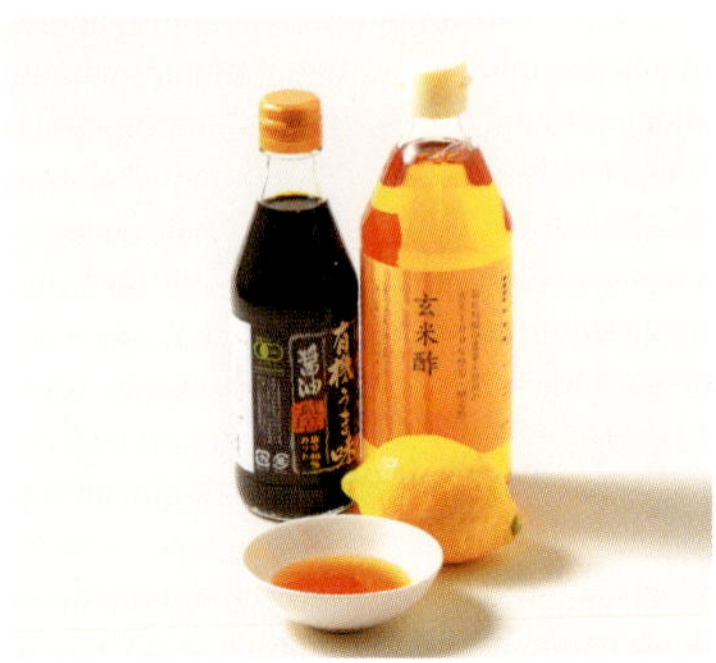

しょうゆをまったく使えないのは辛いという方は、減塩しょうゆと酢を1：1でまぜると、それだけで塩分は半分になります。お好みでレモンをしぼってもいいでしょう。

実践 3　だしをきかせる

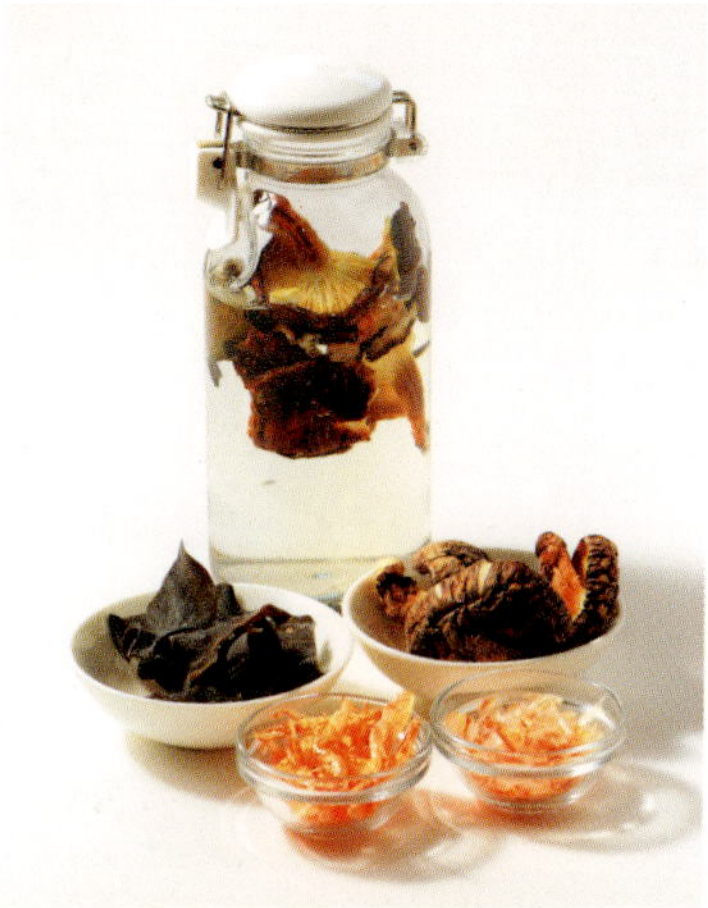

だしのとり方

だしを効かせることは減塩生活に欠かせない工夫です。1ℓの水に一晩、昆布や干ししいたけなどを適量つけ、調理の際にかつおぶしや小海老などを加えると、済陽式無塩だしの完成です。

料理研究家の服部幸應さん提唱の減塩調味料は以下のとおり。しょうゆ・酒各300mℓ。みりん200mℓ、かつお節30g、昆布10gを鍋で煮て、沸騰したらアクを取って弱火にし、⅔量になるまで煮詰めて冷ます。具材を漉して完成。

だしに有効な食材　● 昆布　● 干ししいたけ　● かつおぶし　● 小エビ・小魚　● 海草類

実践 4　しょうゆなどが少量しかでない容器を使う

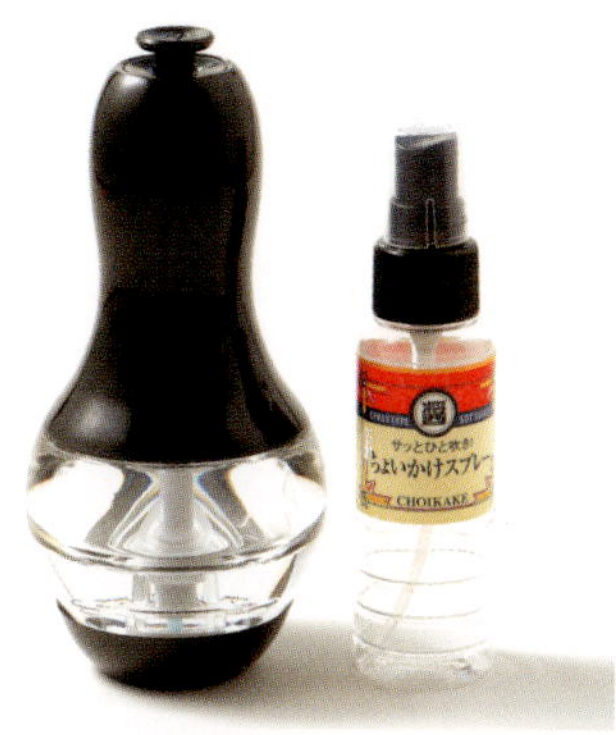

冷や奴など、しょうゆ味が欲しい場合は、市販の「ソイミスター」のようなものを活用してください。ワンプッシュで0．1mℓ出る仕組みになっています。P32実践２の減塩酢醤油を入れるのが理想的。

味気なさを補い無塩に役立つ OK食材

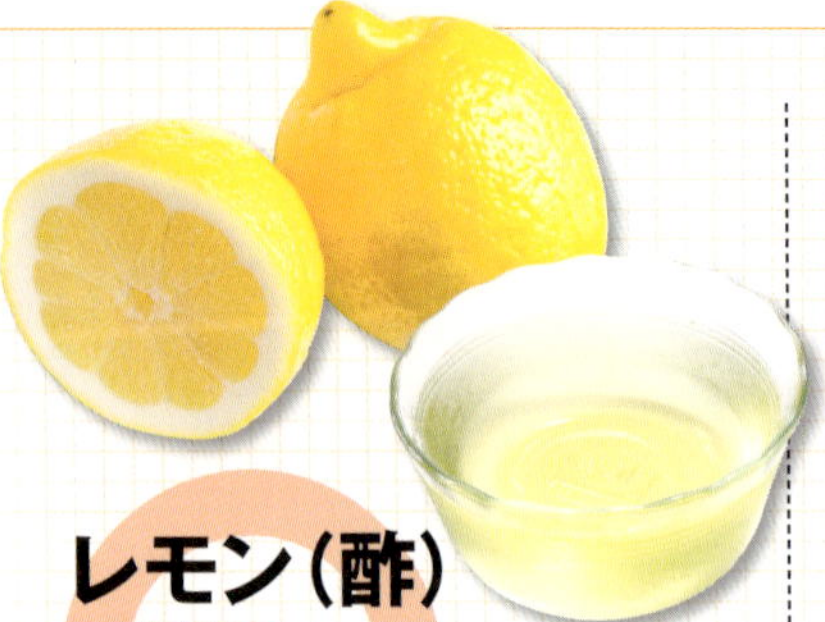

レモン（酢）

用い方 レモンは豊富なビタミンCと強い抗酸化力で、1日2個以上の摂取が目安。栄養豊富な皮ごとを食べるのが理想的

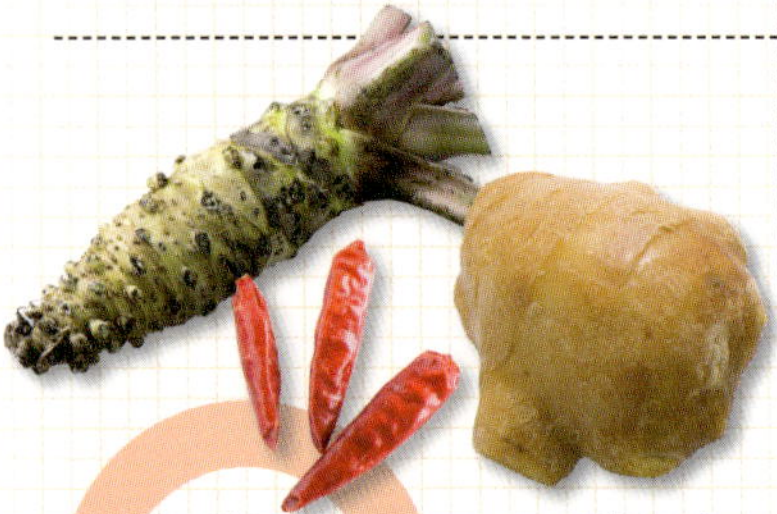

わさび・辛子・しょうが

用い方 無塩の味気なさを補ううえ、殺菌作用やがん抑制効果があるので積極的に料理に使うのがオススメ

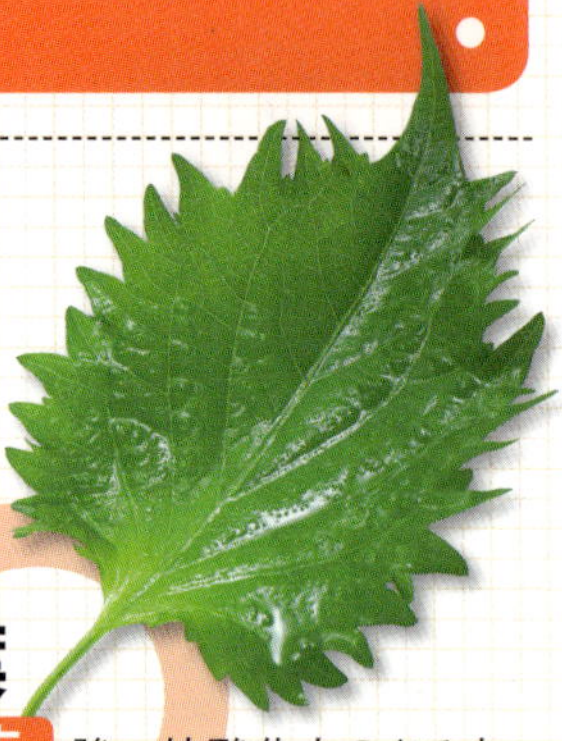

大葉

用い方 強い抗酸化力のある大葉は、薬味や香り付けにすると味わいが豊かに

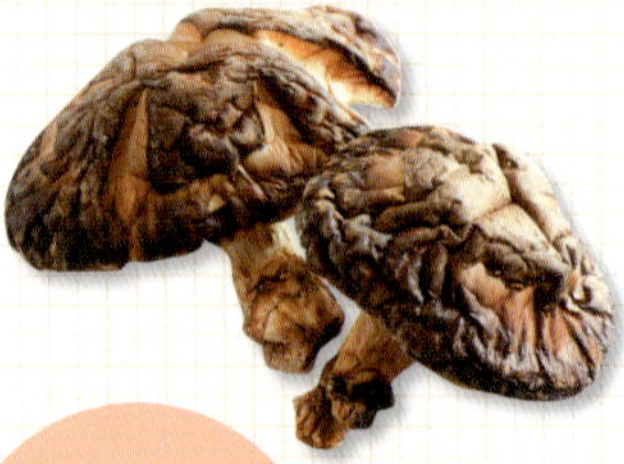

干ししいたけ

用い方 天日干しでビタミンDが増強され、栄養素が凝縮。味に深みがでるので、無塩生活に役立つ食材

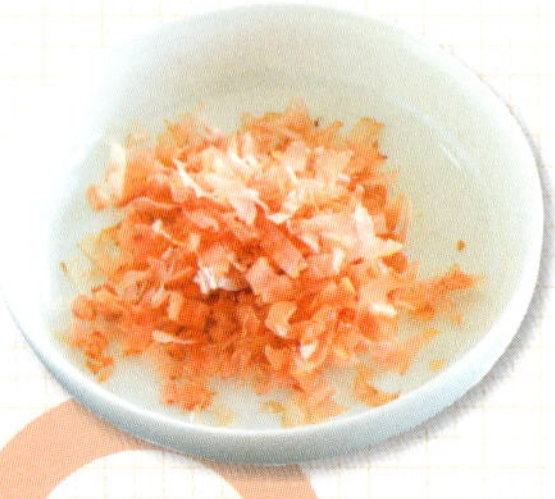

かつおぶし

用い方 多少の塩分は含まれますが、大根おろしに振りかける程度であればOK

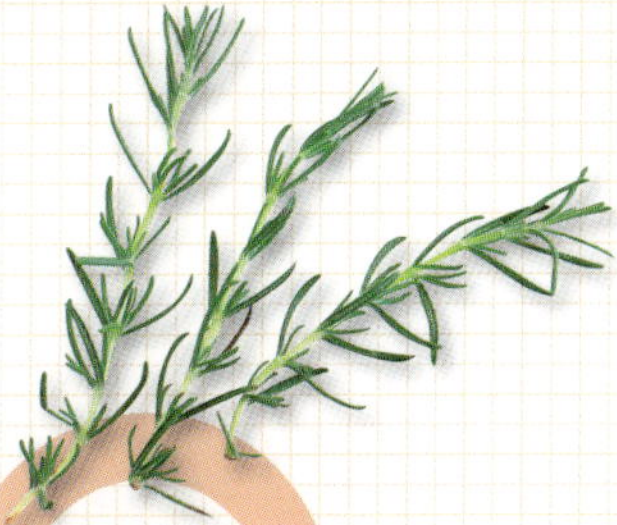

ハーブ

用い方 がん抑制作用のあるテルペン類は加熱しすぎると飛んでしまうので、短時間で調理するのがポイント

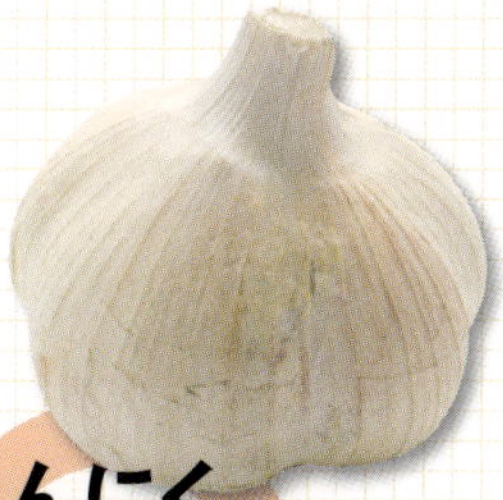

にんにく

用い方 がん抑制効果が高いアリシンは空気に触れると酵素が活性化するので切ってから10分ほど置いて使うと効果的

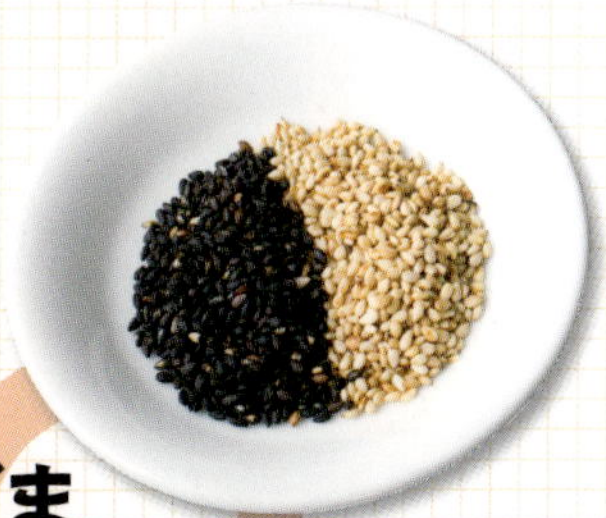

ごま

用い方 炒めることでより抗酸化作用が強くなり、表面の皮が砕け、消化吸収されやすくなります

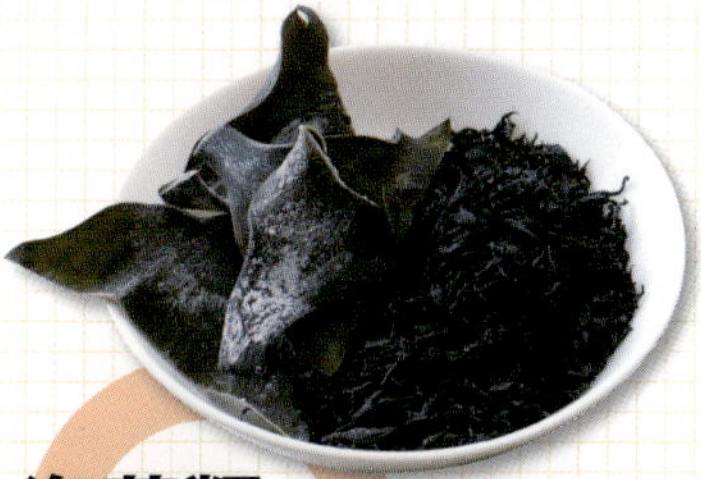

海藻類

用い方 がんの増殖を抑えるフコイダンが豊富に含まれているので、だしをとった後も捨てずに食べましょう

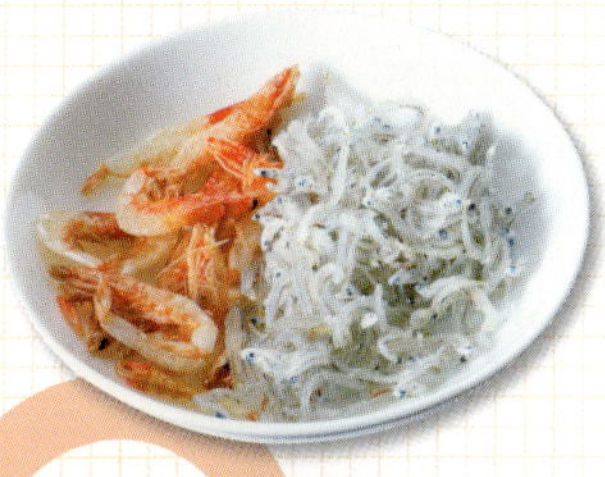

小エビ・小魚

用い方 カルシウムが多く含まれているので、毎日少量ずつ摂りたい食材。（ただし加塩したものは塩抜きすること）

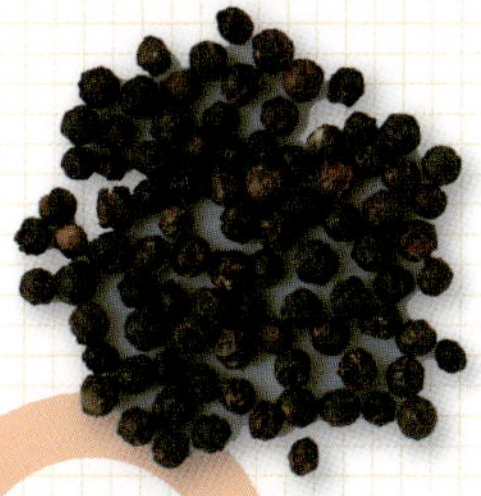

コショウ

用い方 殺菌作用のあるピペリンはビタミンCの吸収を高め、抗酸化作用をアップする

無塩を目指すための NG食材

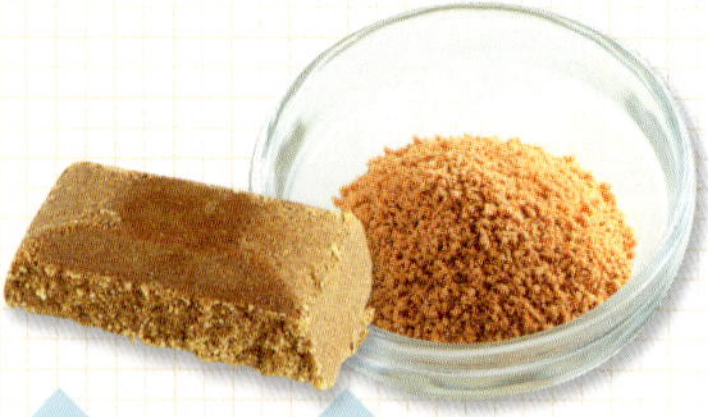

だしの素・ルー

ダメな理由 だしの素を使う場合は無塩・無添加のもの(P68参照)、ルーは動物性脂肪も含まれているため基本的にNG

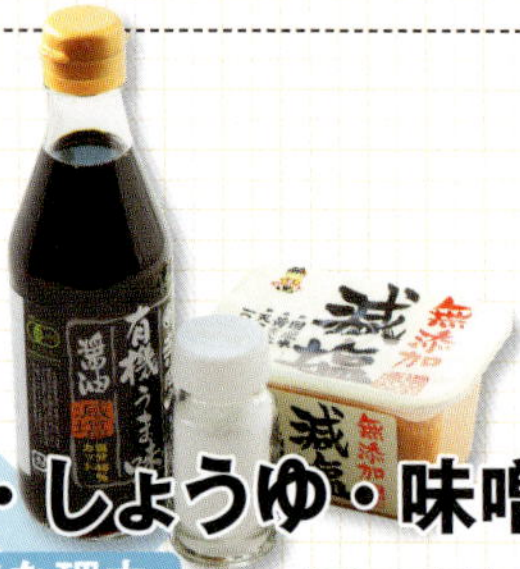

塩・しょうゆ・味噌

ダメな理由 済陽式食事療法では塩は極力抑えるのが基本。味気ない場合は、これらを極限まで薄めて減塩する(P32参照)

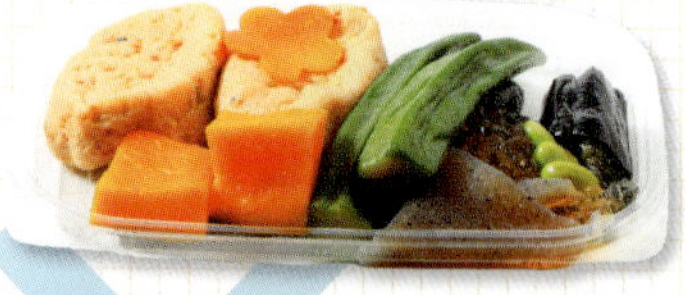

市販の惣菜

ダメな理由 残留農薬の可能性と、味付けで塩分を使用しているため、出来合いの惣菜は避ける

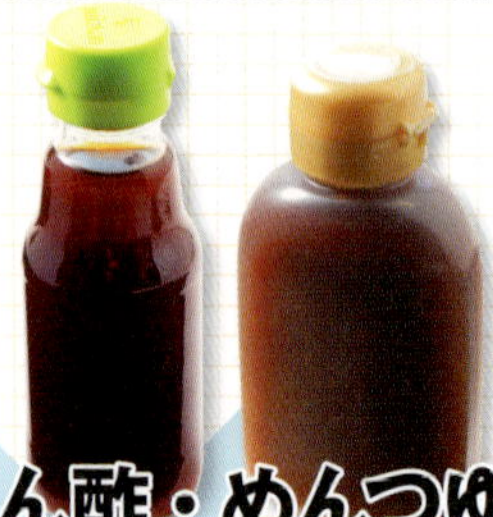

ぽん酢・めんつゆ

ダメな理由 市販のぽん酢やめんつゆには塩分の他に化学調味料が含まれているため、自家製だしに酢や減塩醤油をプラスして手作りを

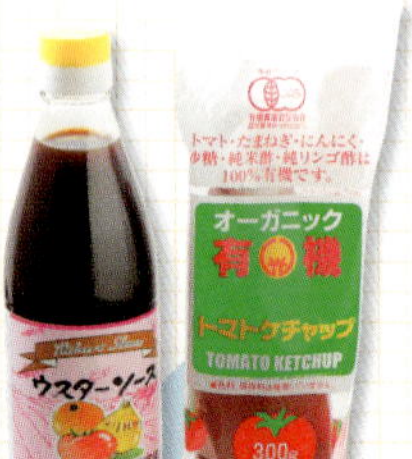

ケチャップ・ソース

ダメな理由 オーガニックであっても、塩分が多く含まれているため1日小さじ1杯未満に抑える

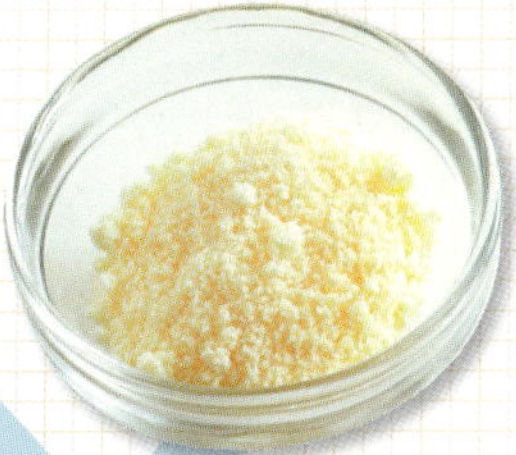

粉チーズ

ダメな理由 プロセスチーズはNG。塩分と脂肪分が少ないナチュラルチーズは1日2切れ程度であれば可

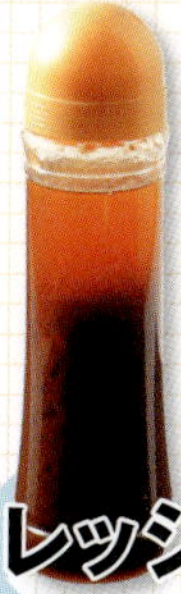

市販ドレッシング

ダメな理由 適度に摂るとよいn-6系脂肪酸でも塩分が高いため、市販のドレッシングは使用しないこと

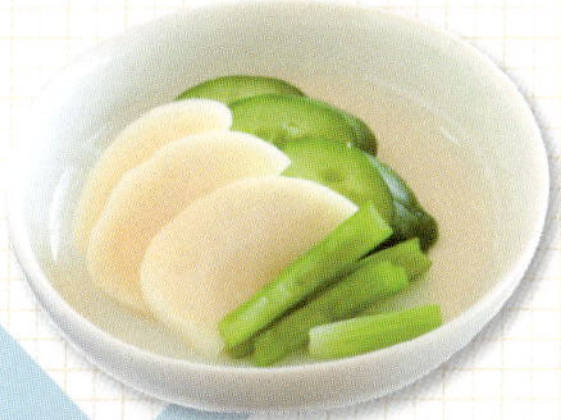

つけもの

ダメな理由 ぬか漬け、浅漬けともに無農薬の国産野菜であっても塩分が高いので摂らないのが基本

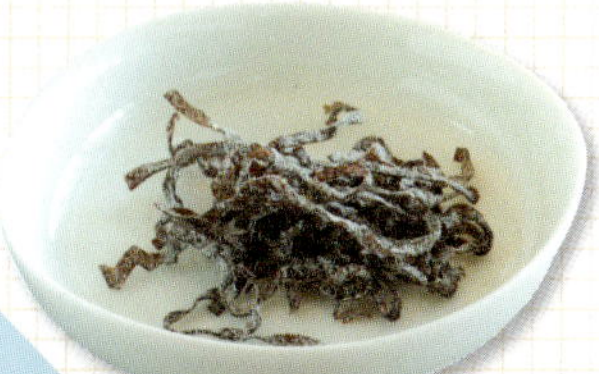

つくだに・ふりかけ類

ダメな理由 こんぶやゆかりなど、素材自体はOKでも塩分が多く含まれるので注意

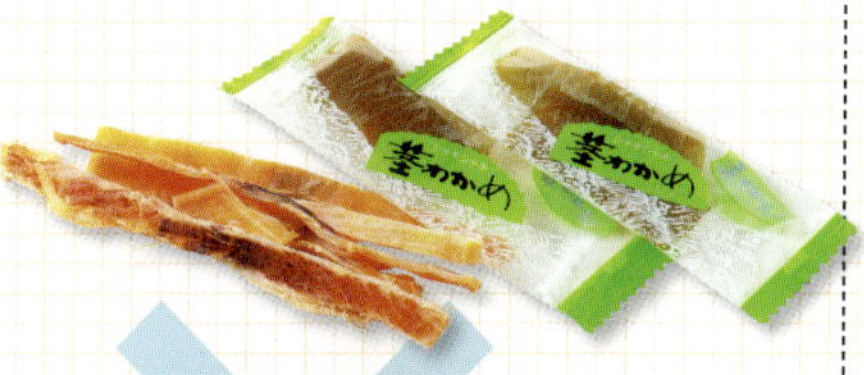

おつまみ系

ダメな理由 こんぶやイカなどOK食材でも、加工する過程で塩が多く使われているため

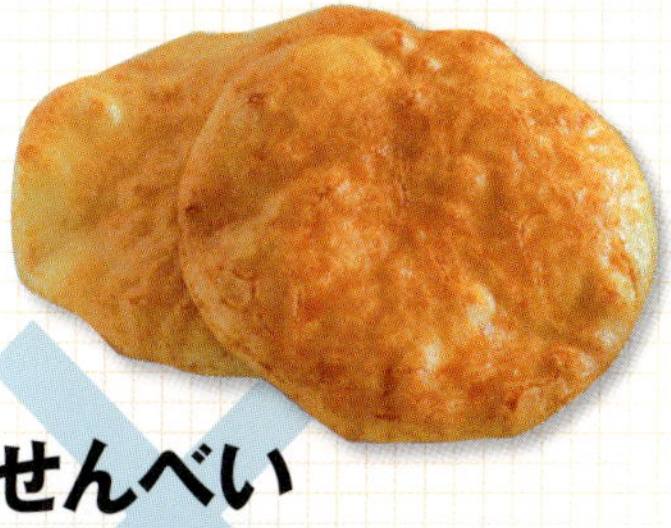

せんべい

ダメな理由 五穀せんべいなど、体に良さそうな食材が主原料でも塩分が高いので済陽式ではすべてNG

済陽式　抗がん術 2

四足歩行の動物は食べない

実践 1　鶏肉の食べてよい分量、頻度

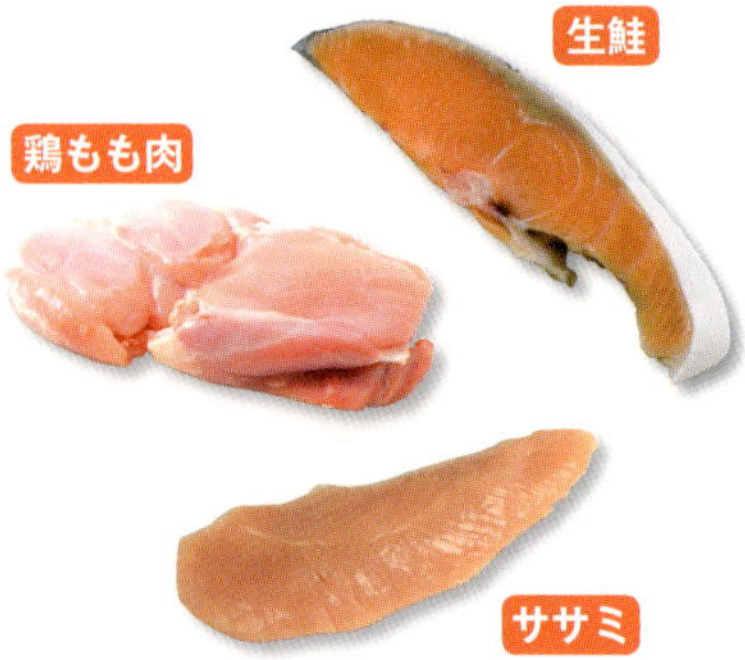

❶ 鶏肉は皮なしムネ肉やササミを1日80gまで。週に3回程度を目安に。ブロイラーではなく国産の地鶏が望ましい

❷ 鮭などの白身魚は1日1切れまで（塩鮭はNG）。皮にはビタミン類など栄養が豊富に含まれるため、残さず食べるのが基本

実践 2　動物性たんぱく質を摂るときは大根おろしと

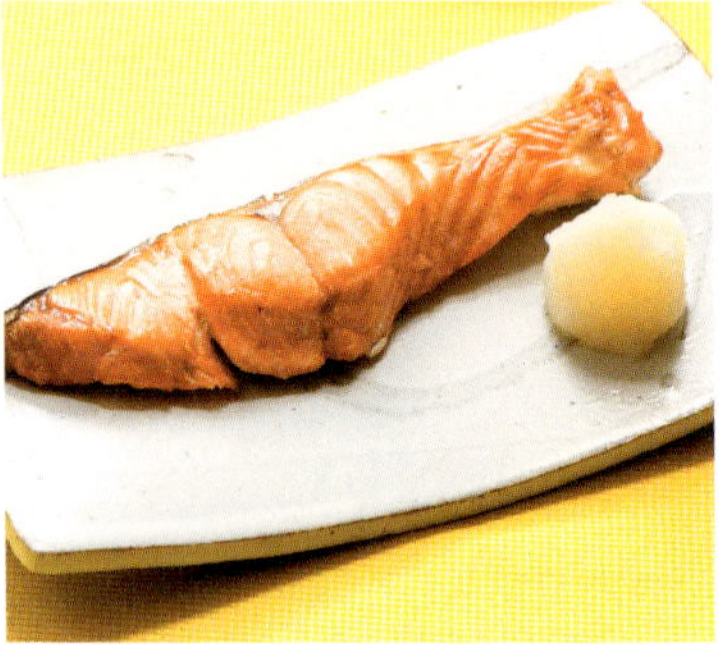

大根に含まれるリパーゼという消化酵素が脂肪を分解するため、動物性たんぱく質を食べるときは大根おろしを一緒に摂ると消化を助ける。さらに、大根には強力な抗がん作用のあるイソチオシアネートも含まれているのでがん抑制に効果的。

食べてよい 肉・魚類

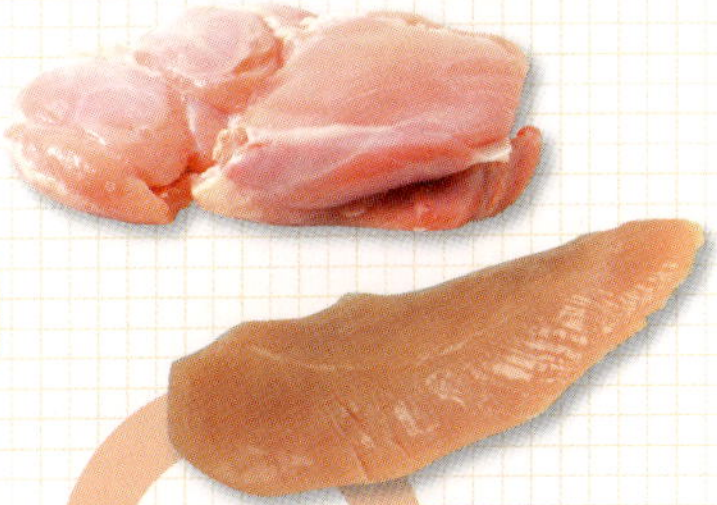

鶏ササミ・胸肉

許容量 1日80g、週に3回程度であれば問題なし。

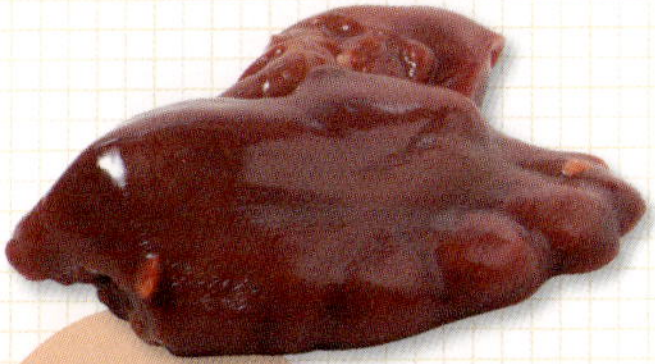

鶏レバー

許容量 鶏各種は、それぞれ焼き鳥1串が目安。合計で1日5串程度までならOK

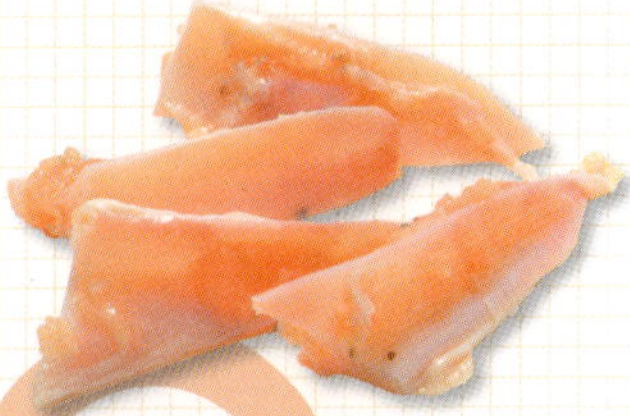

鶏軟骨

許容量 焼き鳥（塩なし）串1本程度なら可。味付けはコショウかレモンで

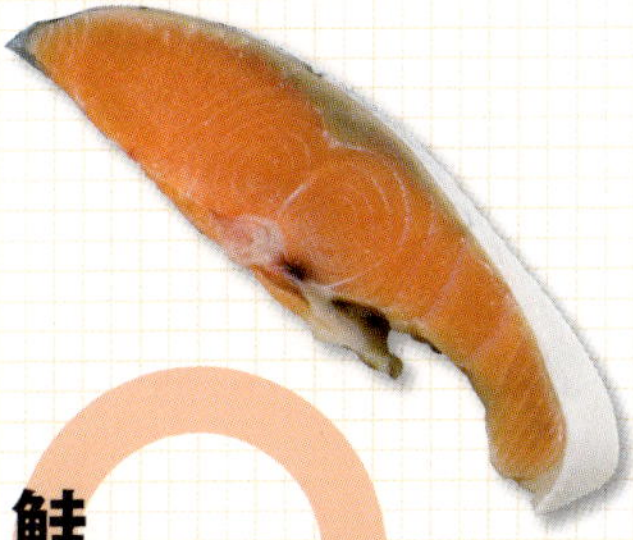

鮭

効　果 血液サラサラ効果があるEPAや脳を活性化するDHAが豊富。アスタキサンチンで抗酸化作用も

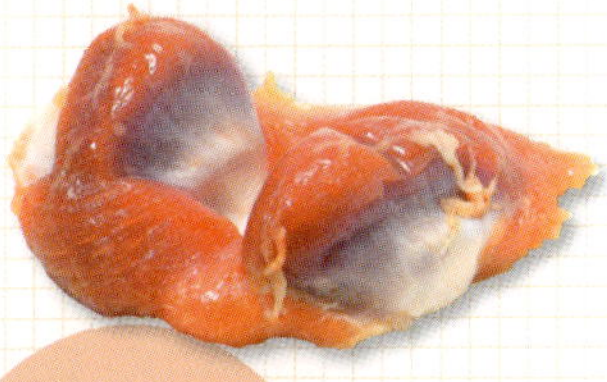

砂肝・鶏モツ

許容量 焼き鳥1串が目安。煮込み料理は塩分が多いのでNG

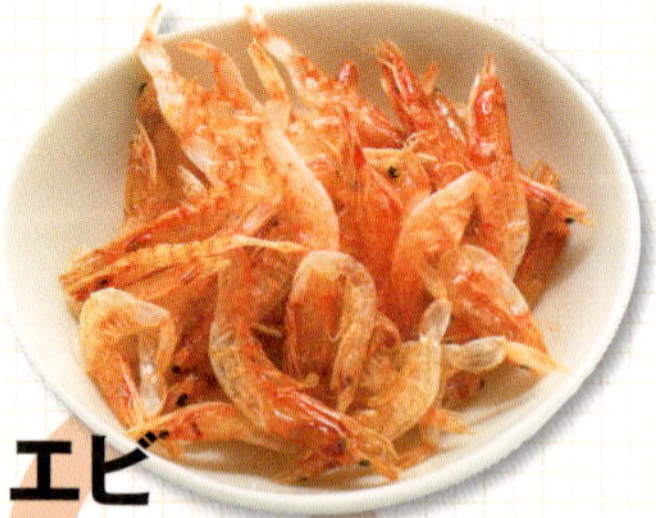

エビ

効果　赤い色素アスタキサンチンにはβ-カロテンをはるかにしのぐ抗酸化作用があり、がんの原因となる活性酸素を抑制

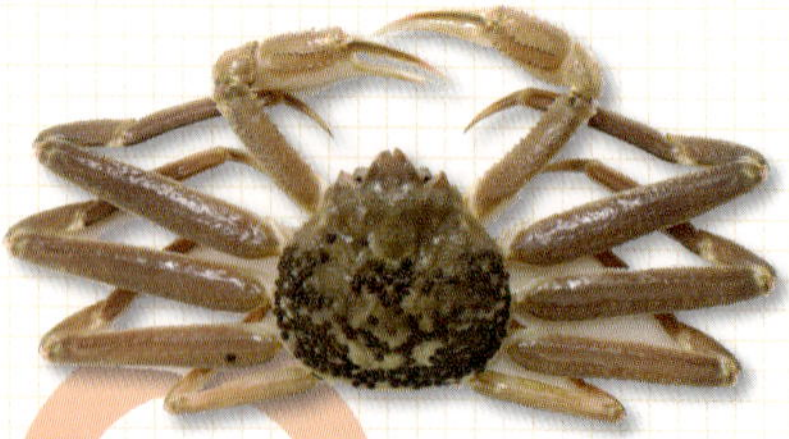

カニ

効果　代謝に関わるビタミンB群が豊富で、疲労回復や肝機能活性化に有効

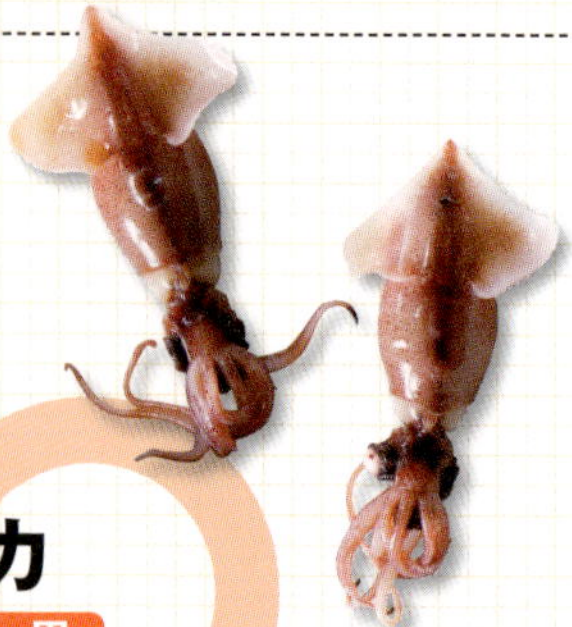

イカ

効果　イカに含まれるタウリンは魚の2～3倍。高血圧の改善や肝機能を高める

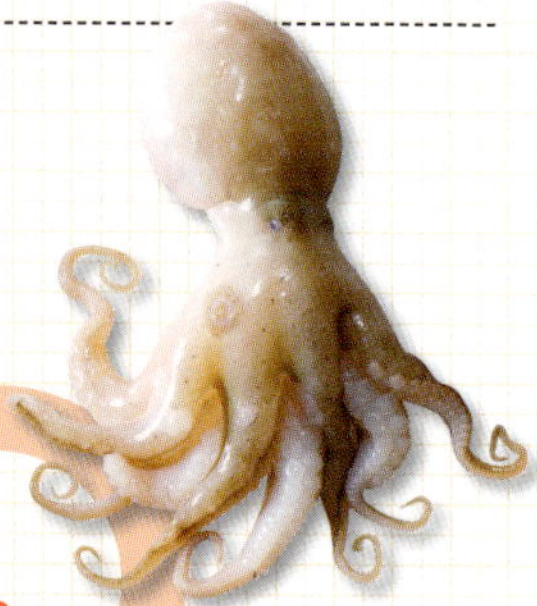

タコ

効果　良質なたんぱく質やミネラルを含んだ低カロリー食材。ゆでるとミネラルの値がさらにアップ

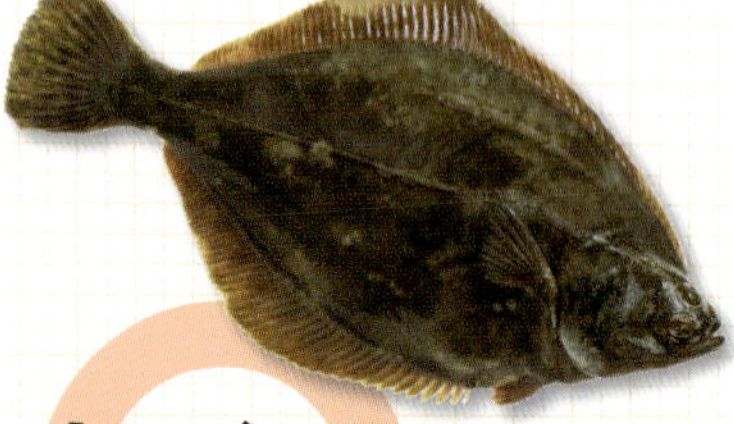

カレイ

効果　豊富に含まれるビタミンB_1、B_2が代謝を助ける、高たんぱくで低脂肪なヘルシー食材

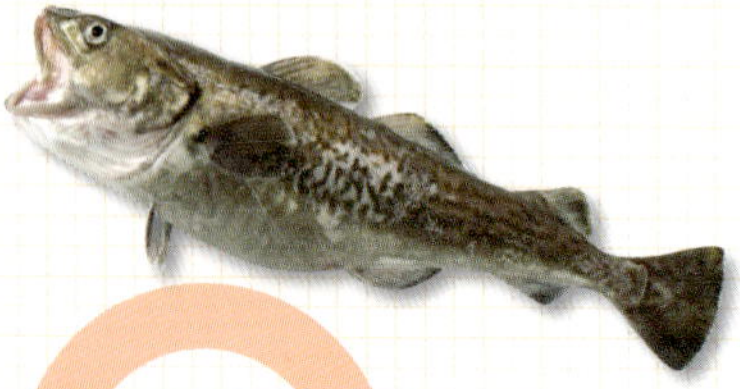

タラ

効果　抗酸化力の高いビタミンA、ビタミンEが豊富。コレステロールと血圧を安定させるタウリンも多い

お肉が食べたい時の代用品

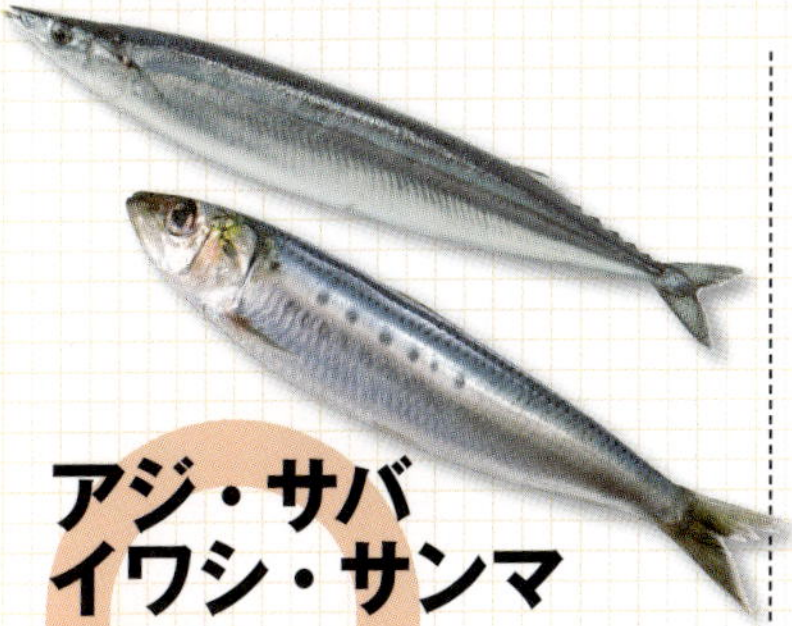

アジ・サバ イワシ・サンマ

効果 EPAやDHAが豊富で、コレステロール値や血圧を下げる効果に加え、血液サラサラ効果もある

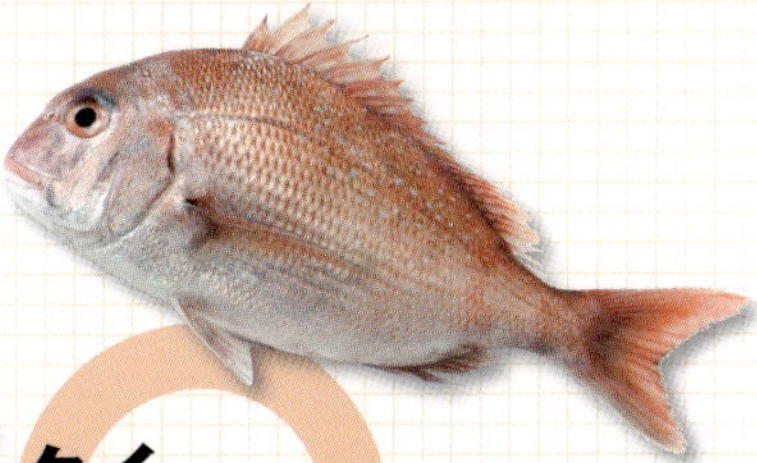

タイ

効果 カルシウムとその吸収を助けるビタミンDが含まれ、骨を丈夫に。EPAやDHAも多い

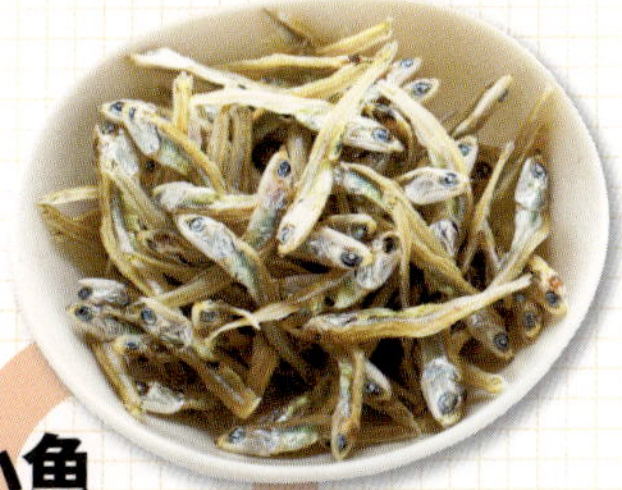

小魚

効果 にぼしなどにはカルシウムやビタミンDが豊富。無塩か減塩タイプが理想的

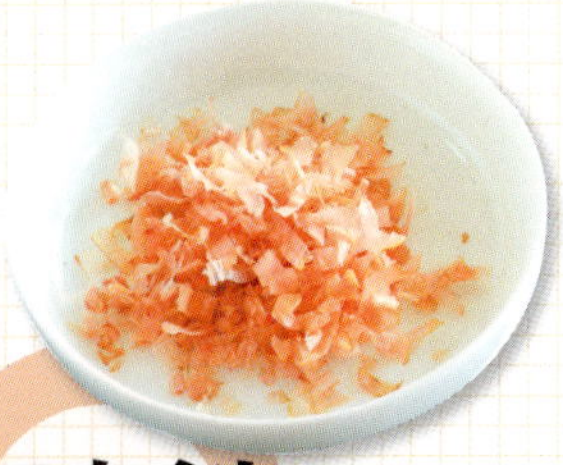

かつおぶし

効果 アミノ酸の一種アルギン酸が、血液の流れをスムーズに。なるべく減塩のものを

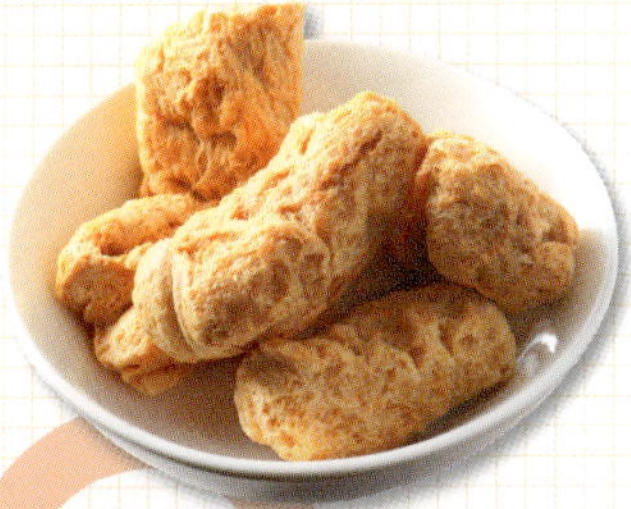

大豆たんぱく

用い方 良質なたんぱく質が豊富で、抗酸化力の強いサポニンなども含む

避けるべき
四足歩行動物と魚介類

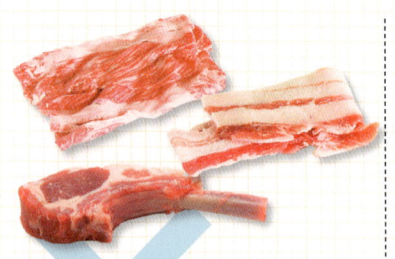

豚肉・牛肉・羊肉

ダメな理由 牛肉以外の四足歩行動物も禁止。ヘルシーで健康的なイメージがある馬肉やラムも食べない

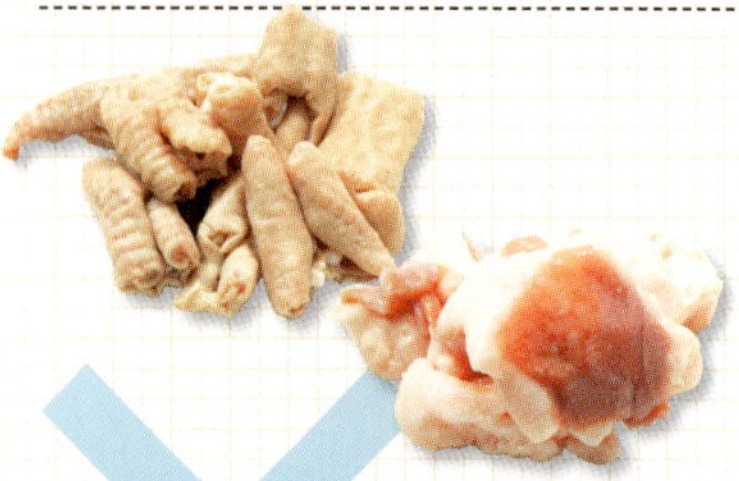

四足歩行動物のモツ

ダメな理由 モツなどの内臓系もLDLコレステロールが多いので、がんと闘うためには食べないこと

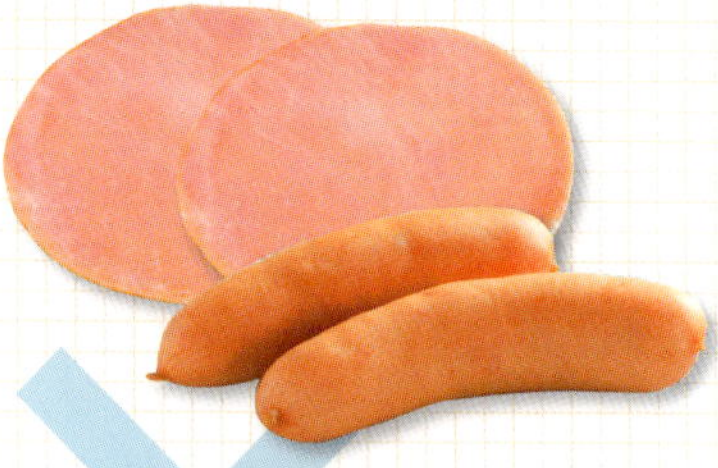

ハム・ソーセージ

ダメな理由 四足歩行動物の動物性たんぱく質・脂質に加え、塩分が多いため。魚肉ソーセージも不可

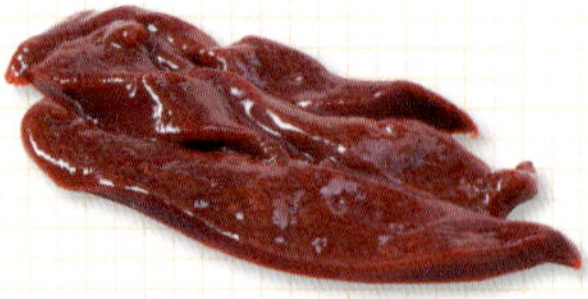

四足歩行動物のレバー

ダメな理由 毎日肉を食べる人は、月に1回程度しか肉を食べない人に比べてがんになる割合が2.5倍。よってレバーもユッケも一切NG。
（済陽式では四足歩行動物は一切NG。あんきもや白子、サメの肝油などは可）

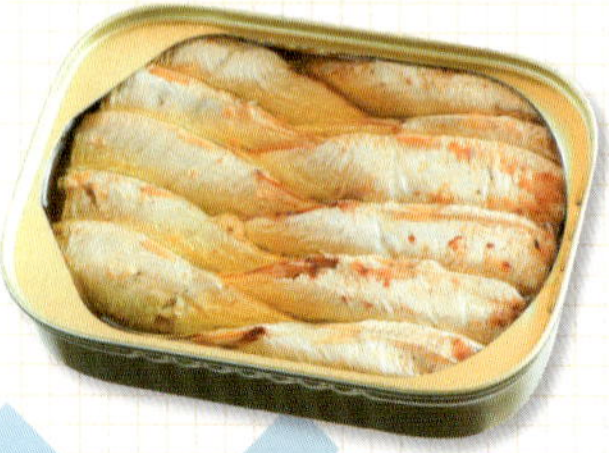

魚のオイル漬け

ダメな理由 使用している油が不明なことと、塩分が高い。さばの水煮缶にも塩が添加されているため、基本NG

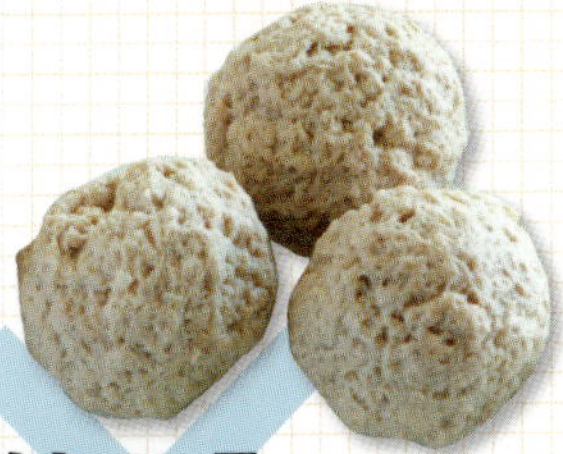

鶏加工品

ダメな理由 市販の加工食品は原材料の産地が不明なため、鶏団子などは自宅で作ること

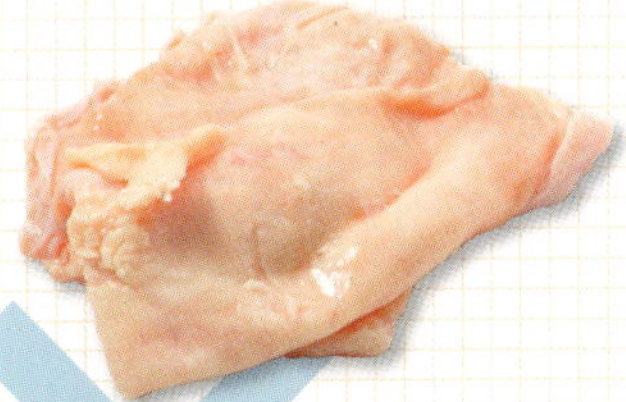

鶏皮

ダメな理由 脂肪（LDLコレステロール）が多いため、皮がついている場合は、取って食べること

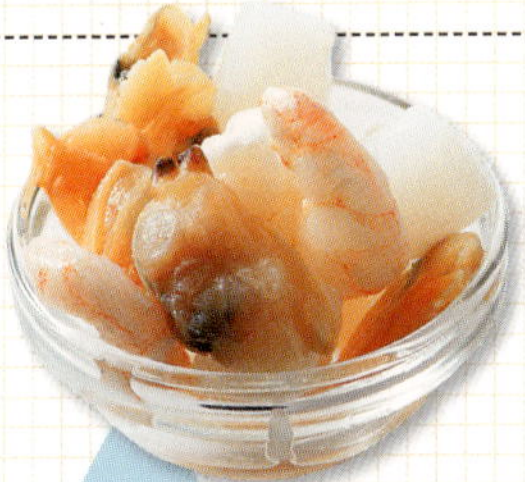

シーフードミックス

ダメな理由 冷凍食品は産地が不明であることと、鮮度に問題があるため、なるべく避ける

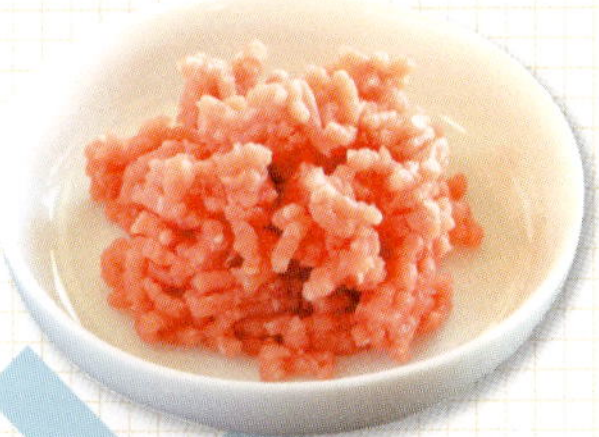

鶏のミンチ

ダメな理由 市販されているひき肉には脂肪を混ぜて作る場合が多く、自家製で作るのが安心

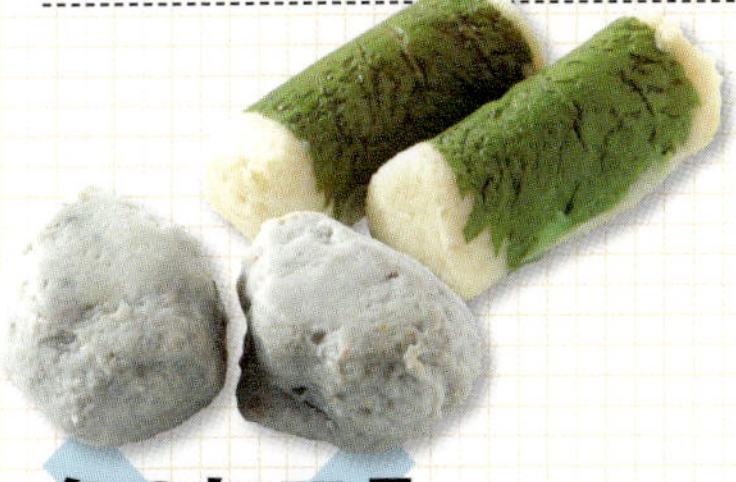

魚の加工品

ダメな理由 添加物、塩分が加えられているため基本NG。無添加でも練り物類には塩分が含まれているので不可

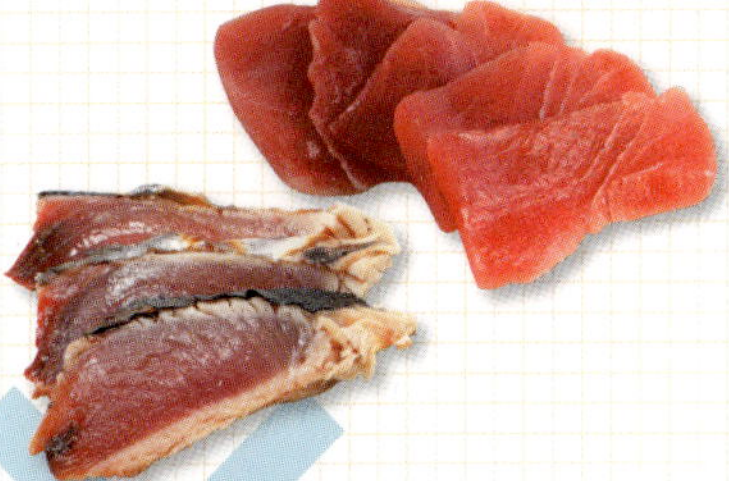

赤身のマグロ・カツオ

ダメな理由 赤身魚には酸化しやすいミオグロビンが含まれているため。アジやイワシの血合いも避ける

済陽式　抗がん術 3

1日1.5～2ℓの果物・野菜ジュースを飲むのが理想的

無農薬 野菜・果物の大量摂取

実践1　一晩水に漬けて農薬除去

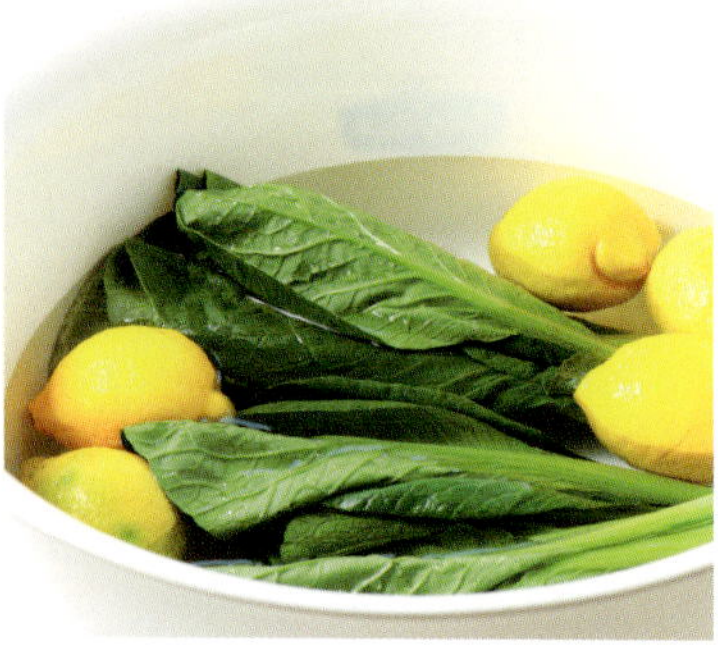

野菜は国産の無農薬のものが望ましいですが、やむを得ず低農薬の野菜を使用する場合は、一晩水につけることでかなり農薬を落とすことができます（農林水産省で収穫10日前からは水で落ちる農薬しか使用してはいけないと定められているため）。なお、外国産の野菜は極力避けてください。

実践2　外葉を取る

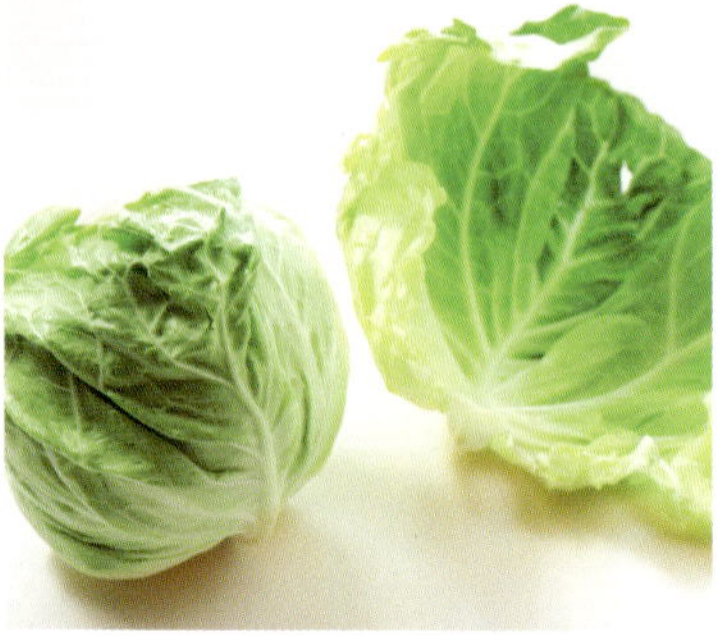

キャベツや白菜などの葉物野菜を一晩つける時間がないときや、無農薬かどうかがわからない場合は、外葉を取り、中の部分を食べるようにしましょう。キュウリやナスなどは水でよく洗ってから食べてください。

Point 1 ミキサーではなくジューサーを選ぶ

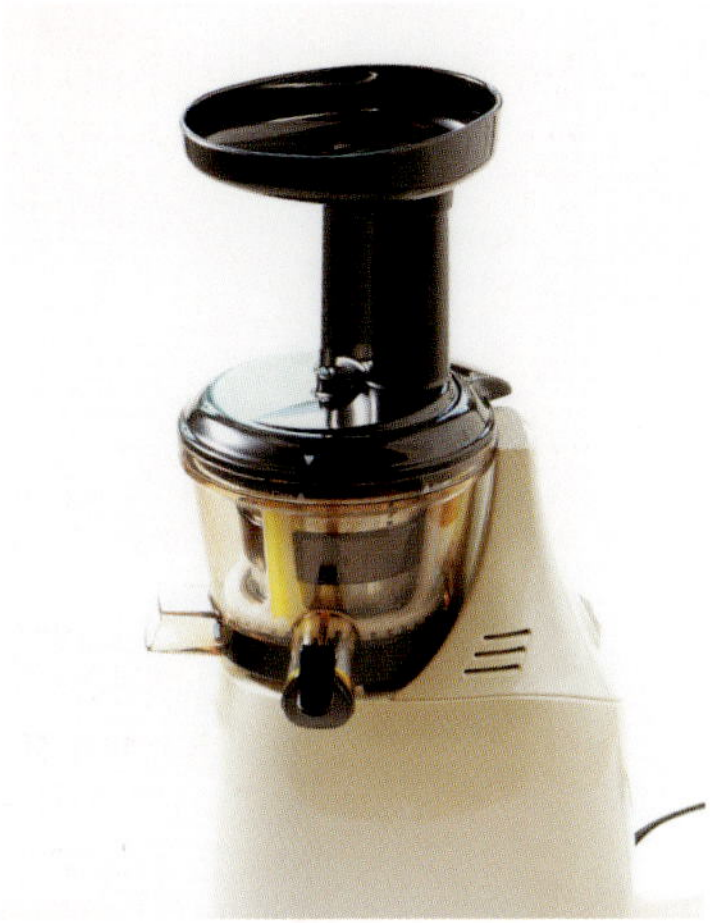

ミキサーで野菜・果物ジュースをつくると栄養素が酸素に触れて酸化してしまうことと、食物繊維が残って大量の野菜・果物を摂れないので、ジューサーを使いましょう。済陽先生のお勧めはスクリュー・低速タイプの『低速回転式ジューサー ベジフル2』で、酸化していない栄養素を効率よく摂取できます。なお、つくったジュースは30分以内に飲むのが基本です。

【問い合わせ】（株）ゼンケン
フリーダイヤル 0120-135232

Point 2 野菜・果物は常温に戻すのが基本

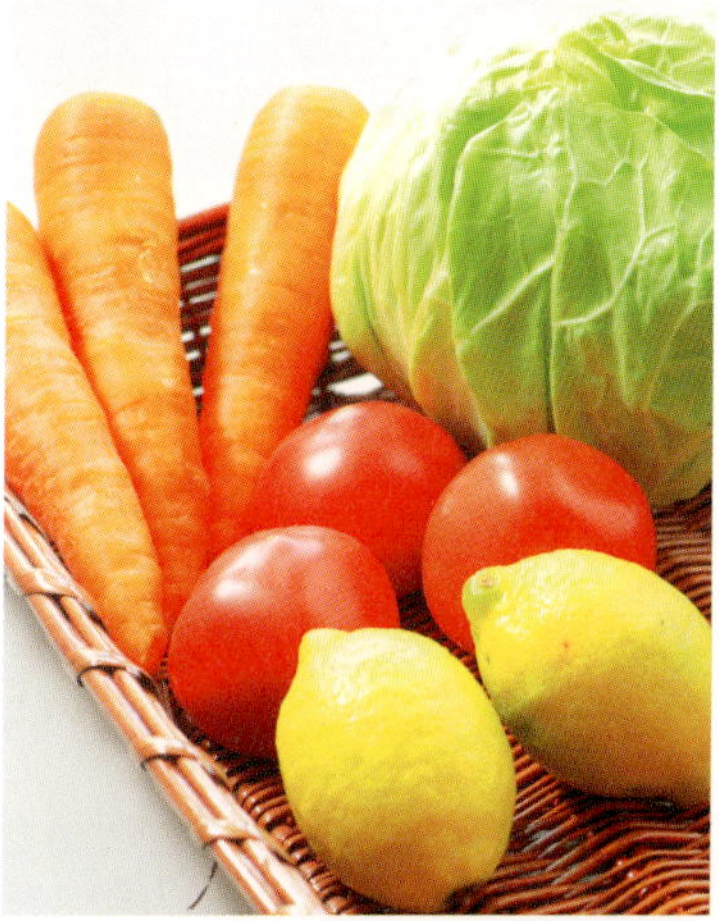

がん細胞は低温を好み、熱に弱い特徴があります。体を冷やしすぎないためにも野菜・果物ジュースを飲む際は常温に戻してから絞ってください。
ジュースで飲みづらい、生姜や根菜類、ネギ類、きのこ類などは、料理で積極的に摂りましょう。

常備 しておきたい 野菜・果物

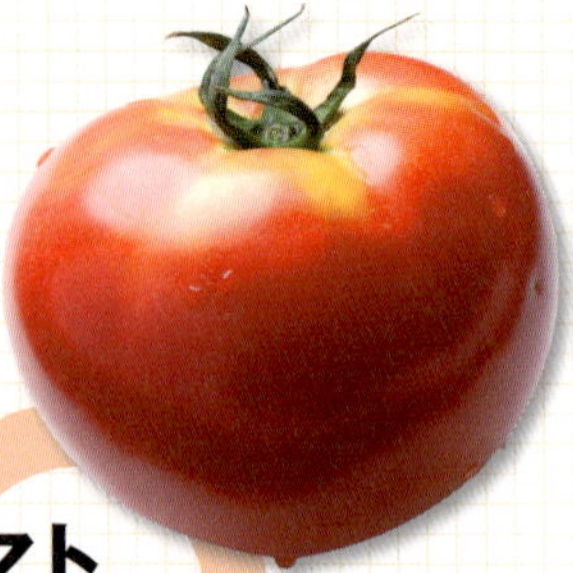

トマト

効　果　強い抗酸化力のあるリコピンは皮にも多く含まれているので、できるだけ皮のまま調理すること

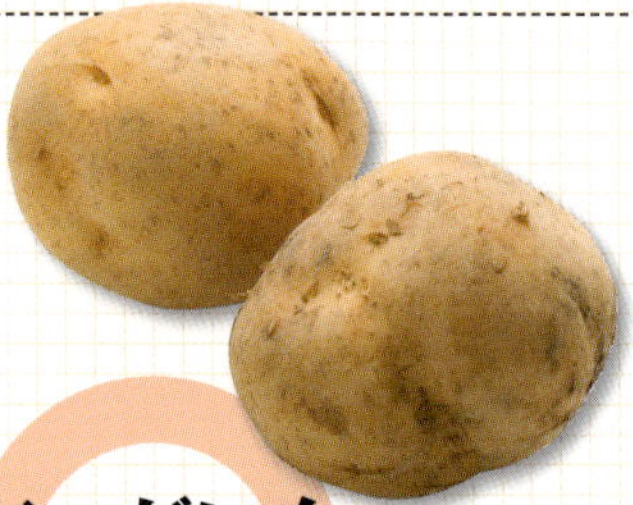

じゃがいも

効　果　余分な塩分を排出し血圧を下げるカリウムを摂るため、煮汁ごと食べられる調理を

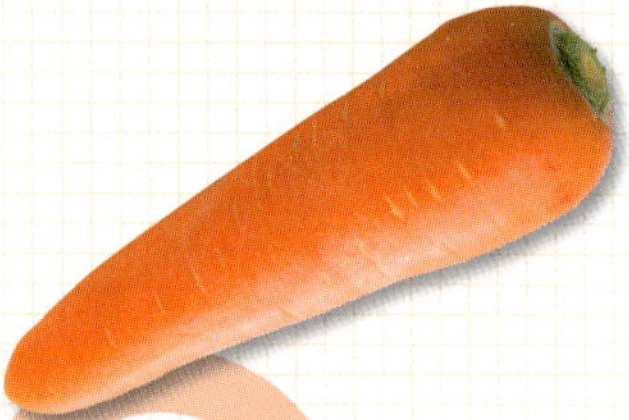

にんじん

効　果　活性酸素を抑制するβ-カロテンが多いにんじんを入れたジュースを毎日飲むのは済陽式の基本

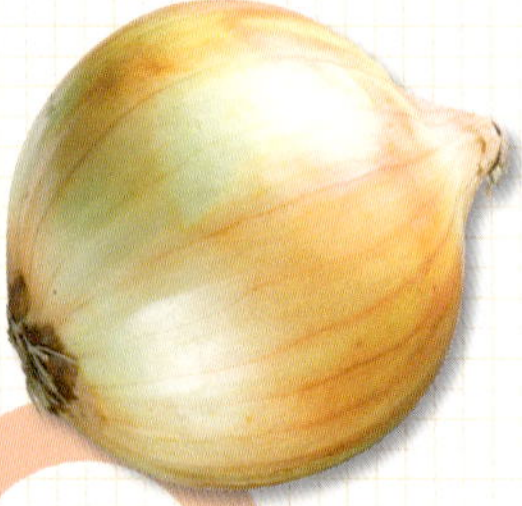

玉ねぎ・長ねぎ

効　果　がん予防に効果がある硫化アリルが豊富。アリシンを多く摂るには生のまま食べること

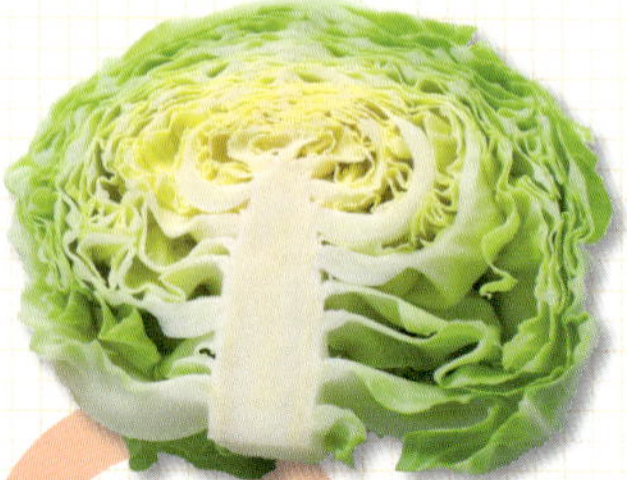

キャベツ

効　果　ファイトケミカルが豊富なキャベツはなるべく生で。芽キャベツはビタミンCがずば抜けて多い

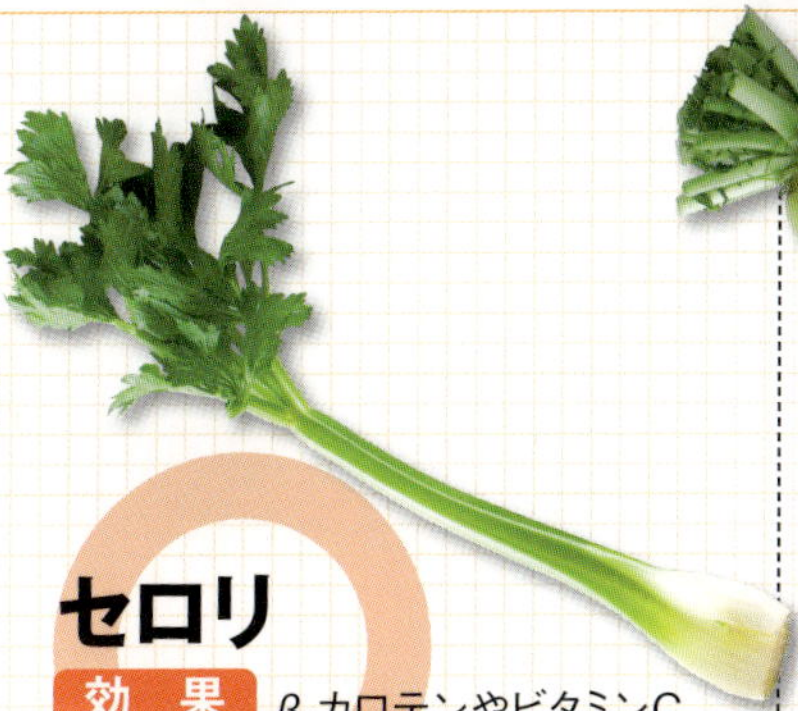

セロリ

効　果　β-カロテンやビタミンC、ミネラル類まんべんなく含んでいるセロリはできるだけ皮ごと生で食べる

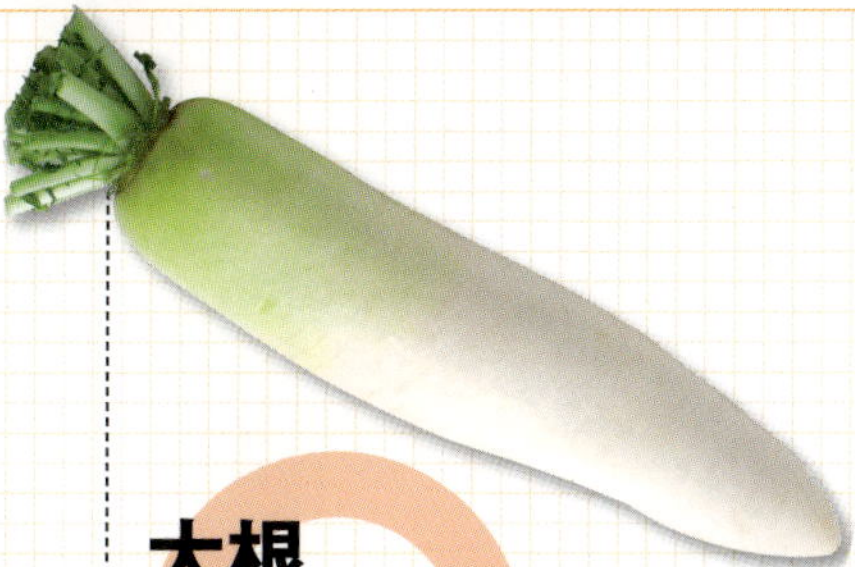

大根

効　果　ジアスターゼやオキシターゼなどの酵素が胃腸を整え消化を助ける
（効率よく摂るには大根おろしが最適）

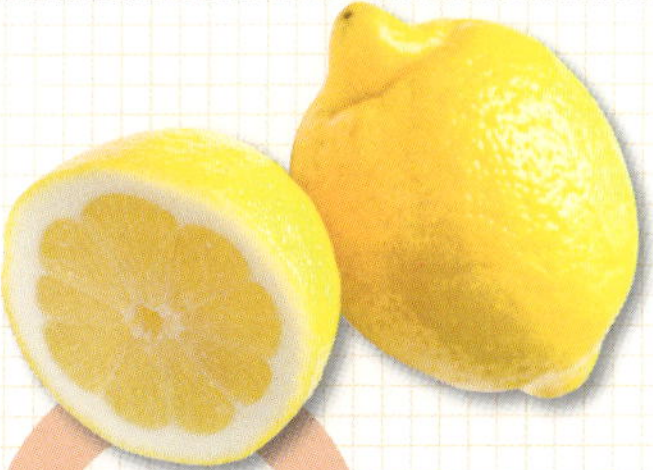

レモン

効　果　最強の抗酸化力をもつレモンは毎日2個以上、野菜・果物ジュースなどで摂るのが済陽式のお約束

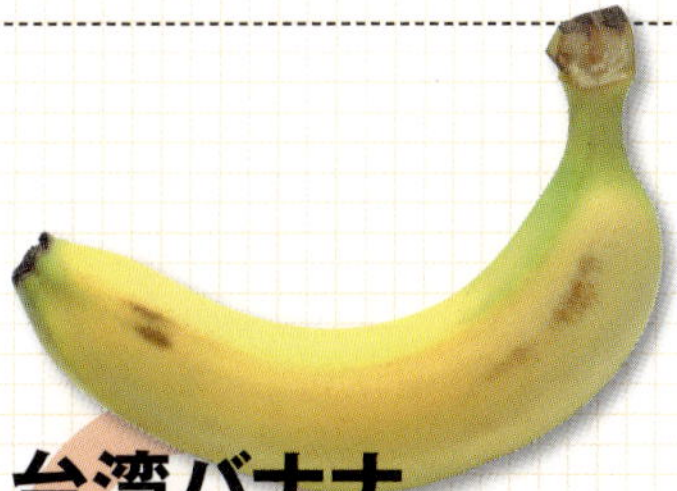

台湾バナナ

効　果　豊富な食物繊維が腸内の有害物質を排出させ、免疫力を高める。輸入品の中では台湾産がもっとも安心

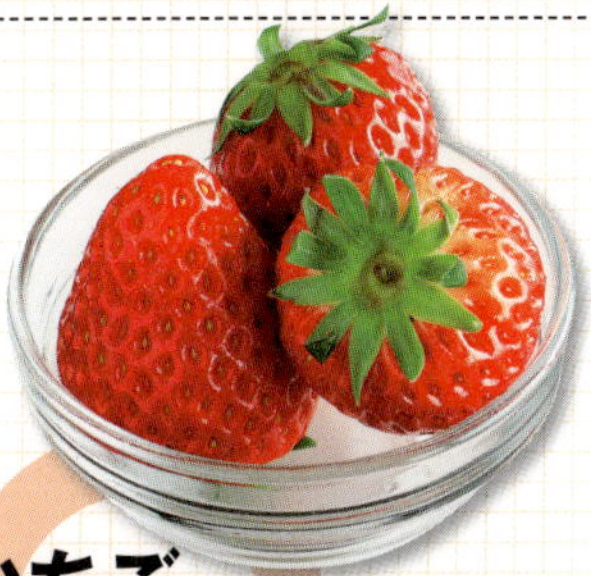

いちご

効　果　腸内環境を整えるペクチンが豊富で免疫力を高める。長時間水につけたりせず生で食べること

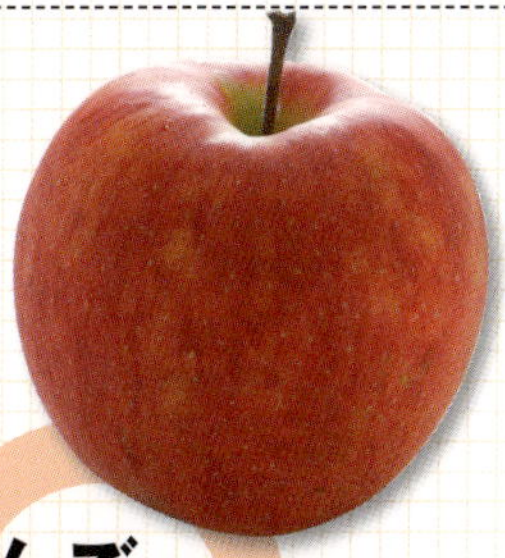

りんご

効　果　ケルセチンやアントシアニンなどのポリフェノール類は皮に多く含まれるため、皮ごと使う

抗がんにNGな 野菜・果物類

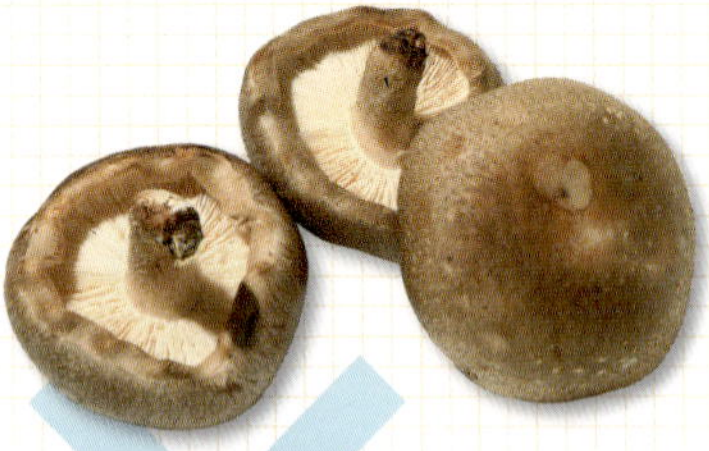

外国産野菜

ダメな理由 農薬量が不明なため。収穫から時間が経っているものが多いので鮮度にも問題あり。

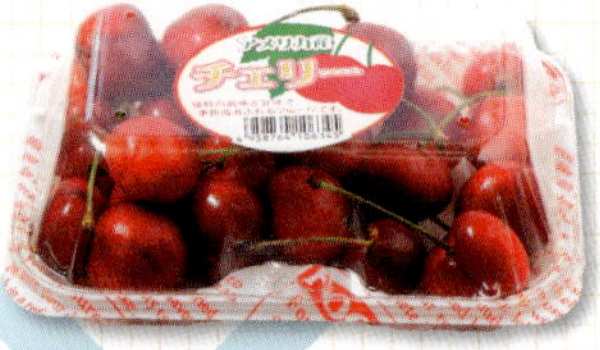

外国産果物

ダメな理由 防腐剤に加え、レモンやグレープフルーツなどにはワックスが塗られているため

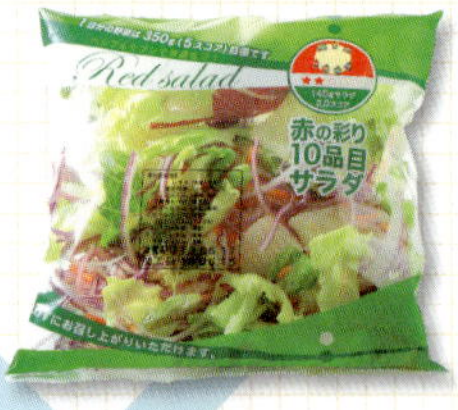

カット野菜

ダメな理由 市販のカット野菜は長持ちさせるために次亜塩素酸が使われているうえ、栄養素も劣化している

健康維持

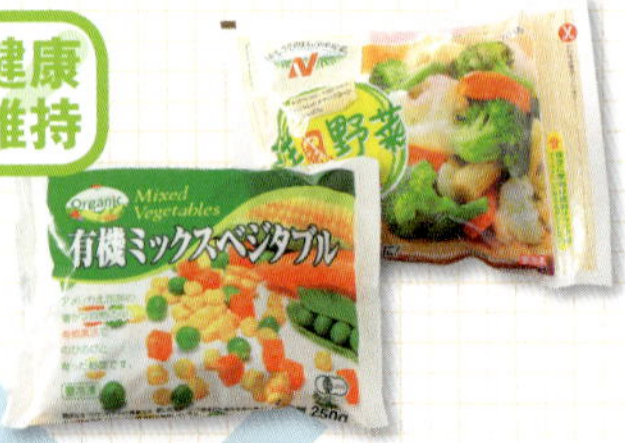

冷凍野菜

ダメな理由 農薬使用の可能性がある。有機無農薬栽培であっても、栄養素の劣化が懸念される
（農薬を抜くために水につけておくこともできない）

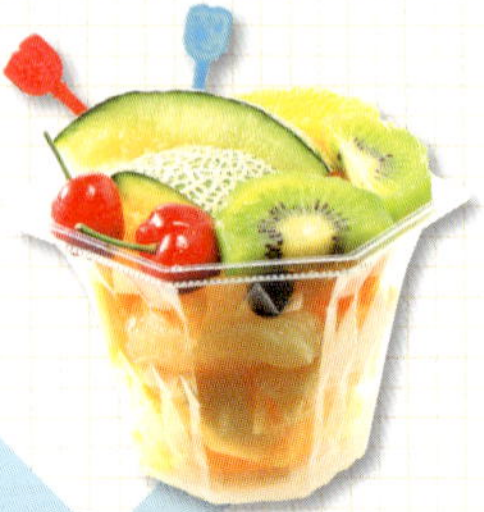

カットフルーツ

ダメな理由 スーパーなどでカットして売られているものには防腐剤が使用されているので不可

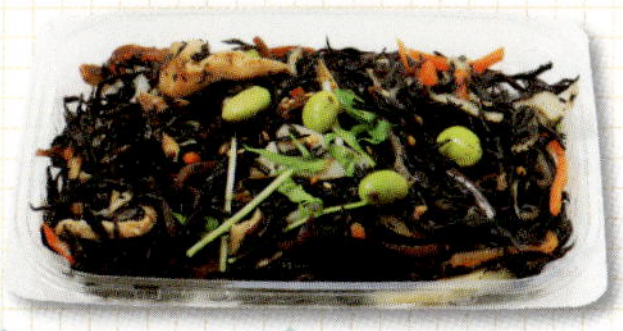

惣菜

ダメな理由　済陽式で推奨している、ひじき、大豆、にんじんなどの素材でも惣菜は味付けしてあるためNG

健康維持

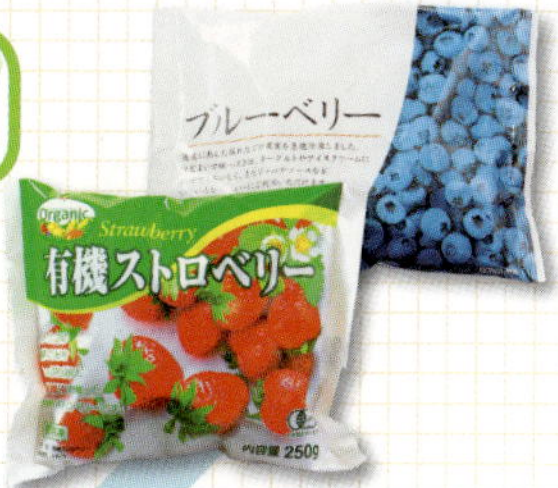

冷凍フルーツ

ダメな理由　フィトケミカル類が冷凍処理により変性・退色する可能性があるので有機でもおすすめしない

健康維持

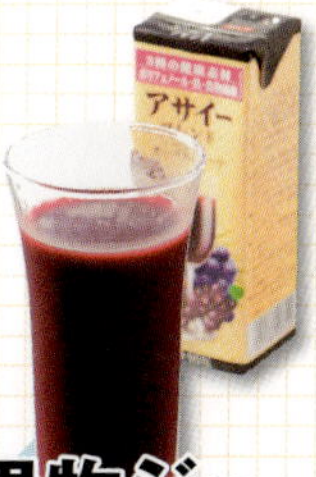

市販果物ジュース

ダメな理由　ポリフェノールなどの栄養素も時間が経つと劣化するため、基本は絞りたてを飲むこと

健康維持

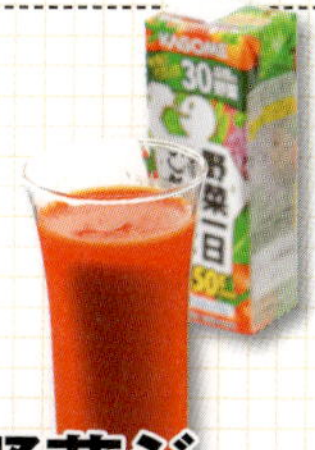

市販野菜ジュース

ダメな理由　時間の経過による栄養素の劣化。抗がんのためには新鮮な生きたファイトケミカル摂取が肝心

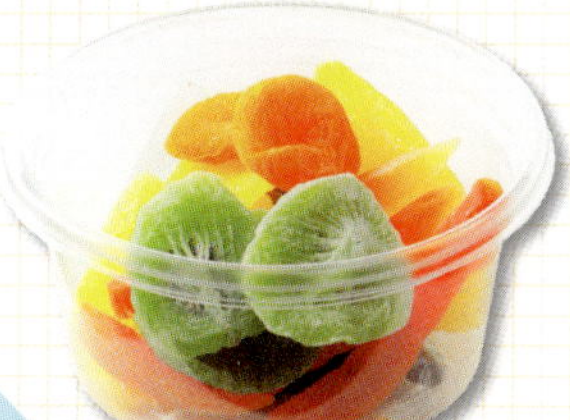

外国産ドライフルーツ

ダメな理由　農薬量が不明、鮮度の問題、加えて砂糖でコーティングされていたりするため不可

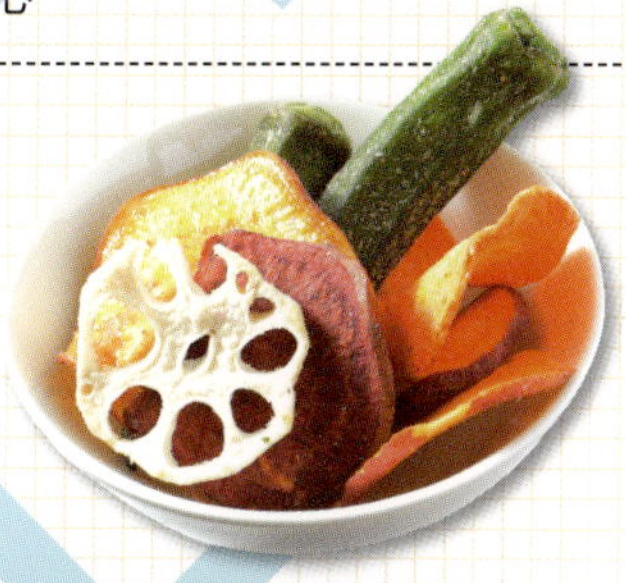

野菜の菓子類

ダメな理由　産地不明、残留農薬の恐れ、塩分使用などから基本的には避けた方が無難

済陽式　抗がん術　4

胚芽を含む穀物と豆類摂取

抗がんに役立つ

主食・豆類

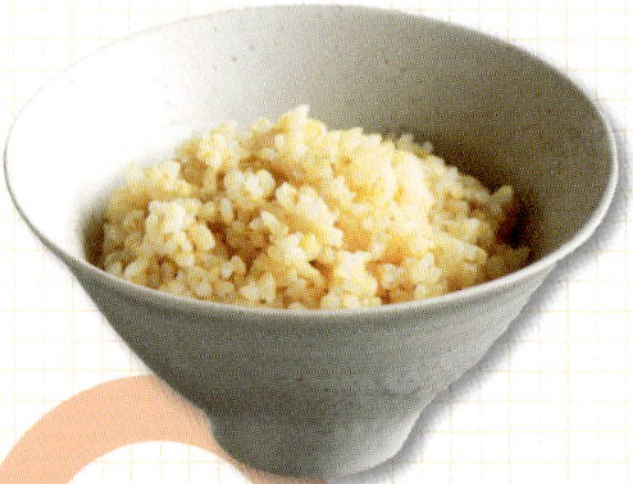

玄米

用い方 米ぬかの中に含まれるフィチン酸にはがん細胞の増殖を抑える力があります

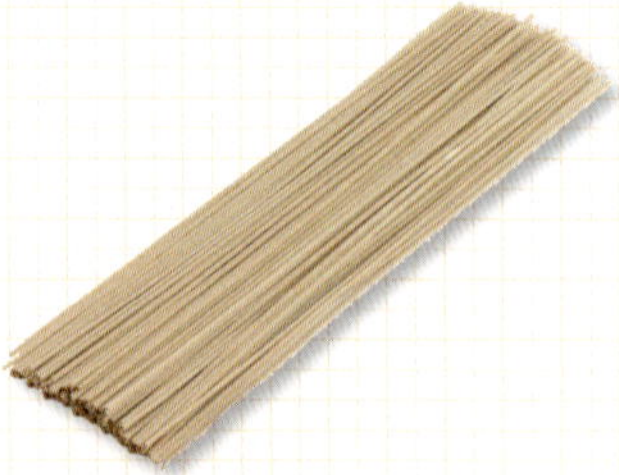

十割そば

用い方 そばに含まれるポリフェノールには強い抗酸化作用と、発がん及びがんの育成を制御する効果があります

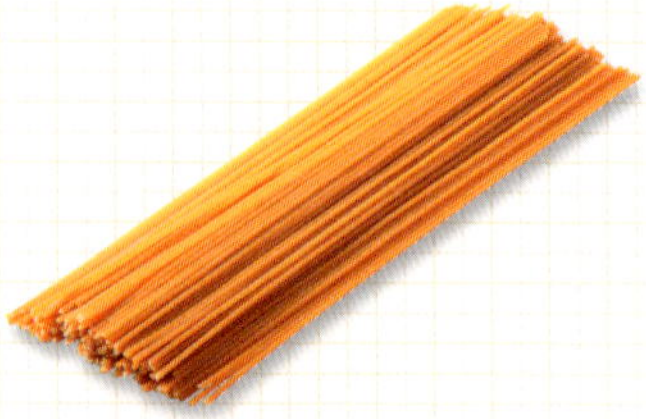

全粒粉パスタ

用い方 パスタを使用する場合は自然食品店などで売っている全粒粉パスタを使いましょう

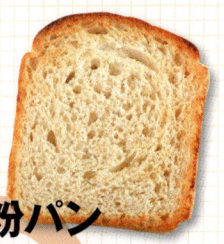

全粒粉パン

用い方 胚芽や外皮（小麦ふすま）を取り除くことなく製粉した全粉小麦には抗酸化力の強いビタミンEの他、がん抑制作用のあるセレンも含まれます

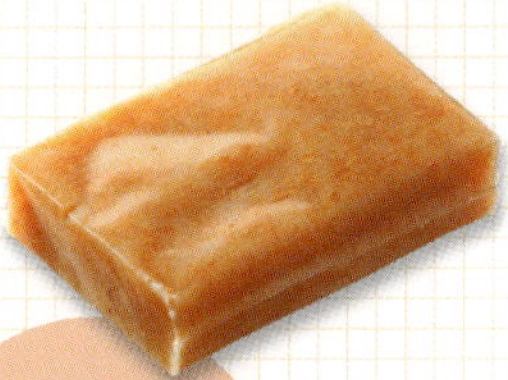

玄米もち

用い方 胚芽成分が豊富な玄米もちは、きなこやはちみつをつけるとおいしく食べられます

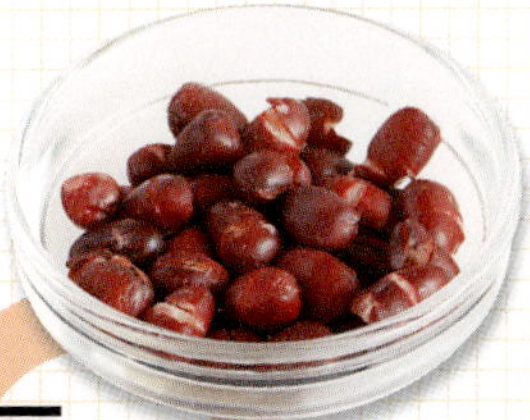

小豆

用い方 おしるこやぜんさいにするとビタミンB_1が減少するので、赤飯やおかゆにして食べるのがおすすめ

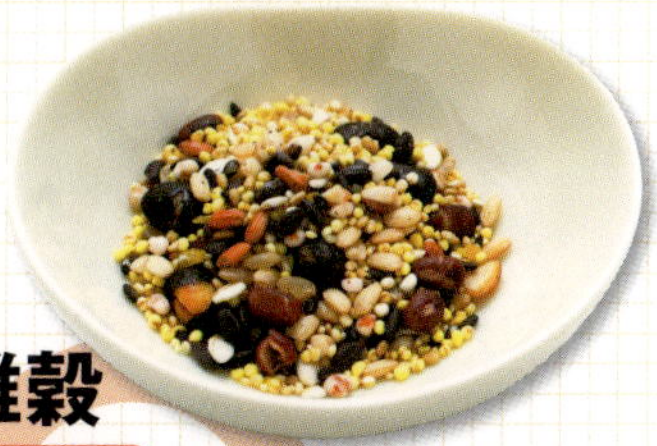

雑穀

用い方 黒米・赤米・ハトムギ、アワなどの雑穀にはビタミンやミネラルが豊富。赤や紫、茶の色素には抗酸化力があります。

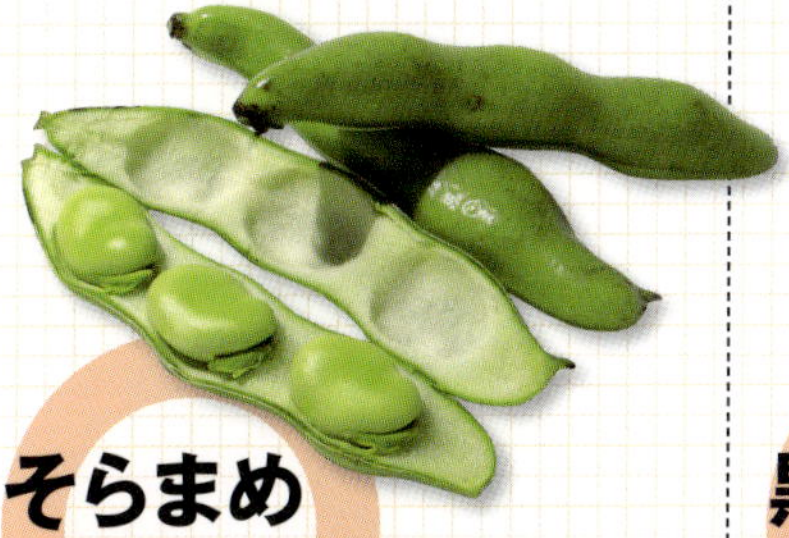

そらまめ

用い方 体内の余分な塩分を排出してくれるカリウムが豊富なので、茹でる以外にムースやソースとして活用

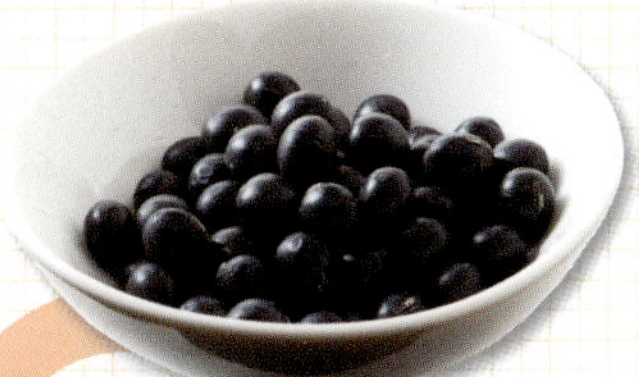

黒まめ

用い方 皮の黒い部分に含まれるポリフェノールの抗酸化作用が、がん抑制に効果的

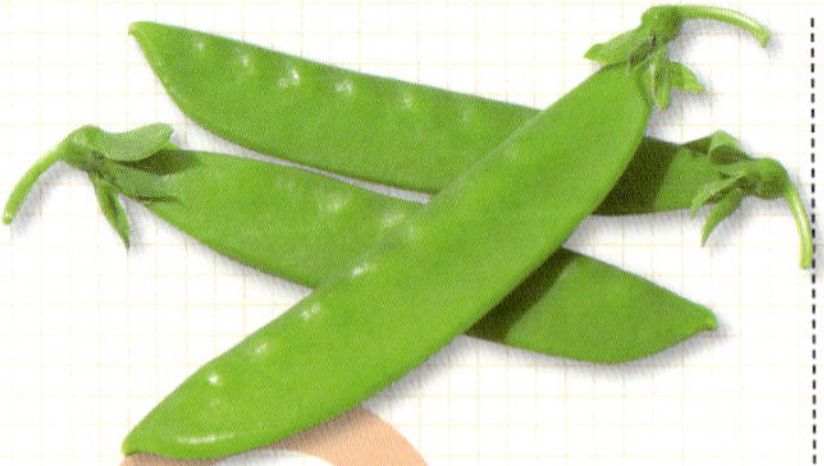

さやえんどう

用い方 β-カロテンとビタミンCが抗酸化力を発揮してがん予防に役立つ

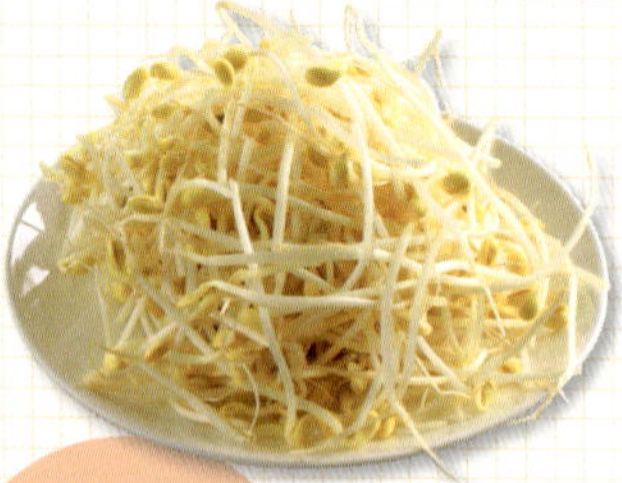

大豆もやし

用い方 一般的な緑豆もやしより、ビタミンKやカリウムの含有量がはるかに多く、体内の余分な塩分を排出してくれる

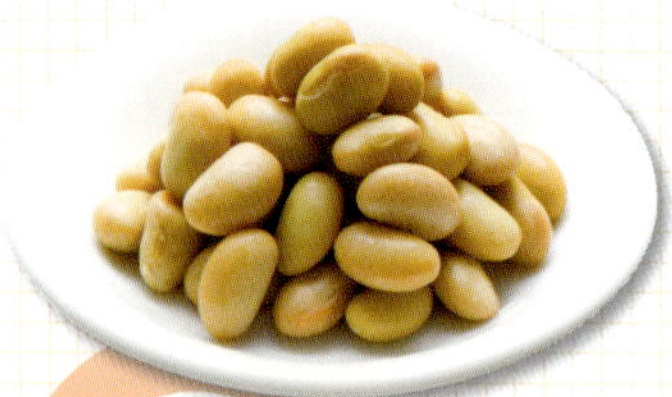

大豆水煮

用い方 市販されている惣菜は塩分が多いため、おかずを作る際は大豆水煮から調理する

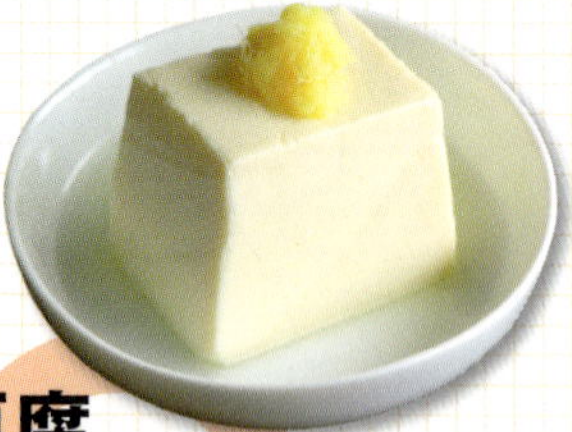

豆腐

用い方 抗酸化力の強いビタミンEのほか、大豆イソフラボンやサポニンがコレステロール値を下げ、動脈硬化を予防する

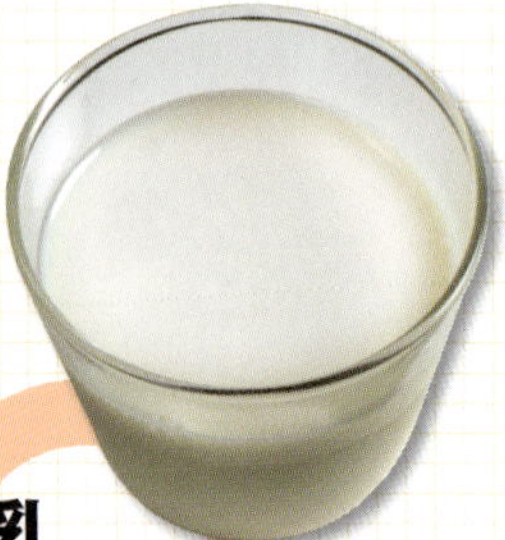

豆乳

用い方 大豆の栄養成分がたっぷりな豆乳はコーヒーミルクの代用などにも活用

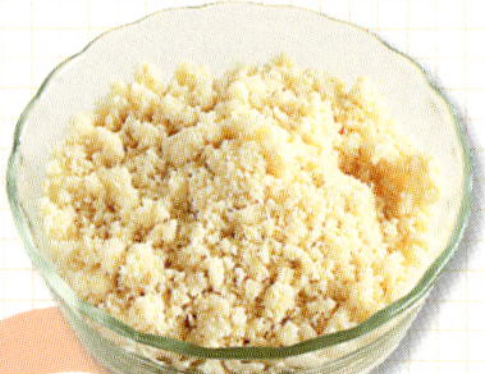

おから

用い方 女性ホルモンに似た構造をした大豆イソフラボンは、乳がんや前立腺がんの抑制に効果

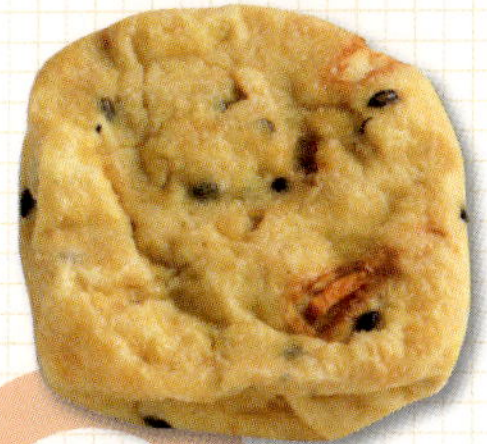

がんもどき

用い方 木綿豆腐と野菜や海藻類などの栄養素が一度に摂れるがんもどきは、ぜひ手作りで

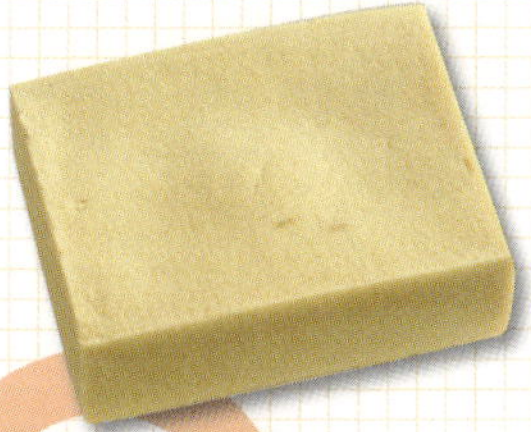

高野豆腐

用い方 豆腐よりも栄養価が高く、強い抗酸化力を持つビタミンEが、がん細胞を抑制

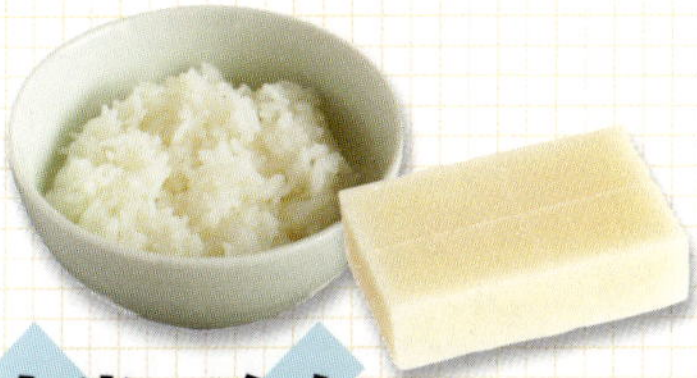

白米・もち

ダメな理由 精製された炭水化物は胚芽成分が取り除かれ、そこに含まれる消化・代謝酵素が欠落しているため

精白された

食品はNG

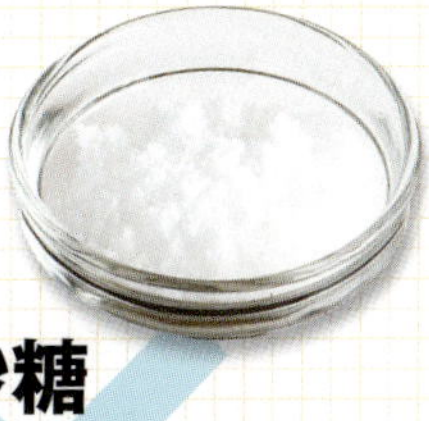

白砂糖

ダメな理由 がん細胞は糖分を主な栄養としていることと、白砂糖では体内での糖代謝が不完全なため
（砂糖は消化酵素が入ったザラメか黒砂糖を使うこと）

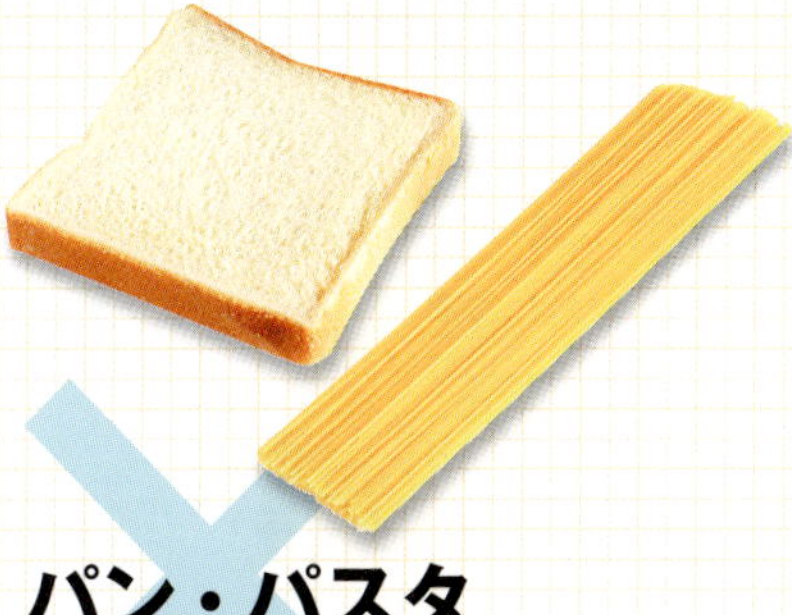

パン・パスタ

ダメな理由 一般的なパン・パスタには塩分が含まれているため

乳製品・海藻・きのこを摂取

OK食材

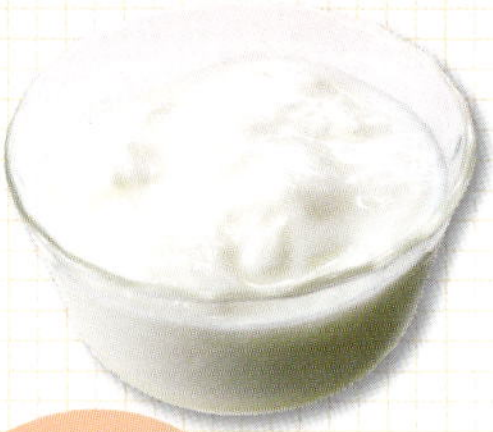

カスピ海ヨーグルト

用い方 カスピ海ヨーグルトは一般的なヨーグルトと比べて3～5倍の乳酸菌（1m^3に約3000万個）が含まれ、免疫細胞を活性化させます

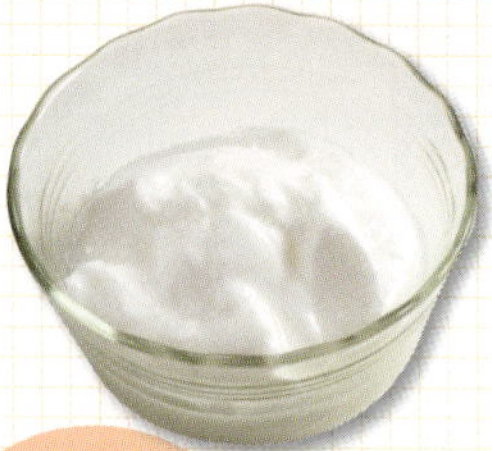

無脂肪ヨーグルト

用い方 乳酸菌には善玉菌を増やし、NK細胞などの免疫細胞活性化作用があります。無脂肪・無糖のものを選ぶこと

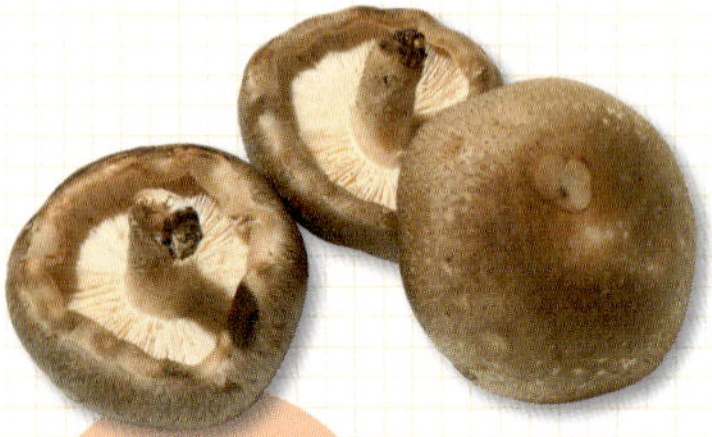

原木しいたけ

用い方 がんを抑制する作用のあるβ-グルカンがより豊富な、原木しいたけを選ぶ

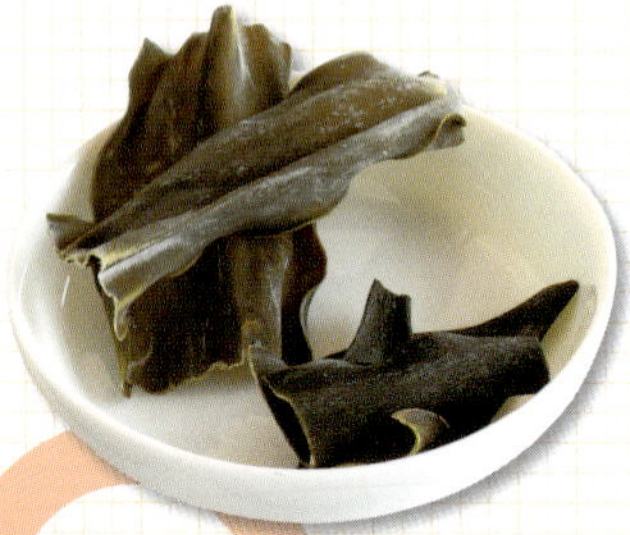

昆布

用い方 昆布に本来含まれる程度の自然の塩分なら可。しっかりだしをとった後は捨てずに食べる

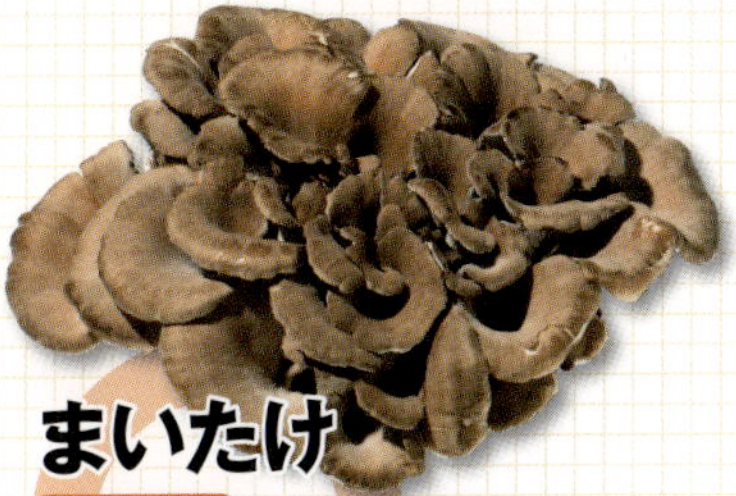

まいたけ

用い方 強い抗がん作用のあるMDフラクションが含まれるまいたけを調理する際は、洗わずに軽く汚れ拭き取る程度にする

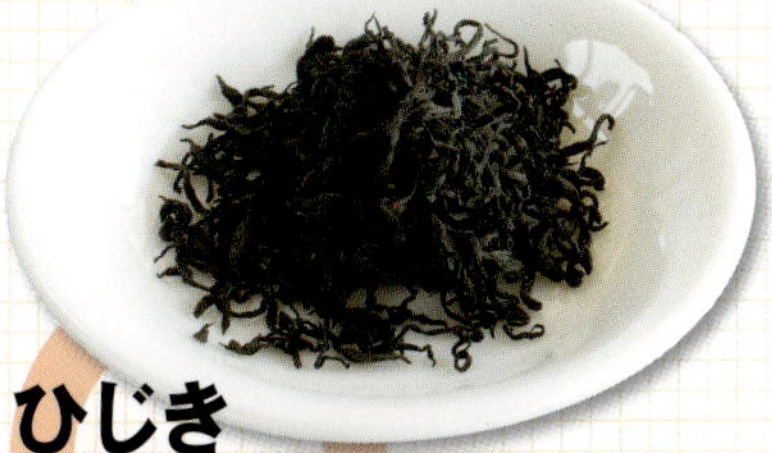

ひじき

用い方 海藻類に共通して含まれるフコイダンにはがん細胞を自滅（アポトーシス）させる働きがあります

NG・△食材

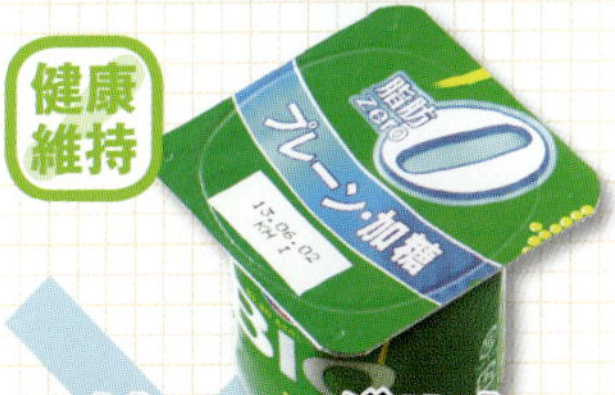

加糖ヨーグルト

ダメな理由 砂糖の代謝は体に負担をかけるので、がん患者さんは避けること

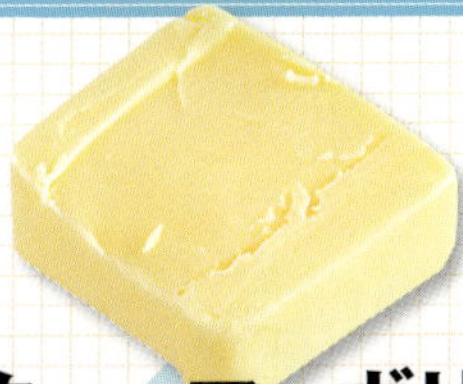

バター・マーガリン

ダメな理由 塩分と動物性脂肪が含まれるため。マーガリンに含まれるトランス脂肪酸は悪玉コレステロールを増やし、免疫力を低下させる

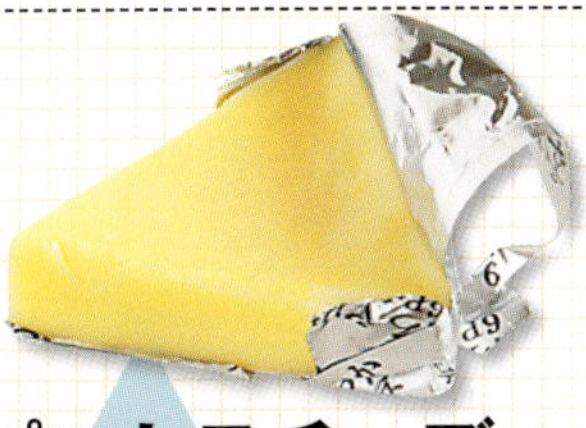

プロセスチーズ

ダメな理由 菌によって発酵させたナチュラルチーズはかまいませんが、プロセスチーズは塩分が高いのでNG

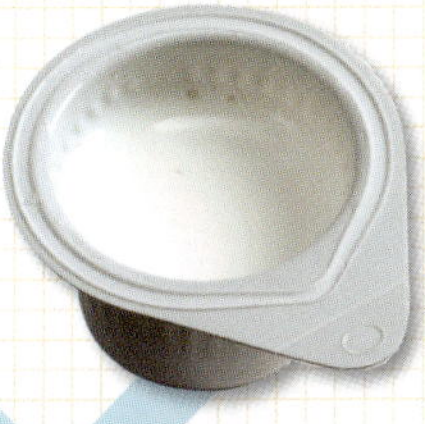

コーヒーフレッシュ

ダメな理由 コーヒーは1日3杯までなら可。トランス脂肪酸が原料のコーヒーフレッシュは厳禁

済陽式 抗がん術 6

レモン・はちみつ・ビール酵母を摂取

OK食材

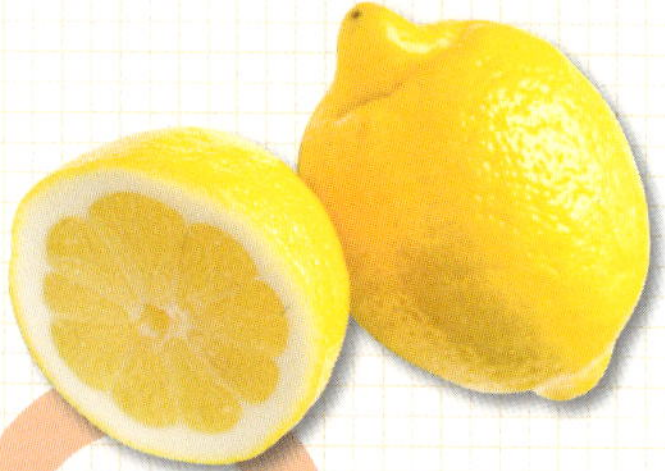

国産レモン

用い方 外国産のレモンの表面にはワックスが塗られているため。国産であっても無農薬ものを選ぶ

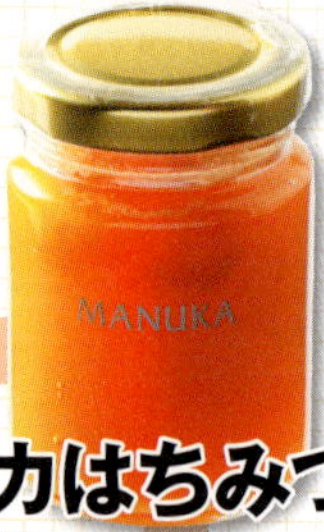

マヌカはちみつ

用い方 過去30年間1度も農薬が使われていないニュージーランド産・マヌカ地方のはちみつが理想的

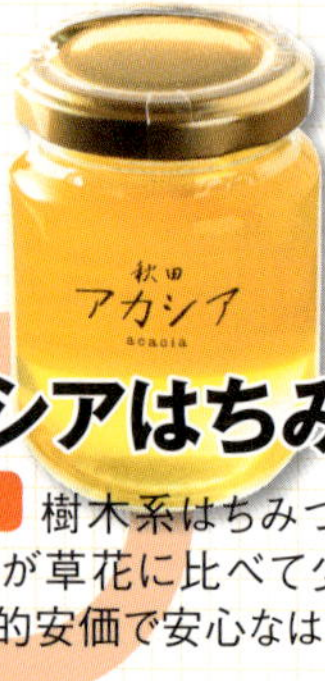

アカシアはちみつ

用い方 樹木系はちみつは、農薬の影響が草花に比べて少ないため、比較的安価で安心なはちみつといえます

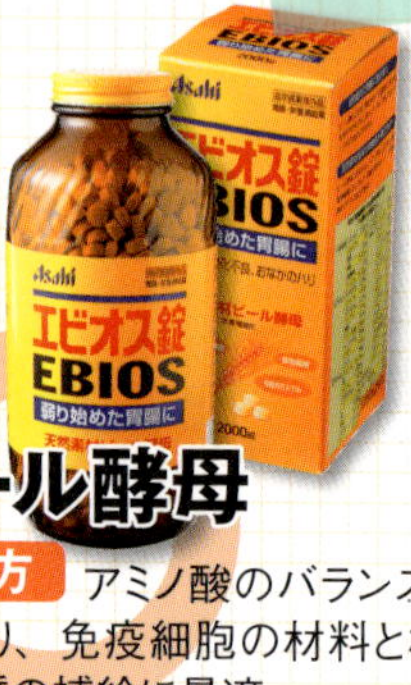

ビール酵母

用い方 アミノ酸のバランスが優れており、免疫細胞の材料となるたんぱく質の補給に最適

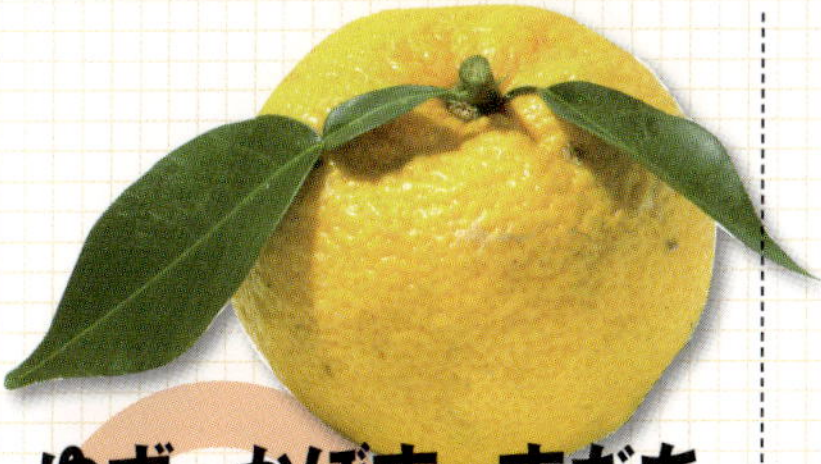

ゆず・かぼす・すだち

用い方 世界中の研究機関にて、柑橘類のβ-クリプトキサンチン、オーラプテン、ノビレチンには高い抗がん作用があることが報告されている

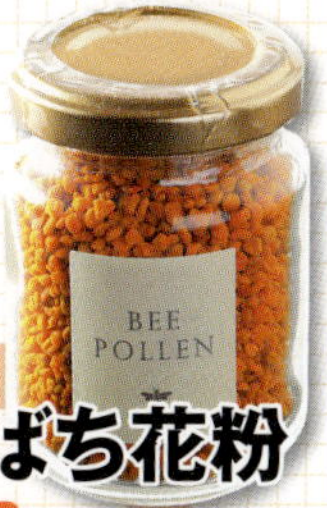

みつばち花粉

用い方 みつばち花粉には、ビタミン、ミネラルの他、人間の体内で合成できない必須アミノ酸がほとんどすべて含まれています

NG・△食材

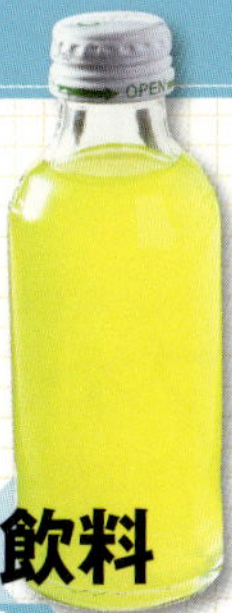

健康維持

レモン飲料

ダメな理由 新鮮なレモンと違い、クエン酸やポリフェノールなどが劣化しているため抗がん作用はない

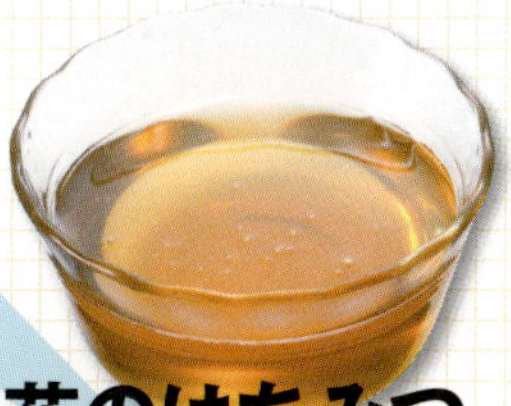

草花のはちみつ

ダメな理由 草花由来のはちみつは残留農薬の不安から国産品・輸入品に限らずなるべく避ける

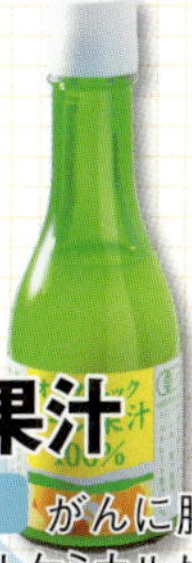

健康維持

レモン果汁

ダメな理由 がんに勝つためには生きたファイトケミカルが必要。済陽式では新鮮なレモンを皮ごと搾るのが基本

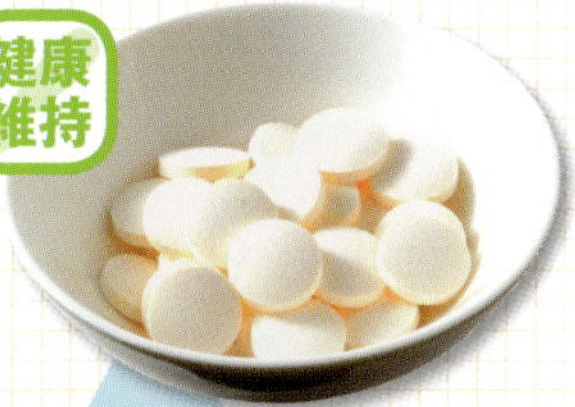

健康維持

ビタミンCサプリ

ダメな理由 栄養素は食べ物からの摂取が体に吸収されやすい。ビタミンCに限らず食材から摂るのが基本

済陽式 抗がん術 7

油はオリーブ油かごま油

OK食材

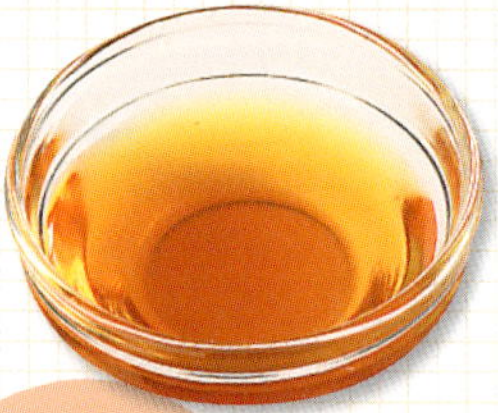

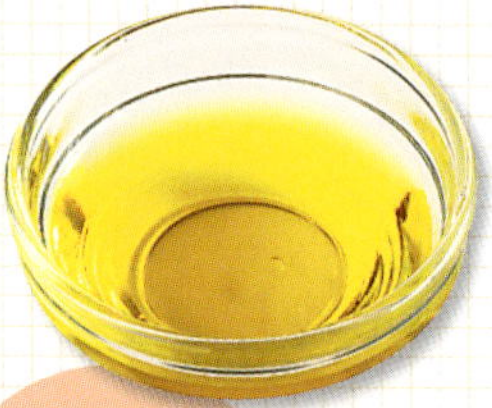

ごま油

効果 リノール酸と一価不飽和脂肪酸のバランスがいいため調理用の油に最適。強力な抗酸化作用のあるセサミノールも豊富

オリーブオイル

効果 料理に使う際は、オレイン酸が豊富で酸化しにくい一価不飽和脂肪酸系のオリーブ油を適度に使うと良いでしょう

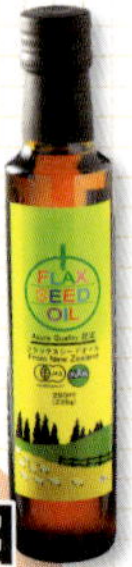

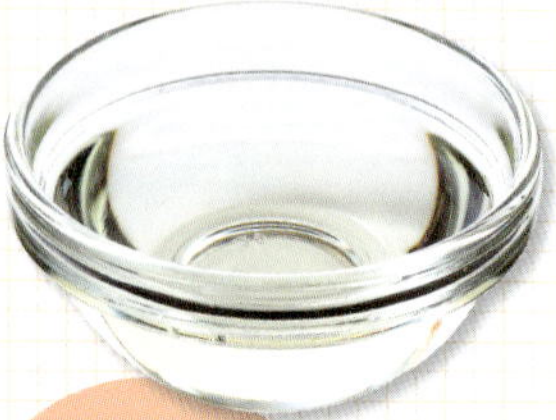

亜麻仁油

効果 細胞膜の構成要素であるオメガ3（αリノレン酸）が豊富で、細胞の代謝を高める。酸化しやすいので、加熱せずに摂る

しそ油

効果 n-3系脂肪酸のαリノレン酸は、動脈硬化予防、がん予防に作用します。酸化しやすいので新鮮なものを加熱せずに摂るのがポイント

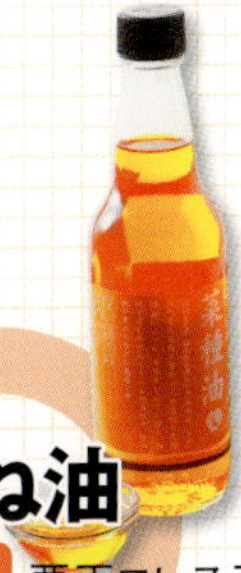

なたね油

効　果 悪玉コレステロールを減らすαリノレン酸が豊富で、ビタミンEとKを豊富に含み抗酸化作用もある

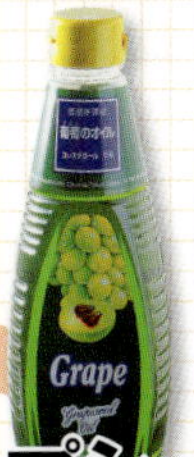

グレープシード

効　果 ビタミンEがオリーブ油の２倍含まれ、強い抗酸化力を発揮して体内の活性酸素を抑制

NG・△食材

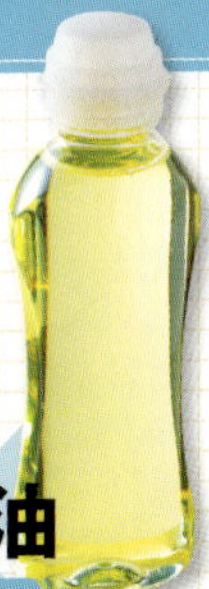

サラダ油

ダメな理由 一般的なサラダ油は製造過程で添加物が使用されているので使用しないこと

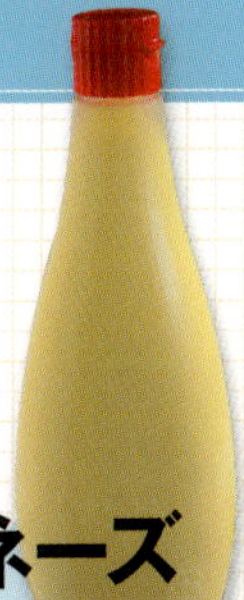

マヨネーズ

ダメな理由 安値の商品は卵の品質が不明なため、マヨネーズは地鶏の卵を使って家庭で作りましょう

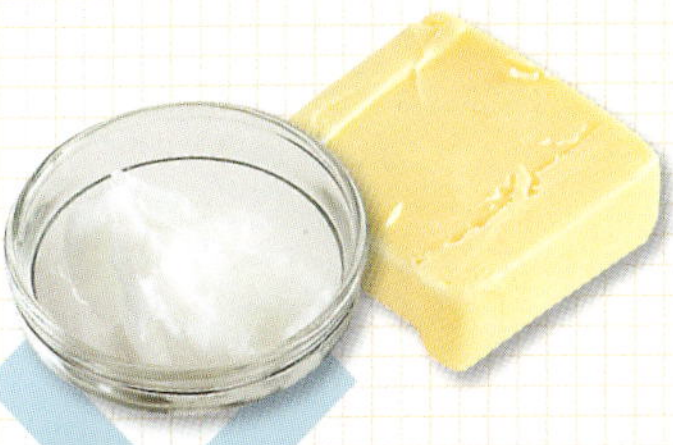

バター・ラード

ダメな理由 動物性脂肪なので控える。同様にスーパーなどに置いてある牛脂も不可

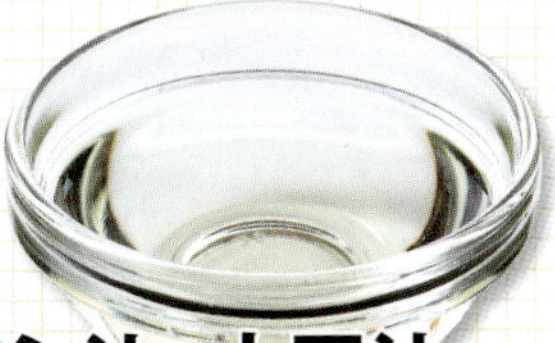

ヤシ油、大豆油、コーン油、ベニ花油

ダメな理由 リノール酸の摂りすぎは、がんの要因ともなるため、がん患者さんはこれらの油を極力控えること

済陽式　抗がん術　8

「水」はナチュラルミネラルウォーターを摂取

NG 1　水道水のろ過はダメ

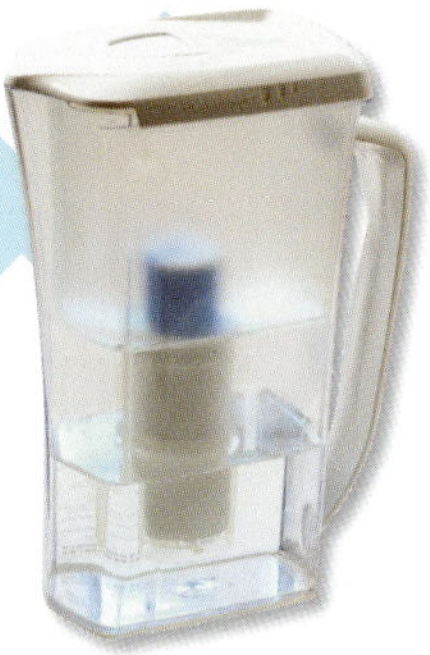

理由

水道水には殺菌のため大量の塩素が使われています。他にもトリハロメタンや残留農薬（化学肥料）が変化した硝酸態窒素など、発がん性物質も多く含まれています。ろ過した程度ではこれらの物質を取り除くことは不可能なので飲料水としては使用しないこと。

NG 2　沸騰させてもダメ

理由

塩素の副産物であるトリハロメタンは沸騰直後に増加するものの、5～10分で揮発します。しかし硝酸態窒素は揮発しないため煮沸すると濃縮してしまうので要注意。

NG 3 普通のミネラルウォーターではダメ

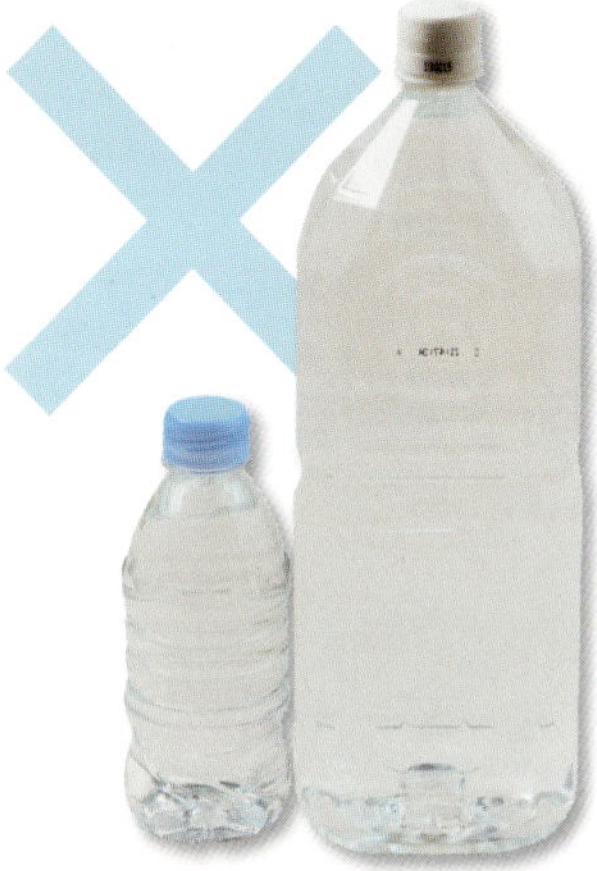

理由

日本では加熱殺菌した天然水でも「ナチュラルミネラルウォーター」とされていますが、外国産（主に欧州産）では何らかの殺菌処理をした水は「ミネラルウォーター」とはいいません。加熱殺菌すると水に溶け込んでいる酸素や栄養素が変化して、水の活性がなくなってしまうと考えられているからです。済陽式でも加熱処理していない水を推奨。

加熱処理していないミネラルウォーターがおすすめ

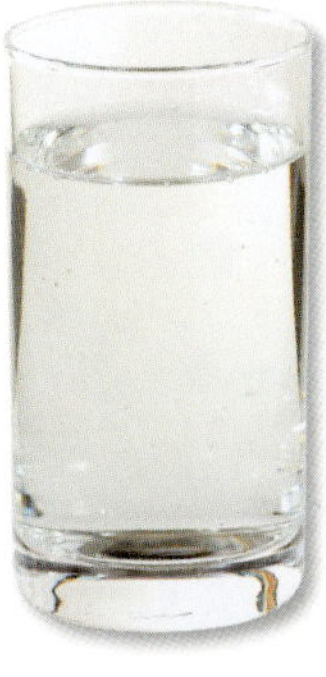

理由

長い年月をかけて幾重もの地層でろ過された自然水には酸素やカルシウム、マグネシウムが多く含まれています。他にも強い抗酸化力のあるセレンや、体液の浸透圧を正常に保つナトリウムやカリウムなどのミネラルも溶け込んでいます。こうした水を日常的に飲むことが体の細胞代謝を高め、がんを抑制することに繋がるのです。

嗜好品

禁酒・禁煙・菓子類制限

OK食材

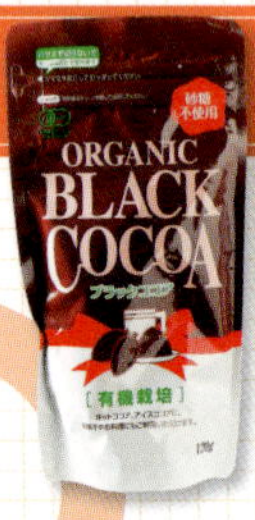

ココア

許容量 抗酸化作用のあるカカオポリフェノールが豊富で、抗がん効果が認められています

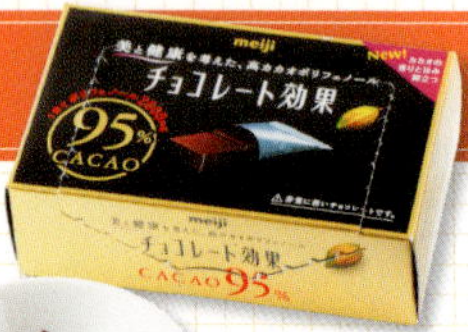

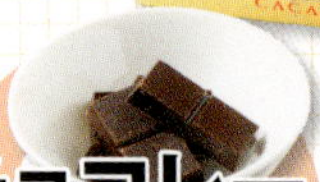

チョコレート

許容量 豊富なカカオポリフェノールが活性酸素の発生を抑える。1日板チョコ⅓程度ならOK

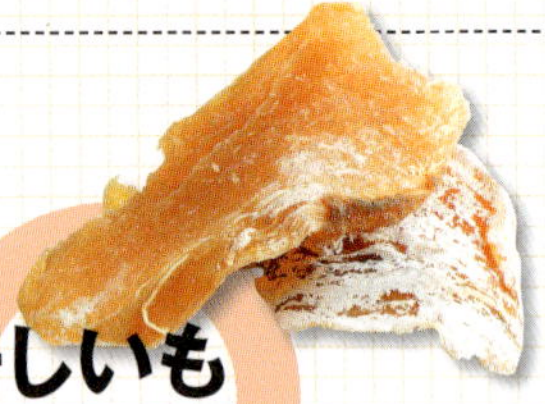

干しいも

注意点 国産で無農薬のいもを天日干ししたものならOK。豊富に含まれるカリウムが塩分排出を助ける

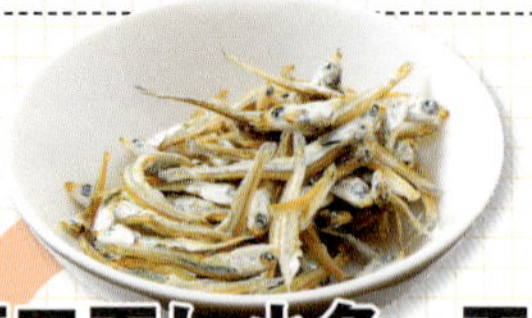

天日干し小魚・干物

許容量 天日干しは自然の塩分なので多少は可。干物なら週に2回までを目安に

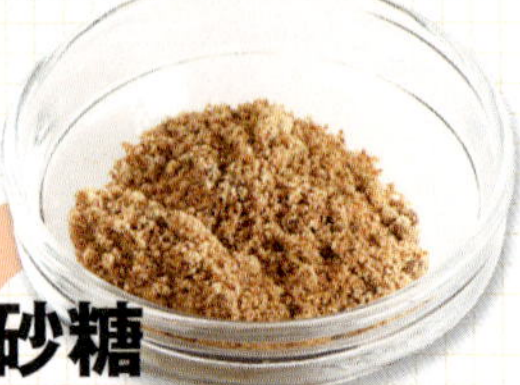

黒砂糖

理　由 ビタミンやミネラルが豊富で糖の代謝酵素も含まれる。許容量は1日大さじ2杯程度

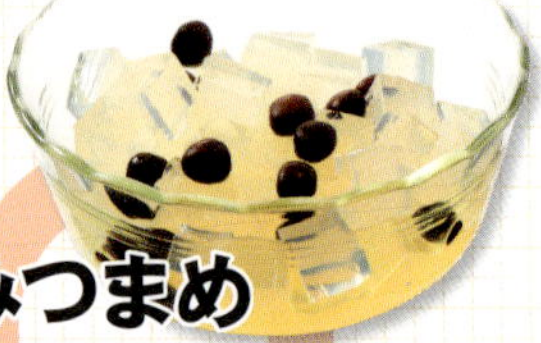

みつまめ

許容量 寒天のアガロオリゴ糖と、黒豆のポリフェノールが発がんを抑制。甘味は黒糖を少量加えて

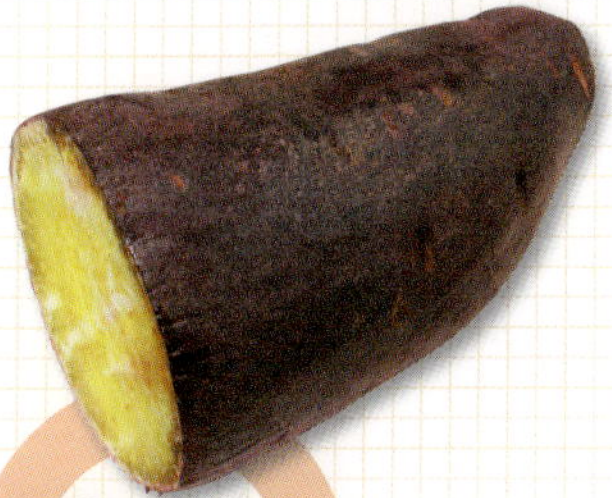

やきいも

効　果 国産の無農薬のものに限る。皮とその近くにはポリフェノールが多く含まれているので皮ごと食べる

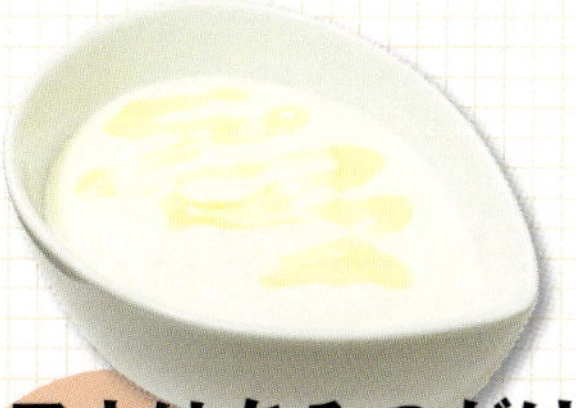

マヌカはちみつがけヨーグルト

効　果 ヨーグルトは無糖・無脂肪を選ぶ。甘さが足りないときは、マヌカはちみつを少量加える

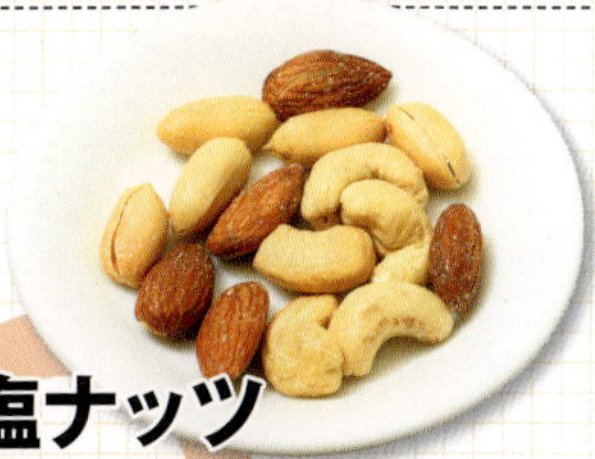

無塩ナッツ

効果・許容量 抗酸化作用のあるビタミンEが多く含まれ、植物由来の良質な脂肪も豊富。アーモンドだと1日20粒程度までならOK

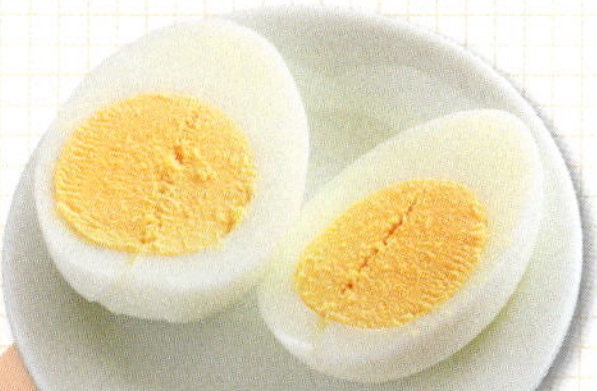

ゆでたまご

効　果 ブロイラーではなく平飼いの地鶏の卵に限る。卵の摂取は1日1個までが目安

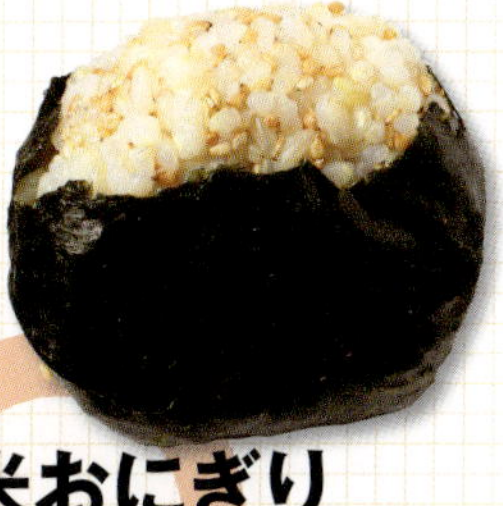

玄米おにぎり

注　意 ビタミンE含有量豊富な玄米を使用し、味付けのりではなく、普通ののりを使用する

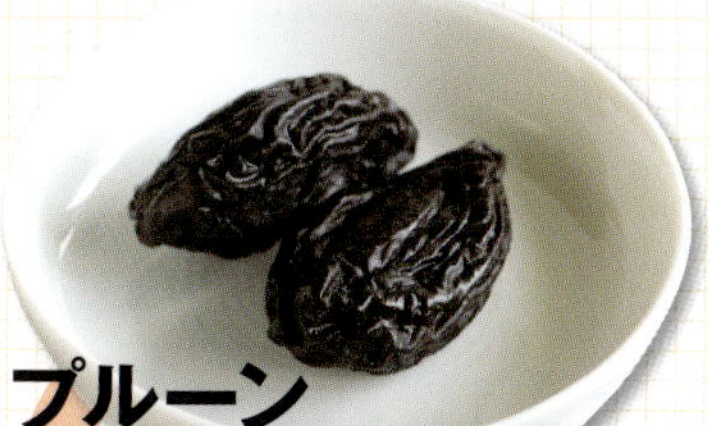

プルーン

効　果 クロロゲン酸などのポリフェノールが豊富。ただし外国産のものは表面にワックスが塗られている恐れがあるためよく洗うこと

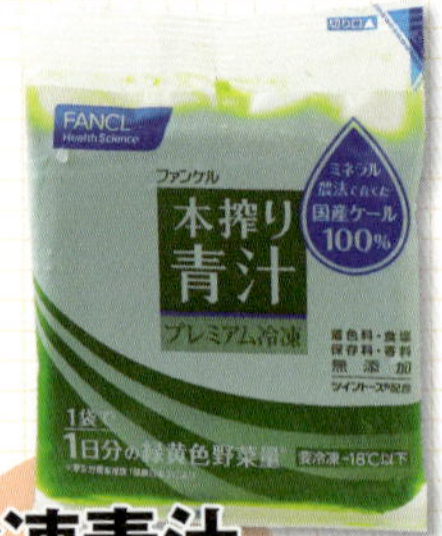

冷凍青汁

効　果 ミネラル農法で育てた国内産ケールを100%使用したものを選ぶ。絞り立てジュースが用意できないときの代用品としても活用を

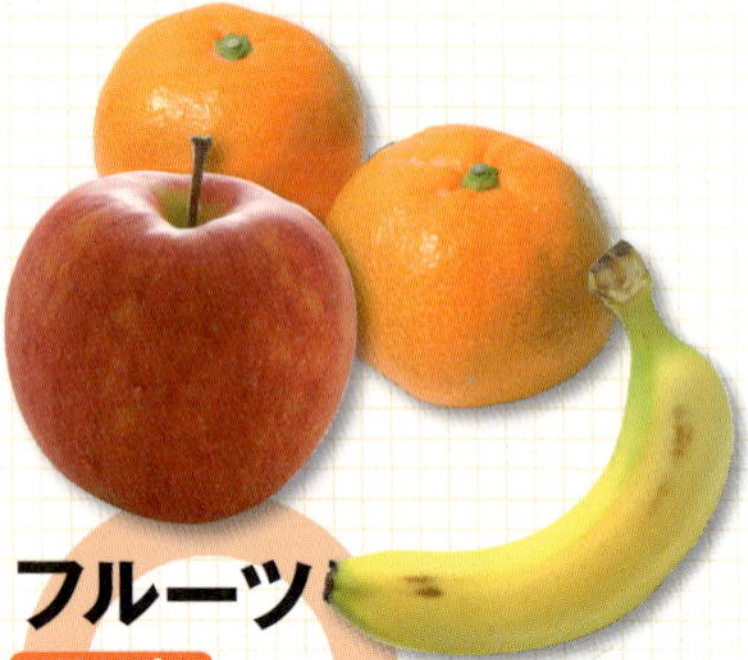

フルーツ

用い方 ポリフェノールなどのファイトケミカルが豊富な果物は抗がん作用が。ただしそのままでは量が摂れないのでジュースにするのが最適

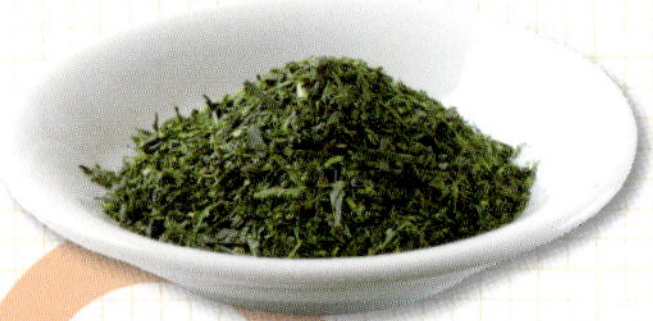

紅茶・緑茶（茶葉）

効　果 緑茶のカテキンやポリフェノールと、紅茶のテアフラビンに、抗酸化作用があるといわれている

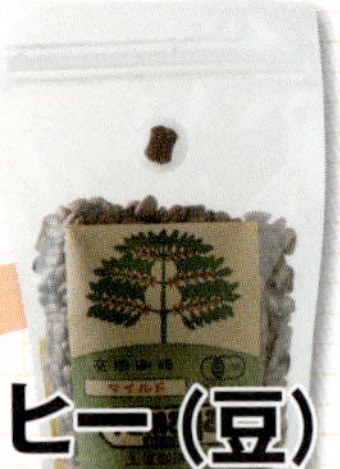

コーヒー（豆）

許容量 がん予防にカフェインが有効。ブラックで1日3杯までなら可。ただし缶コーヒーなどはNG。

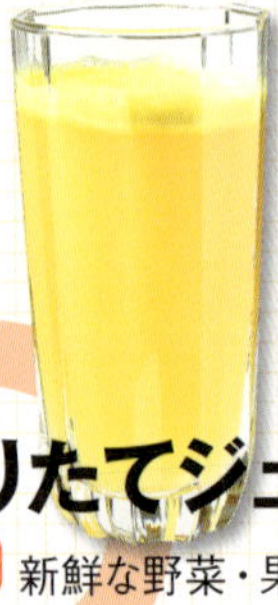

しぼりたてジュース

効　果 新鮮な野菜・果物ジュースは済陽式食事療法の基本。毎日1.5〜2ℓ飲むのが目標。

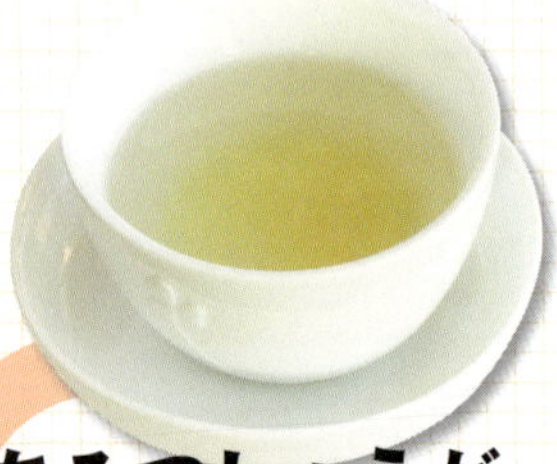

はちみつしょうが

効　果 免疫力を高めるはちみつ（マヌカか樹木系）とがん抑制効果のあるしょうがをまぜてお茶代わりに

NG食材・嗜好品

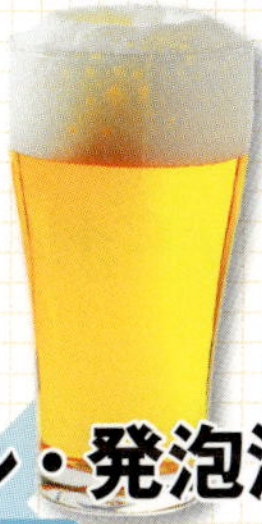

ビール・発泡酒

ダメな理由 がんに勝つまでは控えること。がんを克服した暁には少しならOK

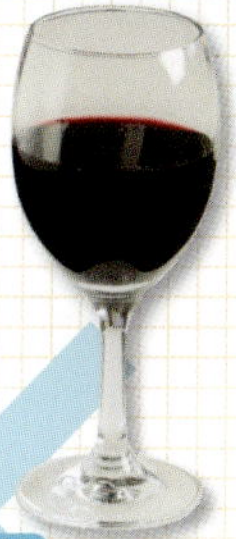

ワイン

ダメな理由 抗酸化成分であるポリフェノールが入っていても、アルコールなのでNG

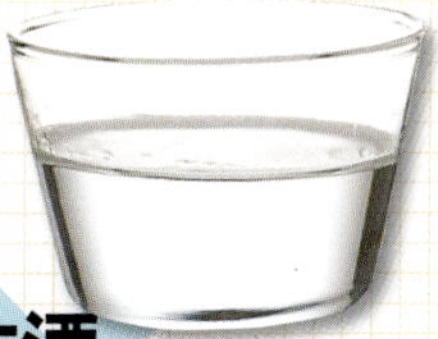

日本酒

ダメな理由 少しなら健康にいいといわれているものも、がん患者さんにとっては有害

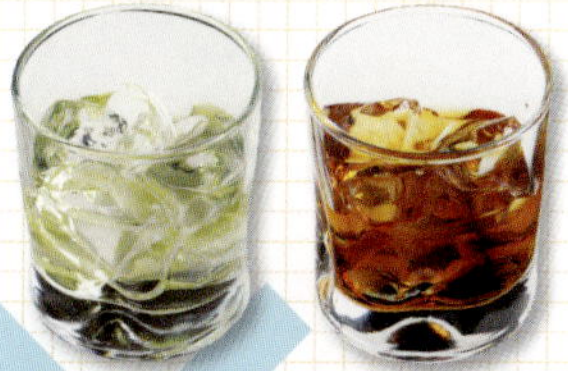

焼酎・ウイスキー

ダメな理由 アルコール類は肝臓を弱め免疫力を低下させるので闘病中はすべて厳禁

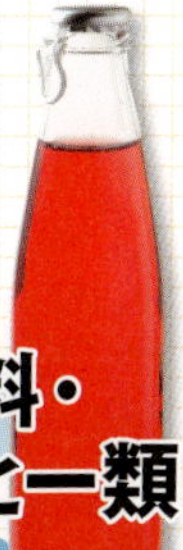

炭酸飲料・缶コーヒー類

ダメな理由 糖分が入っているので避ける。無糖コーヒーもNG。コーヒーは自宅で入れたものを飲むこと

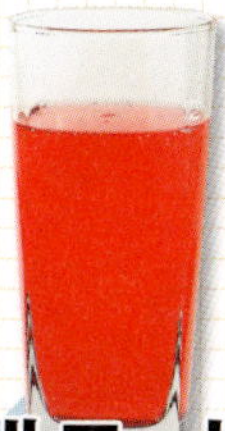

ノンアルコール飲料

ダメな理由 アルコールが入っていなくても保存料・着色料など添加物が含まれているので不可

健康維持

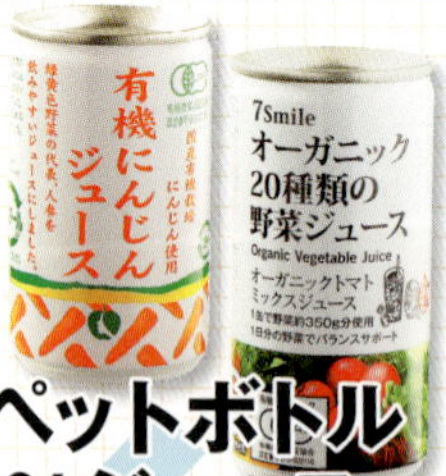

缶・ペットボトル 100%ジュース

ダメな理由 栄養素が劣化しているため抗がん作用はない。野菜・果物ジュースは必ず絞りたて（30分以内）を飲むこと

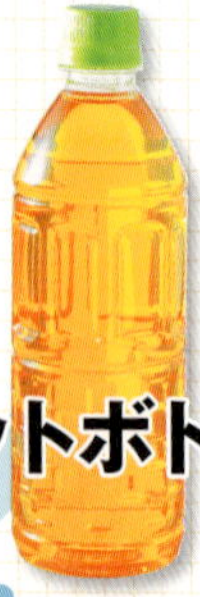

缶・ペットボトル お茶類

ダメな理由 カテキンなどの栄養素も時間が経つと変化するため。水分補給は新鮮な野菜・果物ジュースで。

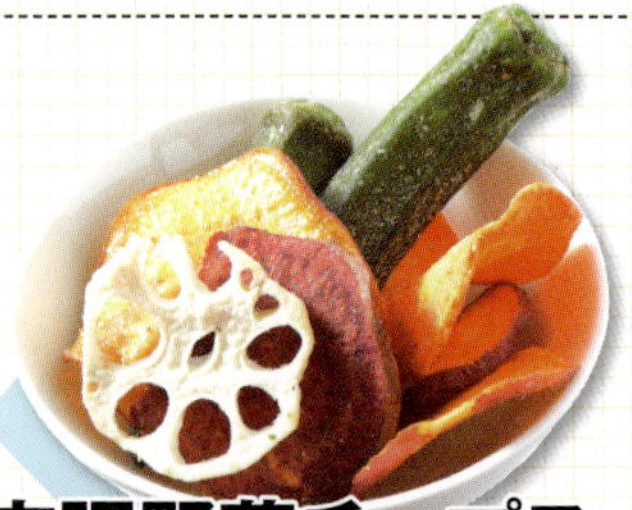

市販野菜チップス

ダメな理由 残留農薬の不安が残る。産地・製造工程がはっきりしているものか、自宅で作ったものなら可

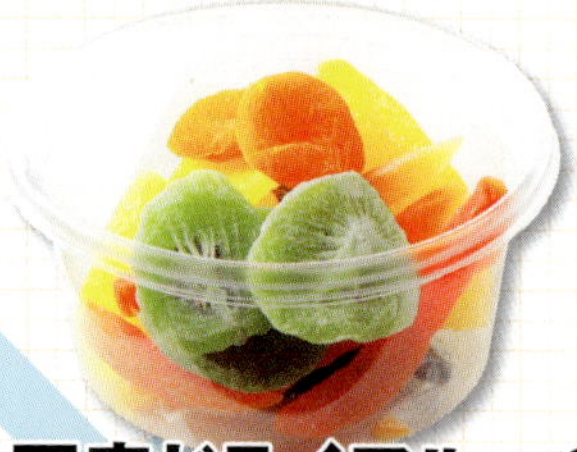

外国産ドライフルーツ

ダメな理由 残留農薬が不明。国産の無農薬果物・野菜で天日干ししたもの（干し柿、干し芋）なら可

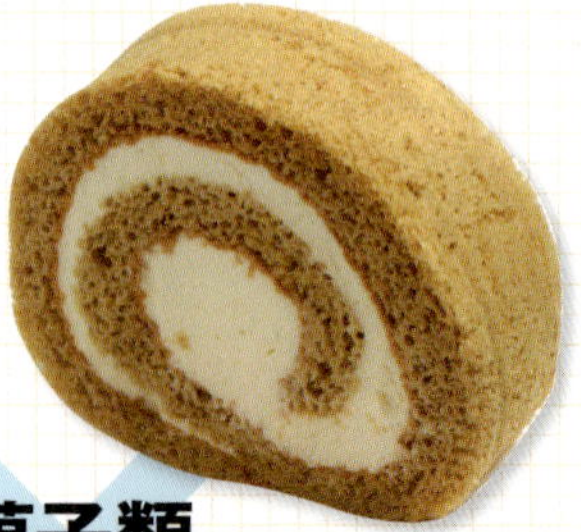

洋菓子類

ダメな理由 使用油が不明、糖分の摂りすぎ、添加物の不安などから洋菓子類全般は基本的に避ける

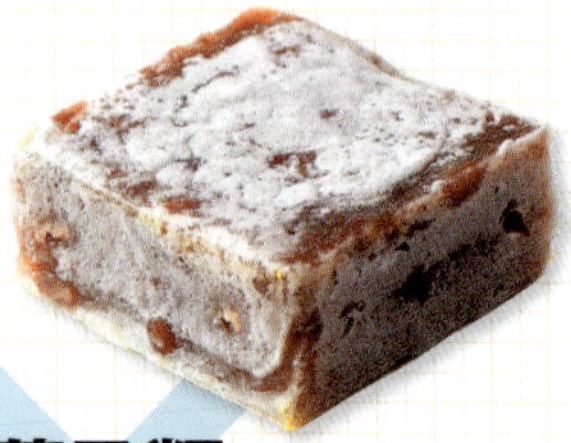

和菓子類

ダメな理由 ザラメ、黒砂糖しか使用していないものは少量なら可。白砂糖、甘味料を使ったものは避ける

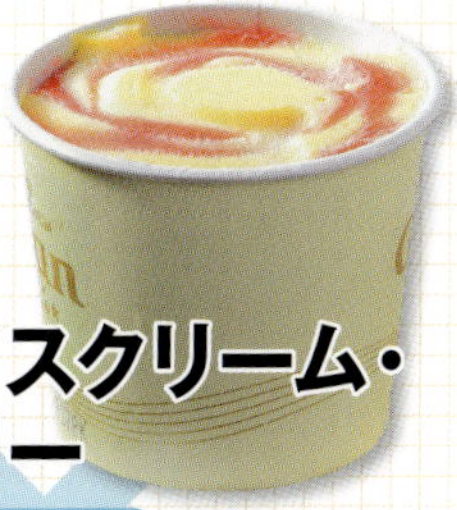

アイスクリーム・ゼリー

ダメな理由　動物性脂肪、糖分、添加物などが含まれるため禁止。甘いものはザラメか黒砂糖を使用したものに限る

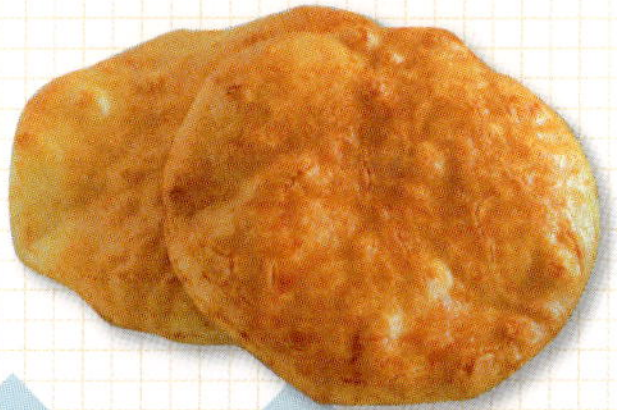

せんべい・おつまみ系

ダメな理由　塩分が高いので原材料に関わらず少量でも不可。食事で塩分を控えた苦労を無駄にしないためにもNG

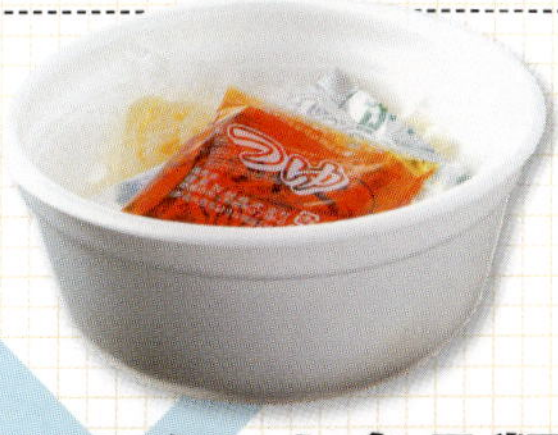

インスタント食品類

ダメな理由　塩分がかなり高い上、脂肪酸化のほか、添加物が相当入っているのでがんの闘病中は厳禁

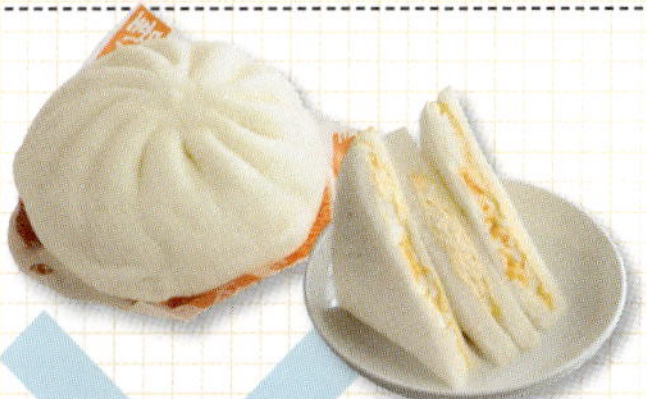

菓子類・パン類

ダメな理由　肉まんなど動物性たんぱく質が含まれるものはNG。サンドウィッチの精白されたパンも避ける

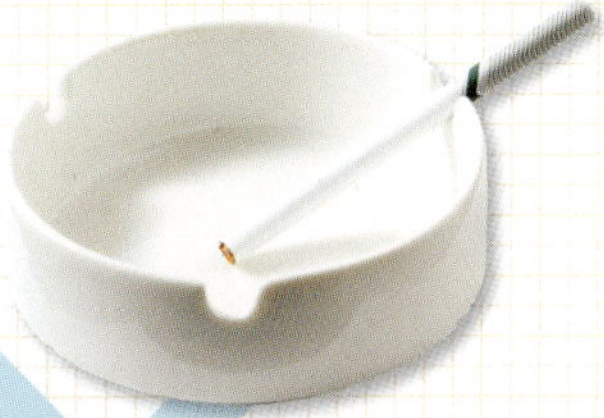

たばこ

ダメな理由　済陽式食事療法の大前提は禁酒・喫煙。がんに勝つためには避けて通れない道です

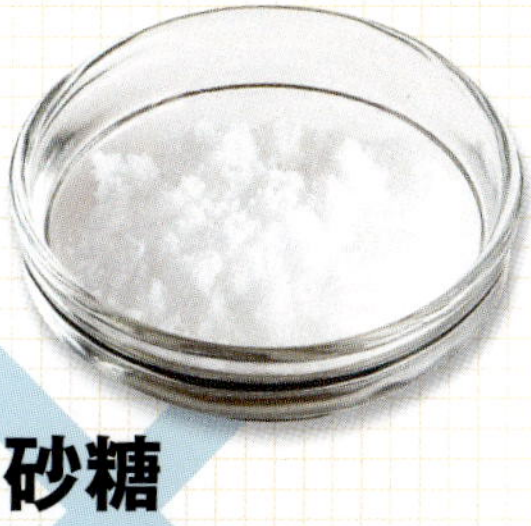

白砂糖

ダメな理由　市販されている食品には白砂糖や甘味料が使われていることが多いので注意が必要

済陽式食事療法で治った人が食べていた
無塩・減塩お助け食材

おいしくて安全だから続けられる

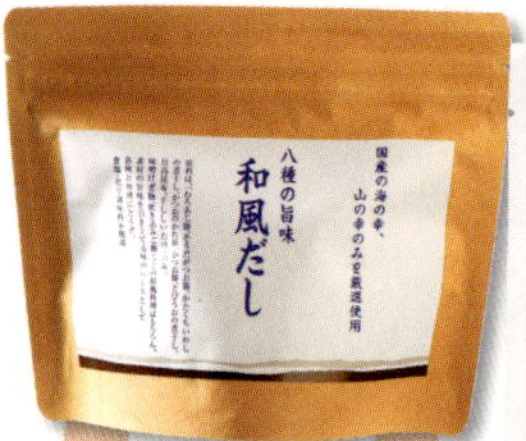

「八種の和風だし」
Natural House

国産のむろあじ節、かたくちいわし節、かつお節、日高昆布、干ししいたけなどを使用。食塩・化学調味料不使用。出汁としてはもちろん、うま味を引き立てるベースとして。

http://www.naturalhouse.jp/item/7123.html

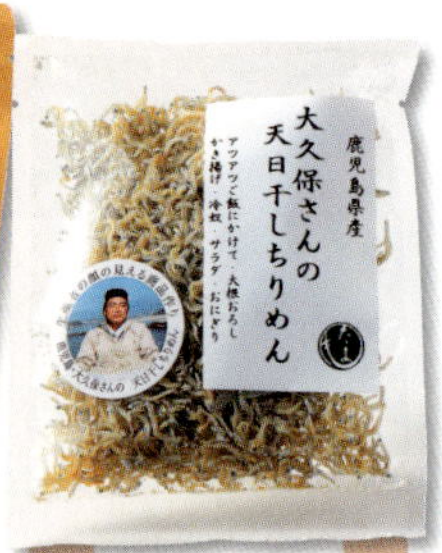

「大久保さんの天日干しちりめん」
株式会社リアス

原料は片口いわし（鹿児島県産）を使用。伝統ある昔から天日干し製法にこだわる鹿児島県産の最上級品で走り（小さめのもの）を厳選。

http://item.rakuten.co.jp/tamamo/447356/#447356

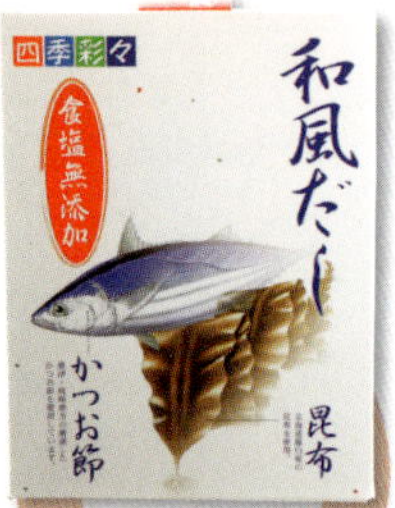

「四季彩々天然だし」
Natural House

かつおぶしをふんだんに使用した顆粒タイプの本格だし。かつおと昆布としいたけをバランスよく配合。食塩無添加。

http://www.naturalhouse.jp/item/676.html

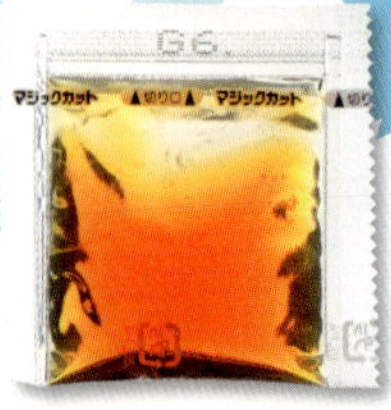

NG 添付のタレは要注意!
塩分がいっぱい含まれています

市販の納豆やもずく酢などに付いているタレは塩分が高く、食品添加物が含まれている可能性があるので使用しないこと。なお、辛子はOK。

効能・食べ方がわかる！

済陽式
抗がん
食材帖

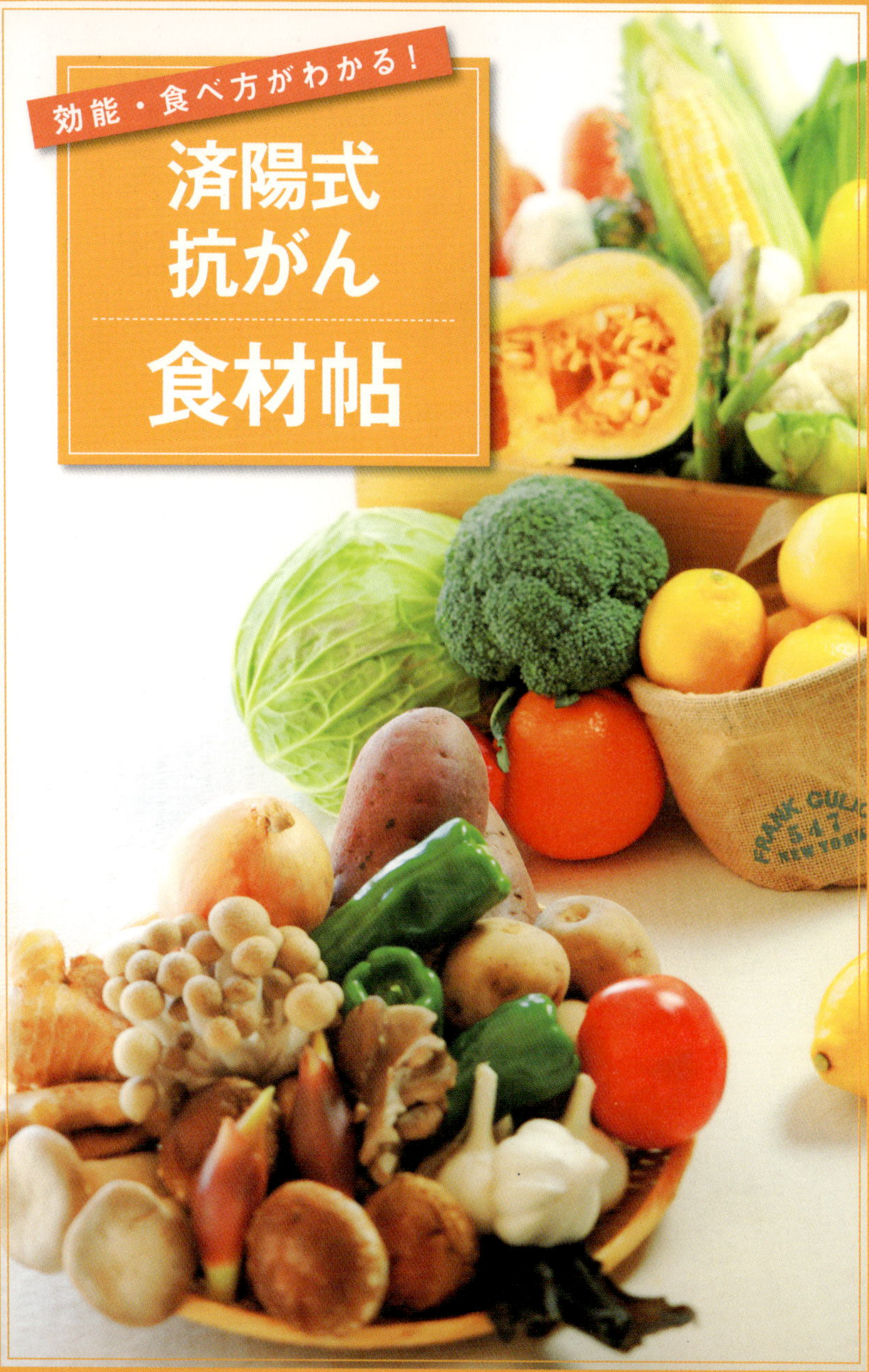

黄色い汁に含まれる成分が**がん発生を防ぐ**

あしたば

カルコンの強い抗酸化作用に注目

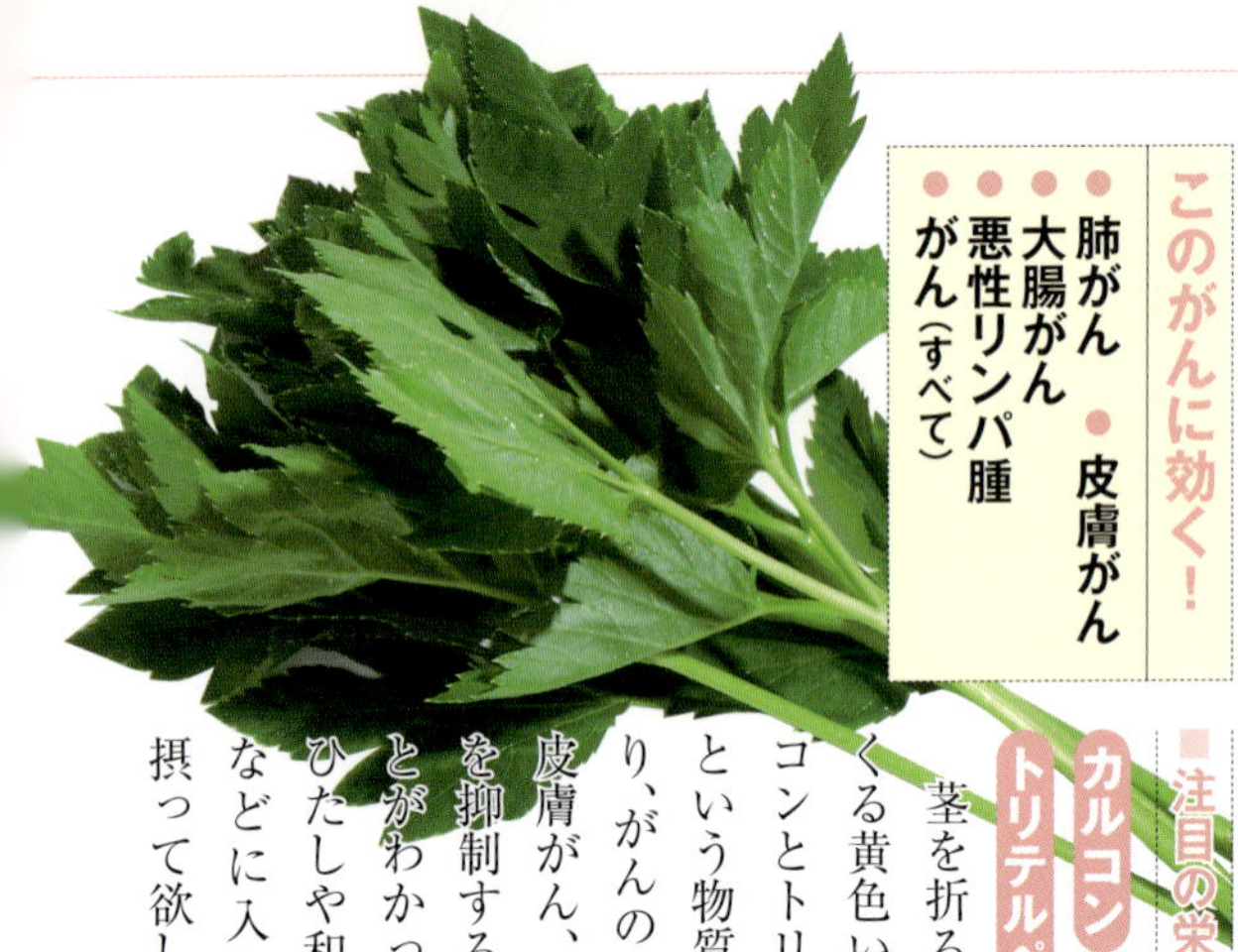

このがんに効く！

- 肺がん
- 皮膚がん
- 大腸がん
- 悪性リンパ腫
- がん（すべて）

■注目の栄養素

カルコン

トリテルペノイド

茎を折るとにじみ出てくる黄色い汁には、カルコンとトリテルペノイドという物質が含まれており、がんの中でも肺がん、皮膚がん、大腸がん発生を抑制する働きがあることがわかっています。おひたしや和え物、味噌汁などに入れて普段から摂って欲しい食材です。

ゆでこぼさないのが**抗酸化力を高めるコツ**

小豆

血圧を安定させる効果も

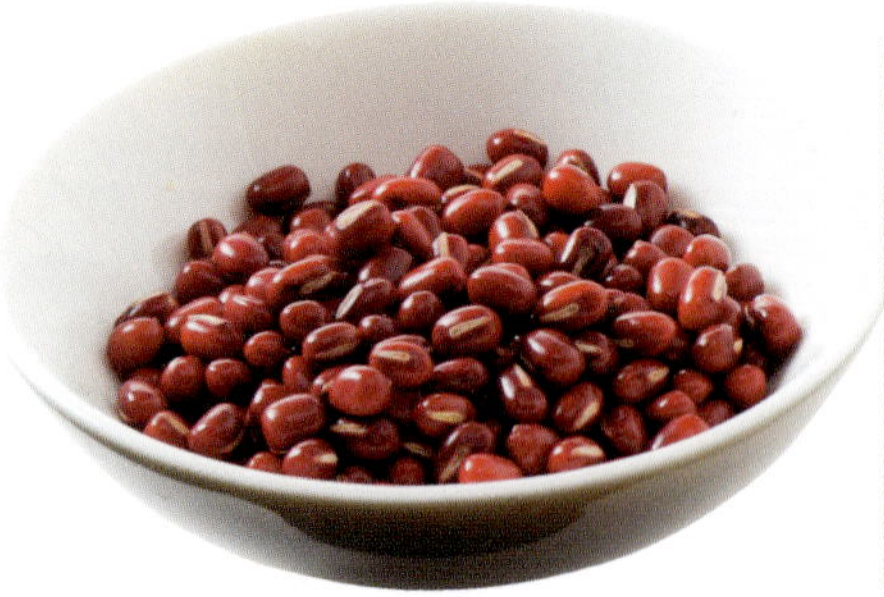

抗がんポイント

＋にら・にんにく（サポニン）⬇血液サラサラ

■注目の栄養素

サポニン

アントシアニン

強い抗酸化力を持つサポニンとアントシアニンを含む他、ビタミンB群、ビタミンE、カルシウム、マグネシウム、食物繊維などが豊富で栄養バランスのいい食材です。サポニンは小豆のアクに当たるので、より効果を期待するならゆでこぼさない方がいいでしょう。

野菜・豆類・いも類

抗酸化力の強い3大ビタミンがそろい踏み

アスパラガス

新陳代謝を促して疲労回復

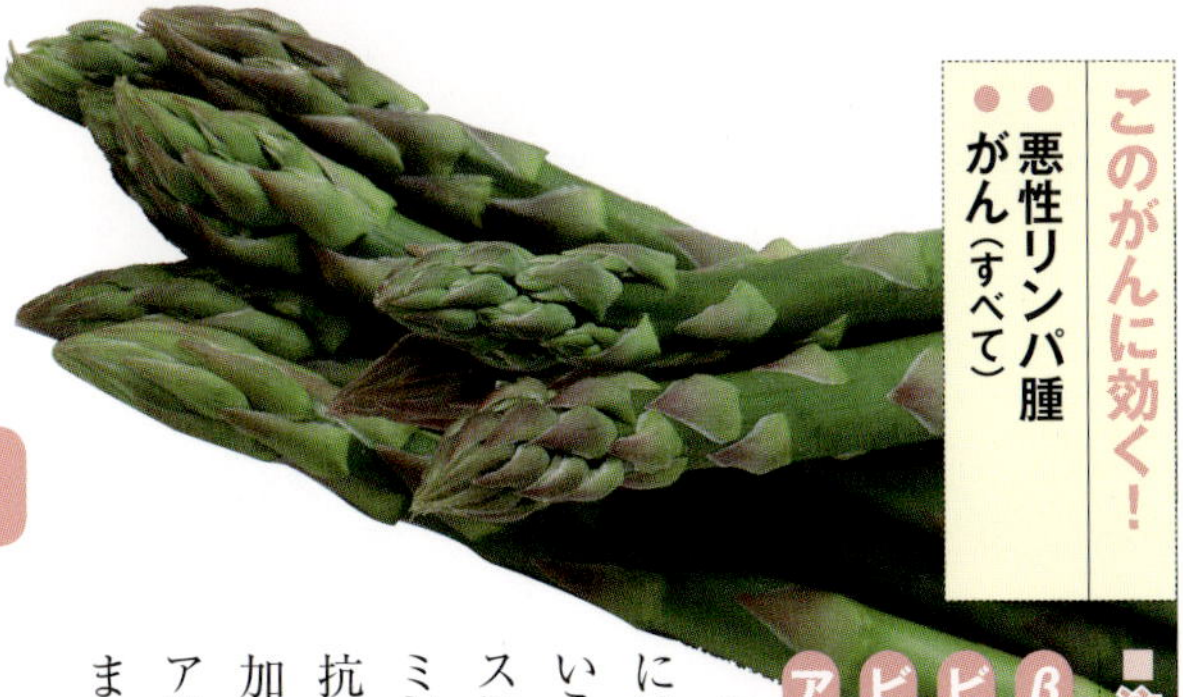

このがんに効く！
- 悪性リンパ腫
- がん（すべて）

■注目の栄養素
- β-カロテン
- ビタミンC
- ビタミンE
- アスパラギン酸

がんを予防、抑制するには活性酸素を増やさないことが大切。アスパラガスにはβ-カロテンやビタミンC、ビタミンEといった抗酸化力の強いビタミンに加え、疲労回復を助けるアスパラギン酸も豊富に含まれています。

大豆にはないβ-カロテンで抗がんに効果

えだまめ

大豆のよさと野菜の良さを兼ね備えた

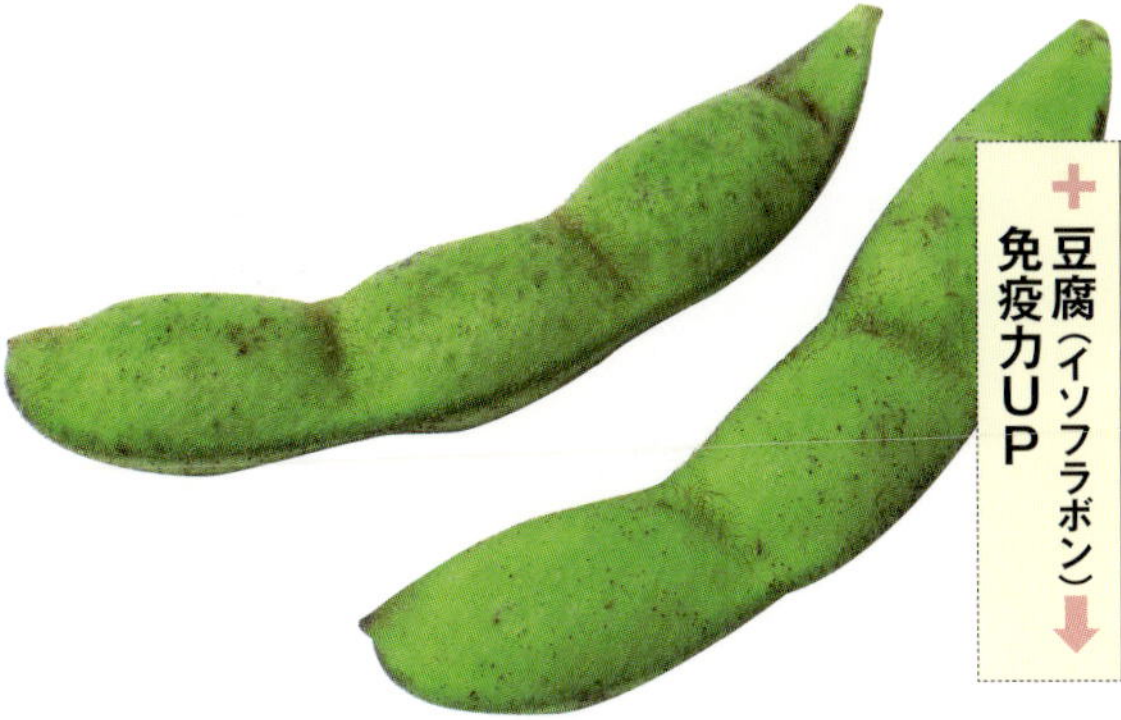

抗がんポイント

＋豆腐（イソフラボン）

↓

免疫力UP

■注目の栄養素
- ビタミンB_1・C
- β-カロテン
- 葉酸

非常に栄養価の高い食材で、イソフラボンを含まない点を除けば、ほとんどの栄養素で大豆を上回っています。β-カロテン、ビタミンB_1、葉酸、鉄などの含有量は野菜・豆類の中でも突出しています。抗酸化力の強いビタミンCも含んでいます。（※調理の際、塩分に注意。市販は塩分が多いため禁止）

β-グルカンで 細胞の増殖を食い止める

えのきだけ

免疫細胞も活性化させる

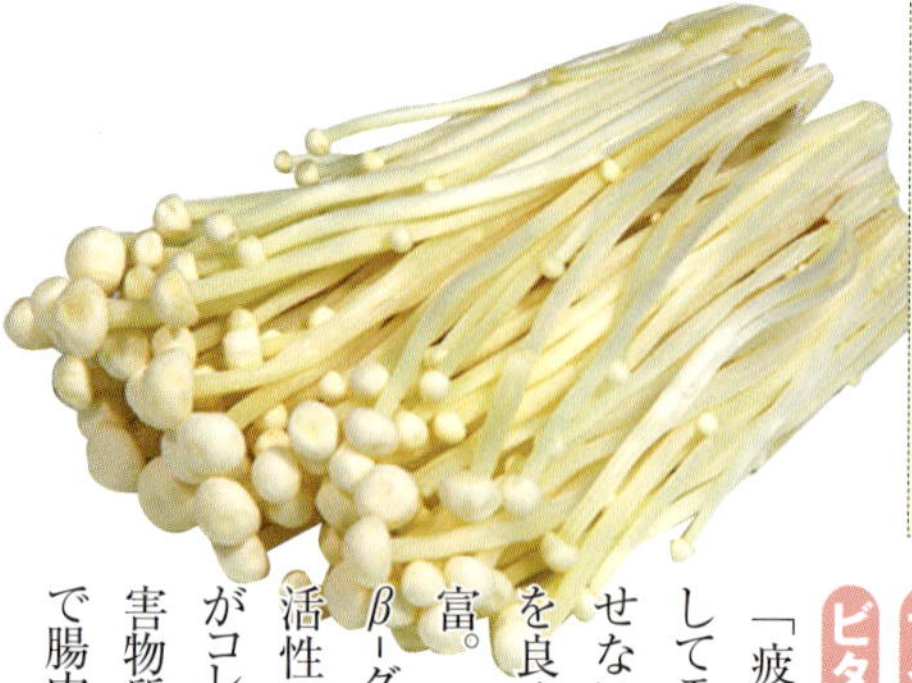

抗がんポイント

＋アスパラガス（ビタミンE）↓抗酸化力UP

■注目の栄養素

β-グルカン

ナイアシン

ビタミンB_1

「疲労回復ビタミン」としてエネルギー代謝に欠かせないビタミンB_1や、血行を良くするナイアシンが豊富。きのこ類に含まれるβ-グルカンが免疫細胞を活性化します。食物繊維がコレステロールや腸内の有害物質を吸着、排出するので腸内環境改善に効果的。

ネバネバ成分が粘膜を保護

オクラ

ぬめり成分ムチンが粘膜を保護

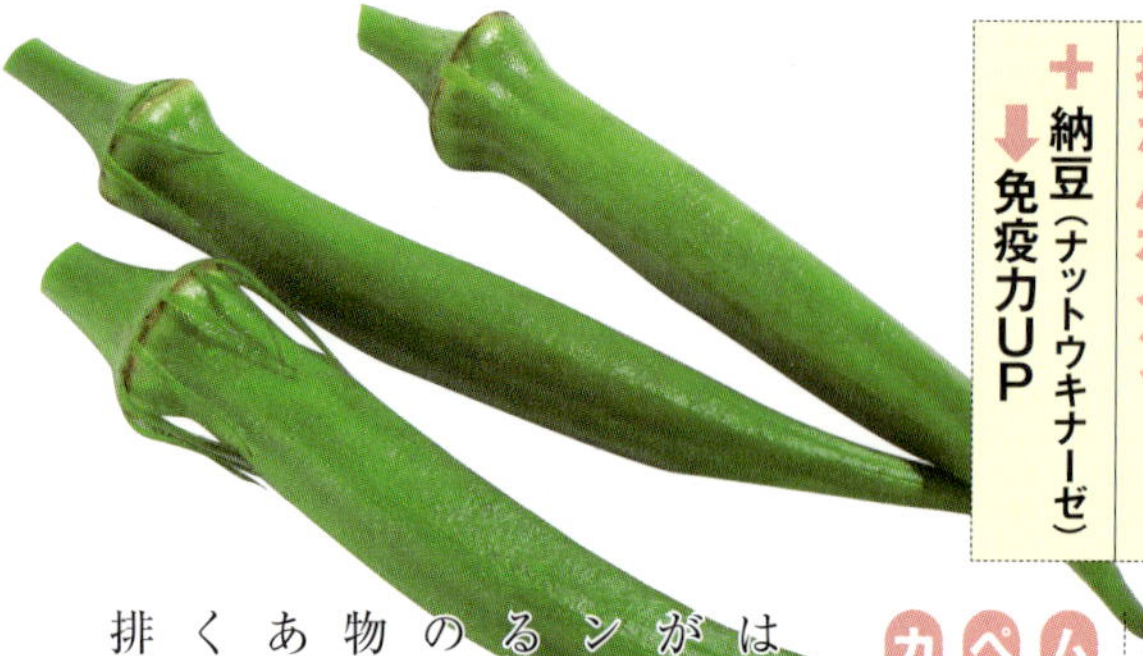

抗がんポイント

＋納豆（ナットウキナーゼ）↓免疫力UP

■注目の栄養素

ムチン

ペクチン

カリウム

独特のネバネバ成分にはムチンやペクチンなどが含まれています。ムチンには胃の粘膜を保護する働きがあり、食物繊維のペクチンは腸内の有害物質を排出させる働きがあります。カリウムも多く、体内の余分な塩分を排出してくれます。

葉にも豊富な栄養素が含まれている

かぶ

消化酵素で胃腸が元気に

このがんに効く！
- 大腸がん
- がん（すべて）

■注目の栄養素
- イソチオシアネート
- β-カロテン
- ビタミンC

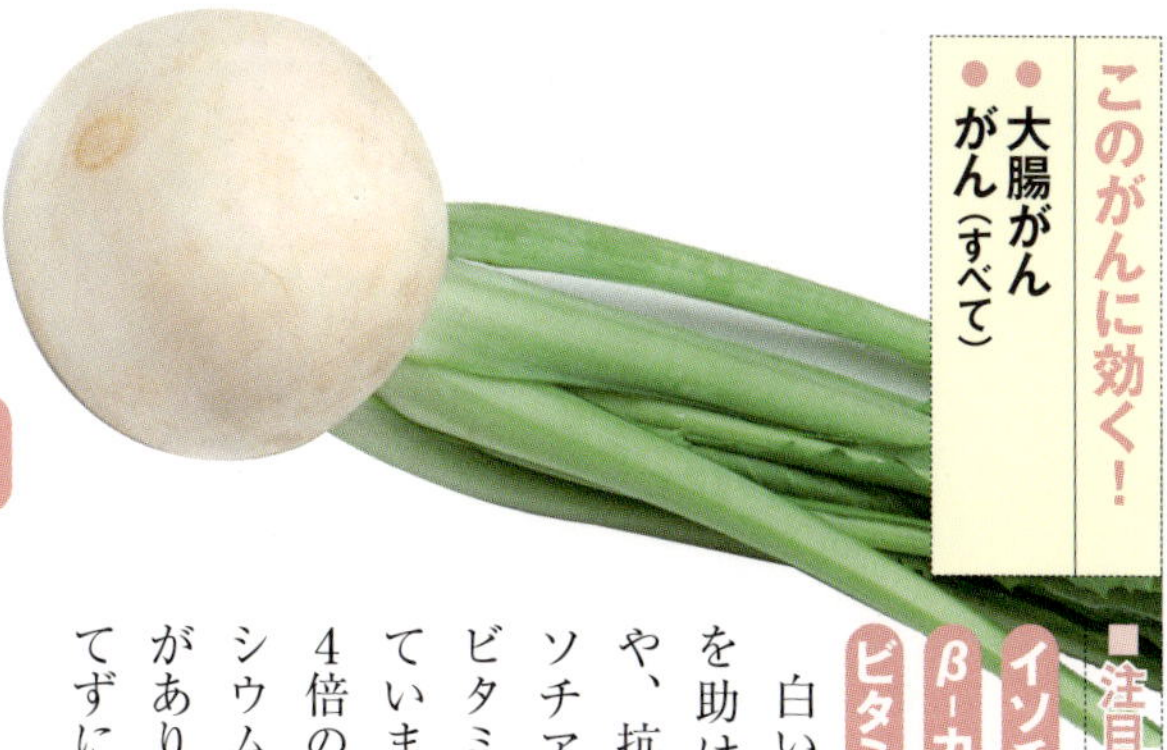

白い根の部分には消化を助けるジアスターゼや、抗がん作用のあるイソチアシアネートの他、ビタミンCなどが含まれています。葉には根の約4倍のビタミンCやカルシウムなど多くの栄養素がありますので、葉も捨てずに食べましょう。

腸内環境を整えて免疫力アップ

かぼちゃ

豊富なβ-カロテンががん予防に効果

このがんに効く！
- 肺がん
- 食道がん
- がん（すべて）

■注目の栄養素
- β-カロテン
- セレン
- ビタミンC
- ビタミンE

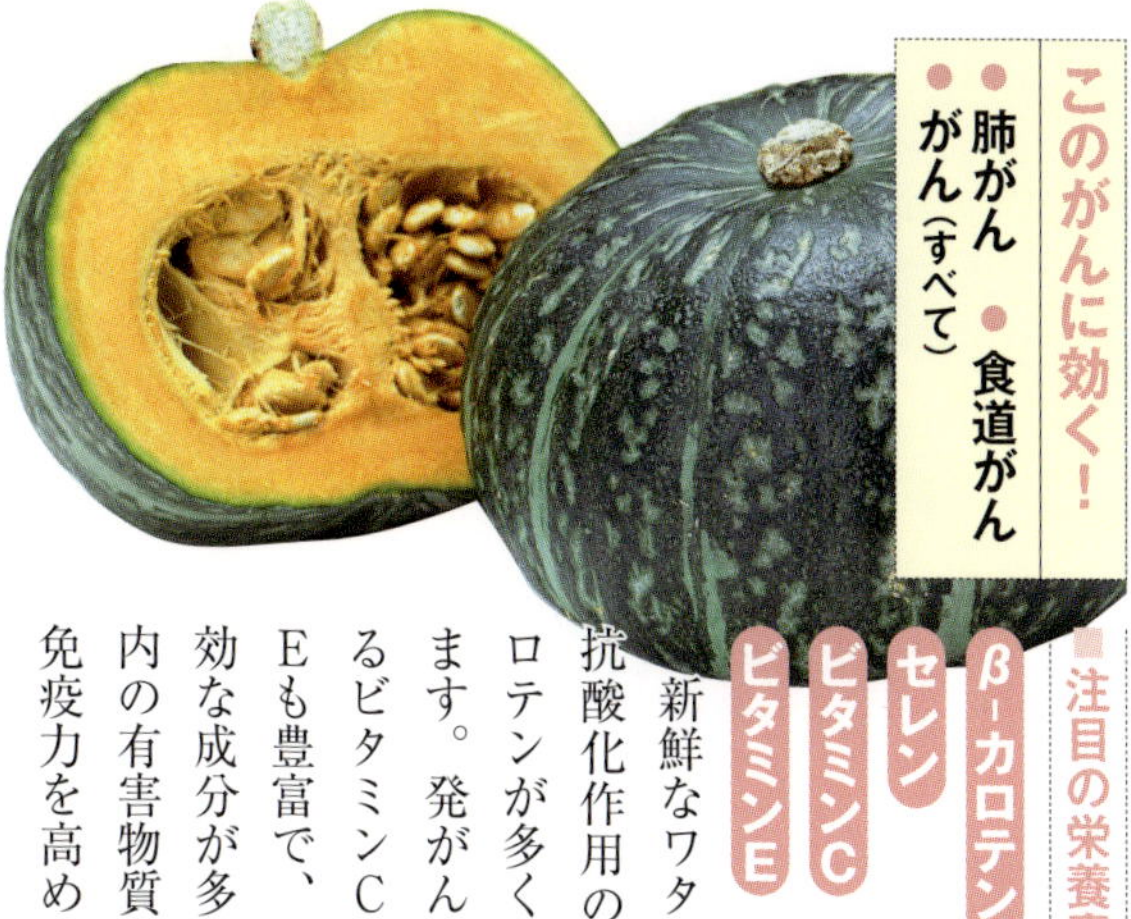

新鮮なワタの部分には抗酸化作用の強いβ-カロテンが多く含まれています。発がん物質を抑えるビタミンCやビタミンEも豊富で、抗がんに有効な成分が多いうえ、腸内の有害物質を排出して免疫力を高めます。

肝機能を高めて発がんを抑える

カリフラワー

豊富な食物繊維が腸を整える

■注目の栄養素

グルコシノレート

ビタミンC

このがんに効く!

- 食道がん
- 大腸がん
- 乳がん
- 肝臓がん
- 胃がん
- がん(すべて)

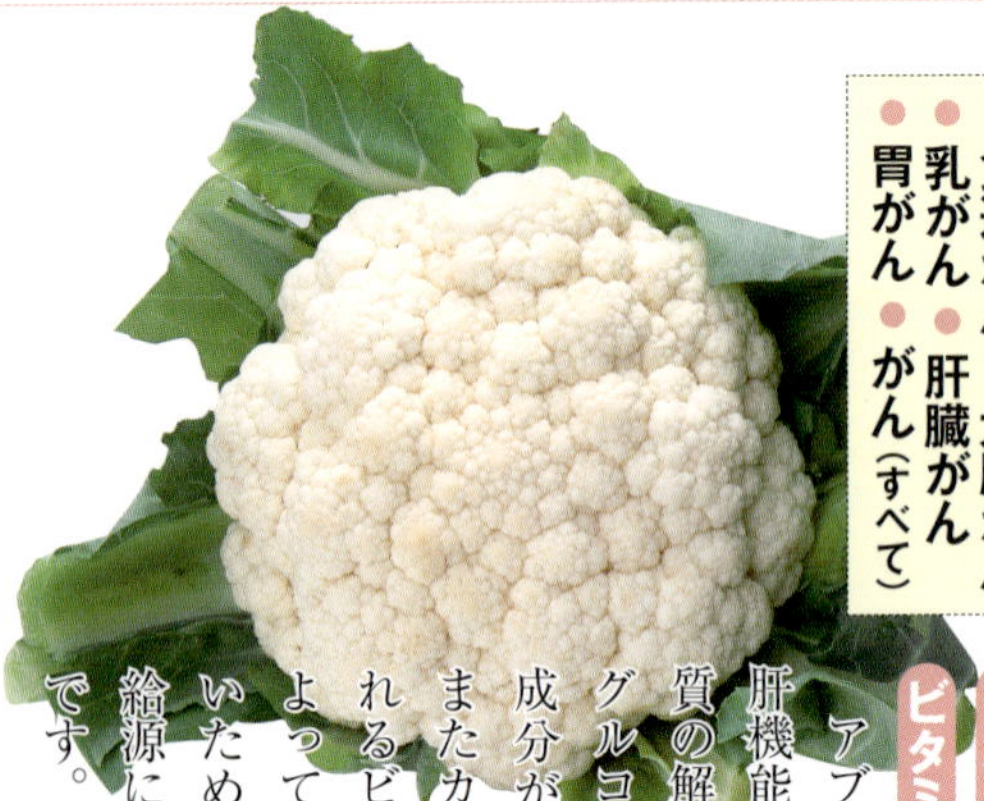

アブラナ科の野菜には肝機能を高めて、有毒物質の解毒作用を強化するグルコシノレートという成分が含まれています。

またカリフラワーに含まれるビタミンCは加熱によって失われる量が少ないため、ビタミンCの補給源にはぴったりの食材です。

毎日の野菜ジュースに入れて抗がん作用を高める

キャベツ(芽キャベツ)

ビタミンCを多く含む芯まで食べる

■注目の栄養素

イソチオシアネート

ビタミンU

ビタミンC

このがんに効く!

- 食道がん
- 乳がん
- 大腸がん
- 胃がん
- 肝臓がん
- 肺がん
- 膀胱がん
- がん(すべて)

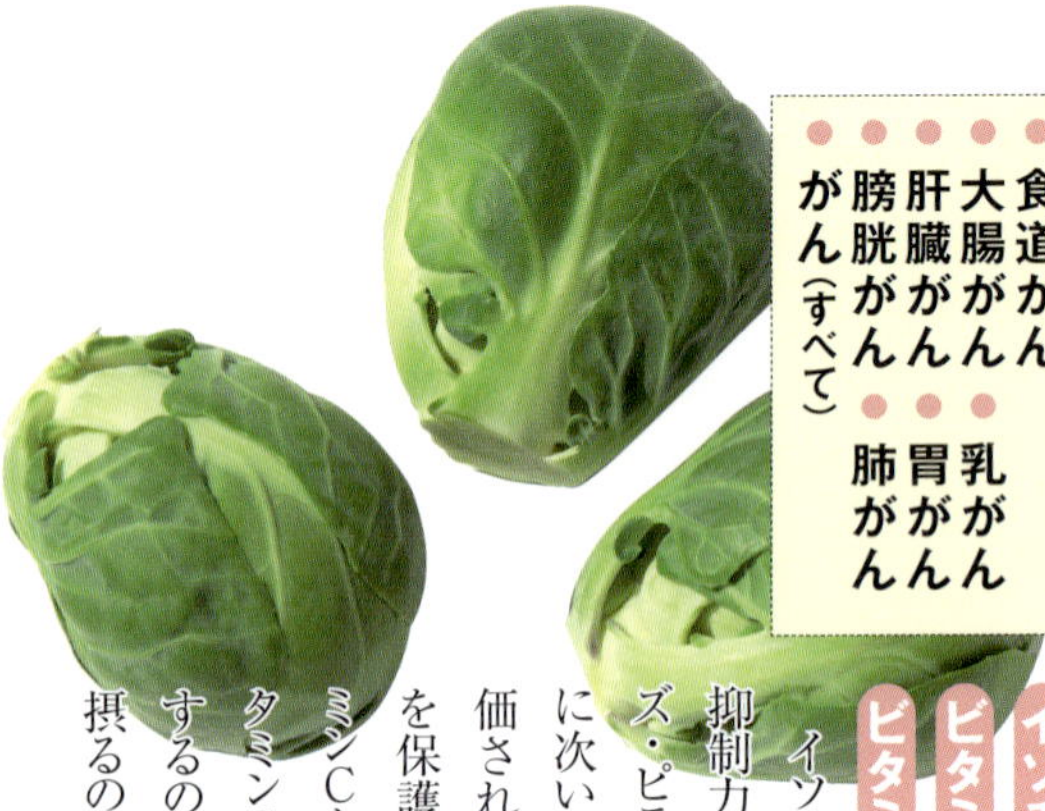

イソチオシアネートのがん抑制力は「デザイナーズフーズ・ピラミッド」でにんにくに次いで2番目に高いと評価されています。胃の粘膜を保護するビタミンUやビタミンCも豊富。キャベツのビタミンCは加熱すると半減するので生食か、ジュースで摂るのが効果的です。

体内の**ミネラルバランス**を整える

きゅうり

ククルビタシンCが抗がんに作用

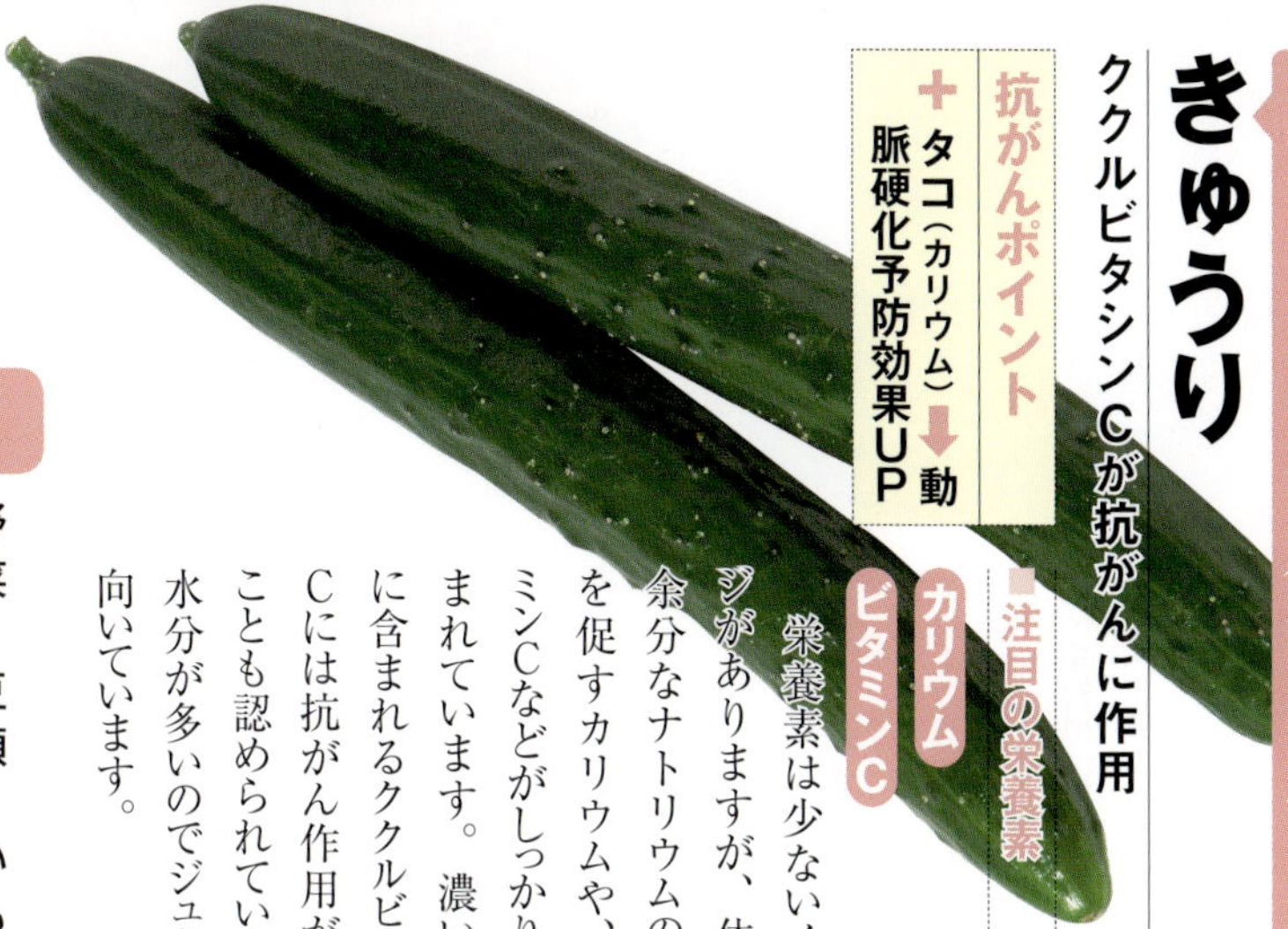

抗がんポイント

＋タコ（カリウム）→動脈硬化予防効果UP

■注目の栄養素

- カリウム
- ビタミンC

栄養素は少ないイメージがありますが、体内の余分なナトリウムの排出を促すカリウムや、ビタミンCなどがしっかりと含まれています。濃い緑色に含まれるククルビタシンCには抗がん作用があることも認められています。水分が多いのでジュースに向いています。

不溶性食物繊維が大腸がんに効果

グリーンピース

必要不可欠なビタミンB_1も補える

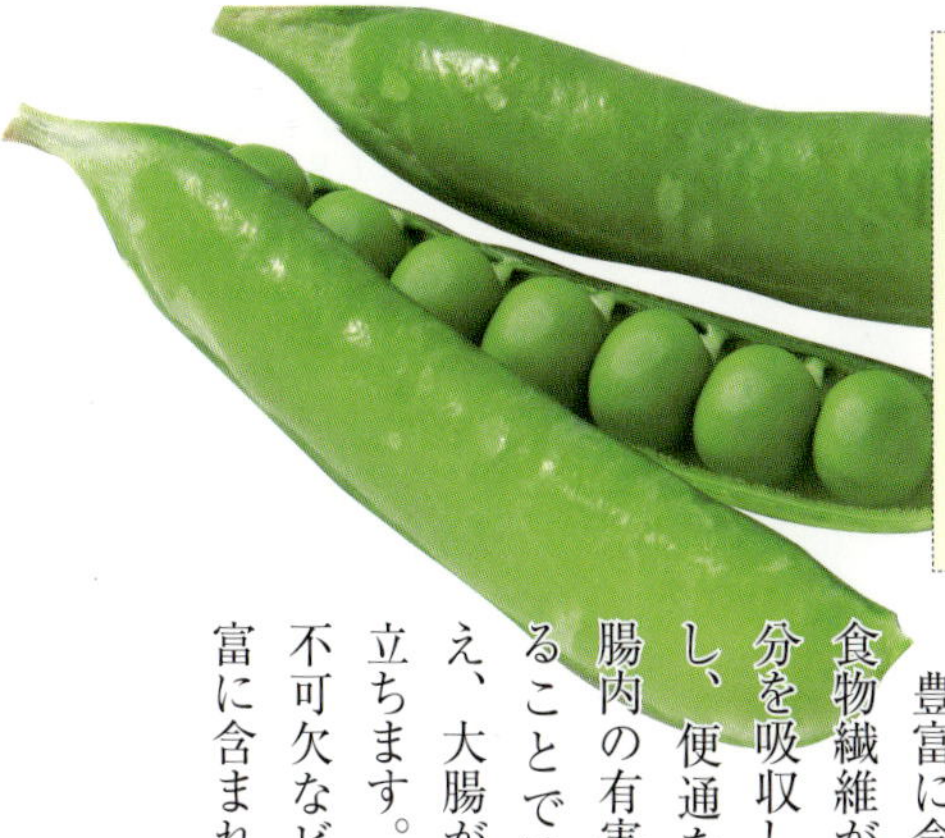

このがんに効く！

- ●乳がん
- ●前立腺がん
- ●がん（すべて）

■注目の栄養素

- 食物繊維（不溶性）
- ビタミンB_1

豊富に含まれる不溶性食物繊維がお腹の中で水分を吸収して腸液を刺激し、便通を促進します。腸内の有害物質を排出することで腸内環境を整え、大腸がんの予防に役立ちます。糖質の分解に不可欠なビタミンB_1も豊富に含まれています。

アントシアニンとサポニンでダブルの抗がん効果

黒豆

大豆にはないポリフェノールがたっぷり

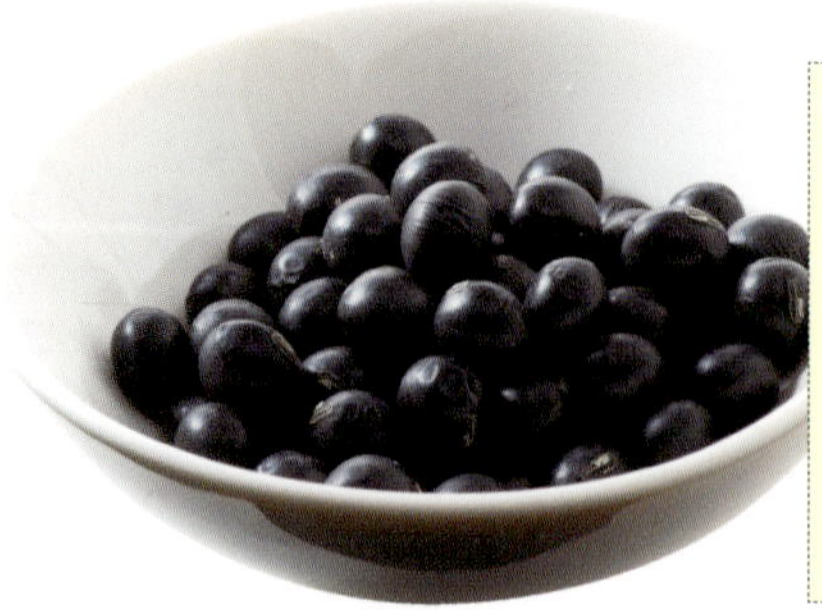

このがんに効く！
- 乳がん
- 前立腺がん（すべて）

■注目の栄養素
アントシアニン
サポニン
フィチン酸

黒い皮に、大豆にはないポリフェノールの一種アントシアニンを含んでいるのが特徴です。サポニンとの相乗効果で強力な抗酸化作用が期待できます。抗がん作用のあるフィチン酸や、大腸がん予防に役立つ食物繊維も豊富です。

ファイトケミカルの宝庫

ケール

ビタミンEの2倍の抗酸化力を持つメラトニンを含む

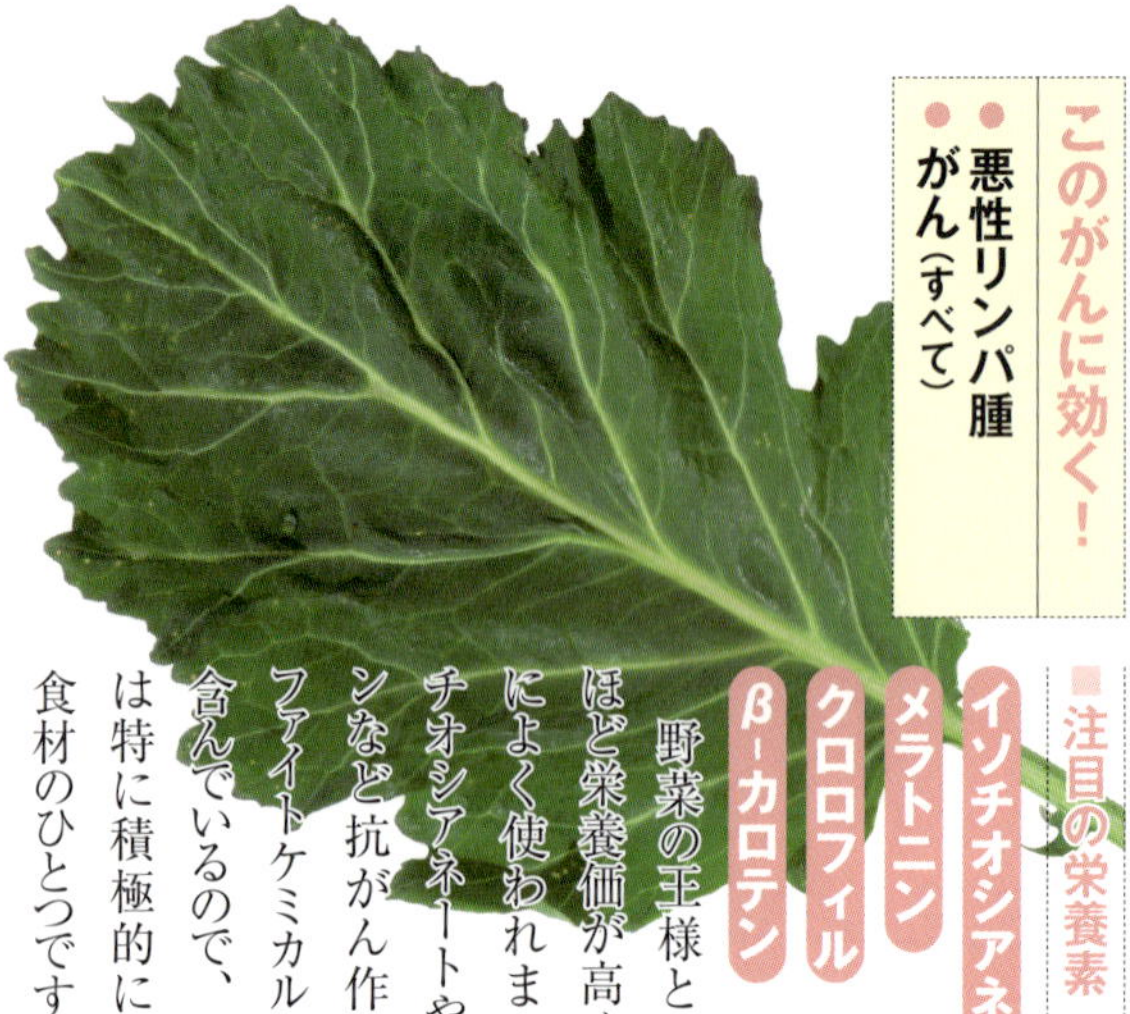

このがんに効く！
- 悪性リンパ腫
- がん（すべて）

■注目の栄養素
イソチオシアネート
メラトニン
クロロフィル
β-カロテン

野菜の王様と言われるほど栄養価が高く、青汁によく使われます。イソチオシアネートやメラトニンなど抗がん作用の強いファイトケミカルを豊富に含んでいるので、済陽式では特に積極的に摂りたい食材のひとつです。

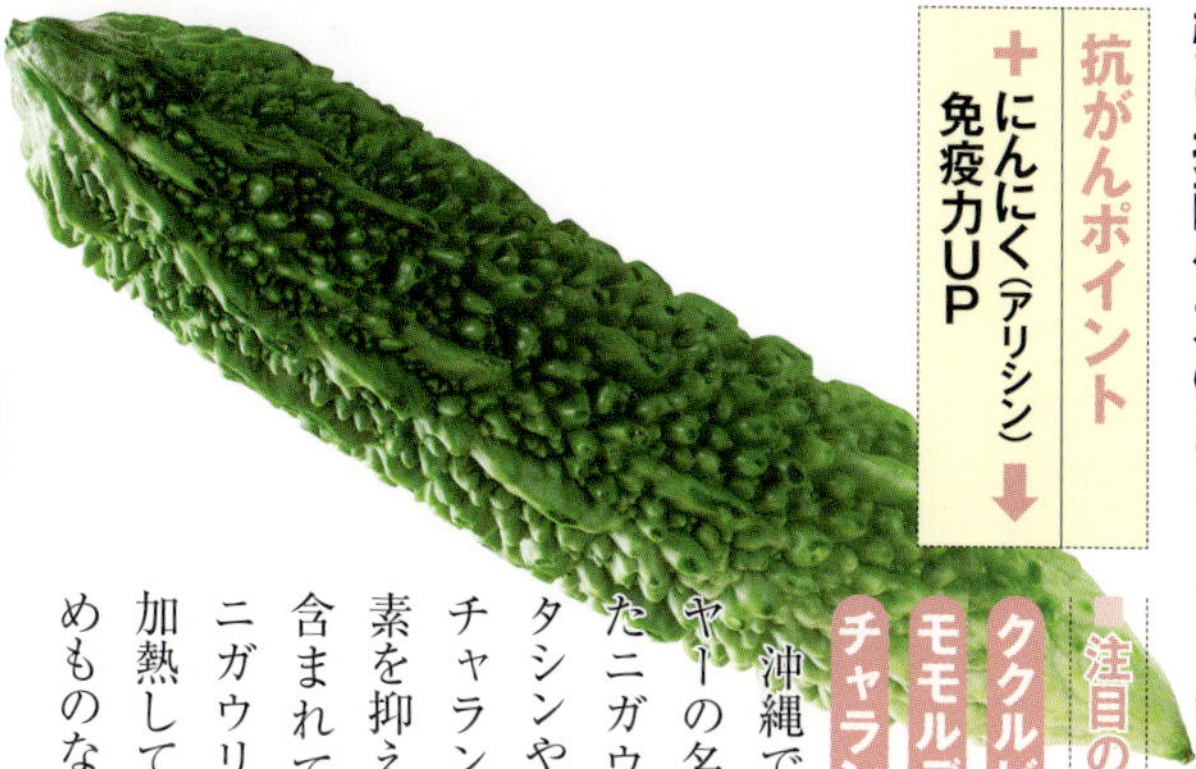

苦味成分が強い抗酸化力を発揮

ゴーヤー（ニガウリ）

強い抗酸化力のあるビタミンCも豊富

抗がんポイント

＋にんにく（アリシン）
↓
免疫力UP

■注目の栄養素

- ククルビタシン
- モモルデシチン
- チャランチン

沖縄では古くからゴーヤーの名で親しまれてきたニガウリにはククルビタシンやモモルデシチン、チャランチンなど活性酸素を抑える栄養素が多く含まれています。また、ニガウリのビタミンCは加熱しても壊れにくく炒めものなどに最適です。

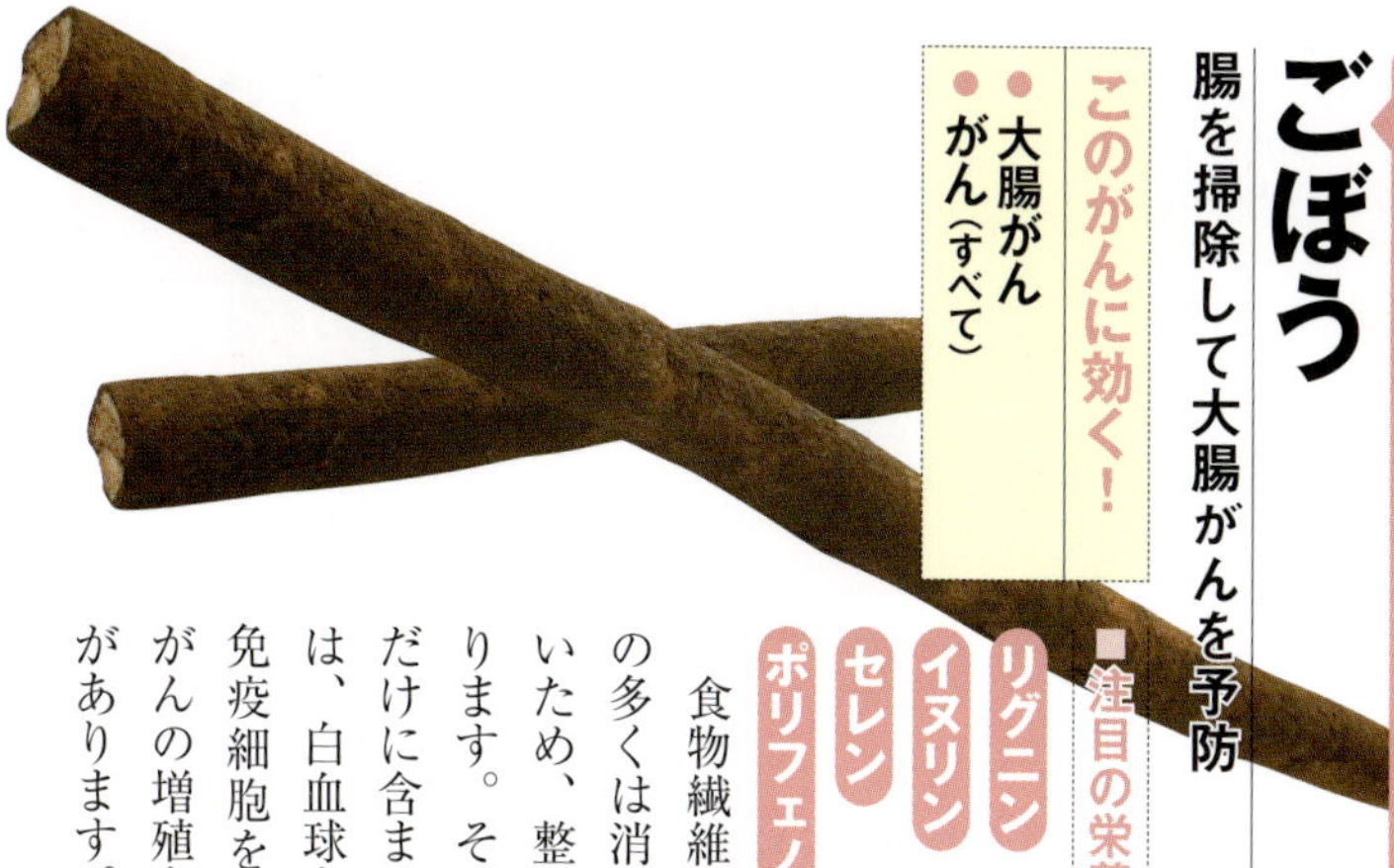

豊富な食物繊維が腸内環境を整える

ごぼう

腸を掃除して大腸がんを予防

このがんに効く！

- 大腸がん
- がん（すべて）

■注目の栄養素

- リグニン
- イヌリン
- セレン
- ポリフェノール

食物繊維が豊富で、その多くは消化吸収されないため、整腸に効果があります。その他、ごぼうだけに含まれるイヌリンは、白血球を中心とした免疫細胞を活性化させ、がんの増殖を抑える効果があります。

強力な抗酸化成分がぎっしり

ごま

肝機能を強化してがんを防ぐ

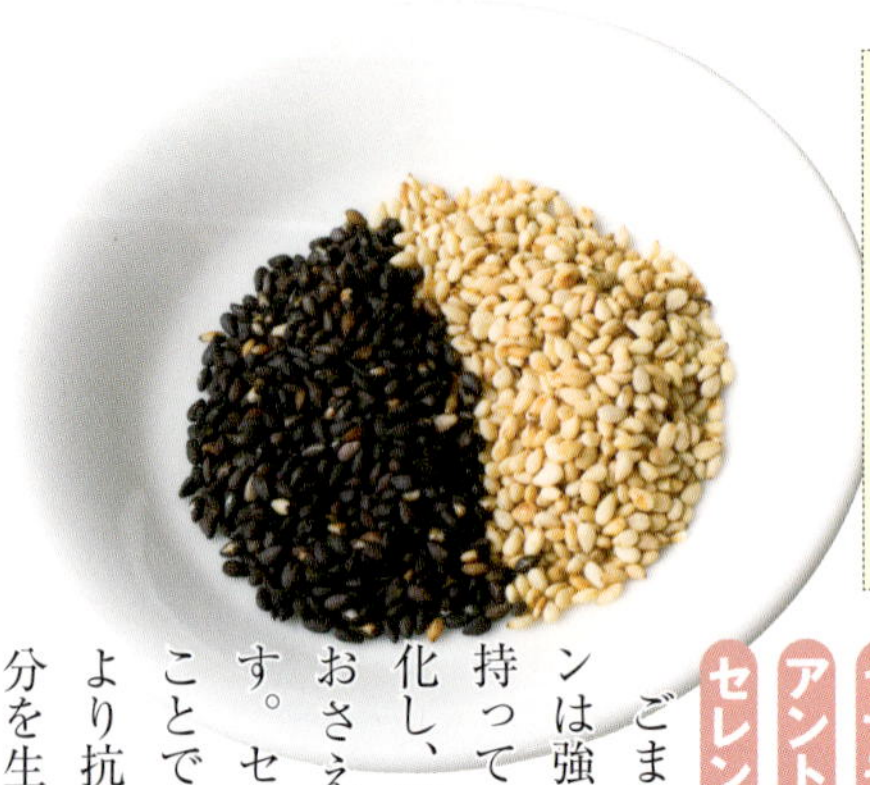

このがんに効く！

- 肝臓がん
- がん（すべて）

■注目の栄養素

- セサミン
- セサモリン
- アントシアニン
- セレン

ごまに含まれるセサミンは強力な抗酸化作用を持っており、肝機能を強化し、肝臓がんの発生をおさえる効果があります。セサモリンは炒めることでセサモールというより抗酸化作用の高い成分を生成します。

抗がん作用のある成分がふたつもある

小松菜

クセがなく使いやすい

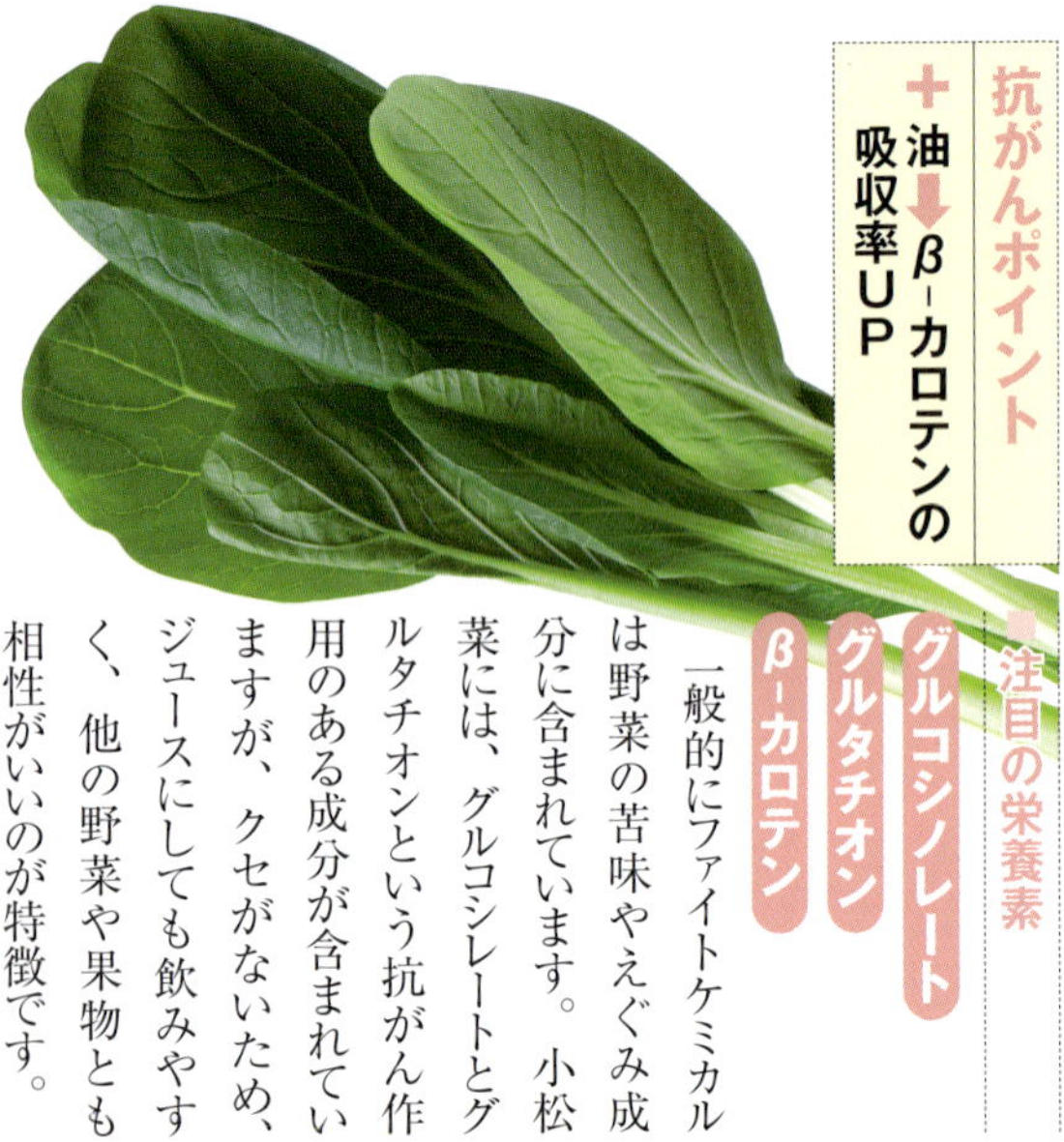

抗がんポイント

＋油→β-カロテンの吸収率UP

■注目の栄養素

- グルコシノレート
- グルタチオン
- β-カロテン

一般的にファイトケミカルは野菜の苦味やえぐみ成分に含まれています。小松菜には、グルコシノレートとグルタチオンという抗がん作用のある成分が含まれていますが、クセがないため、ジュースにしても飲みやすく、他の野菜や果物とも相性がいいのが特徴です。

ビタミンCと食物繊維を一緒に摂れる

さつまいも

熱によるビタミンCの損失が少ない

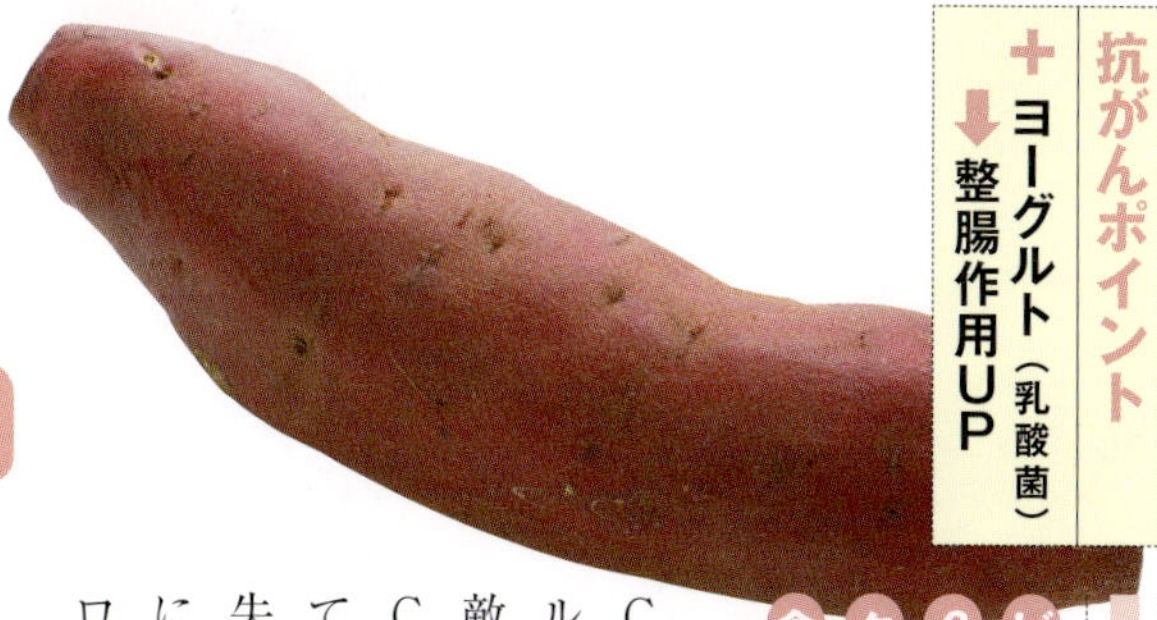

抗がんポイント

＋ヨーグルト（乳酸菌）
↓
整腸作用UP

■注目の栄養素

- ビタミンC
- β-カロテン
- クロロゲン酸
- 食物繊維

さつまいものビタミンCの含有量はグレープフルーツなどの柑橘類に匹敵します。そのビタミンCはでんぷん質に守られているので加熱による損失が少ないのも利点。皮には活性酸素を抑えるクロロゲン酸も豊富です。

低カロリーで栄養豊富

さといも

ぬめり成分が胃粘膜を保護

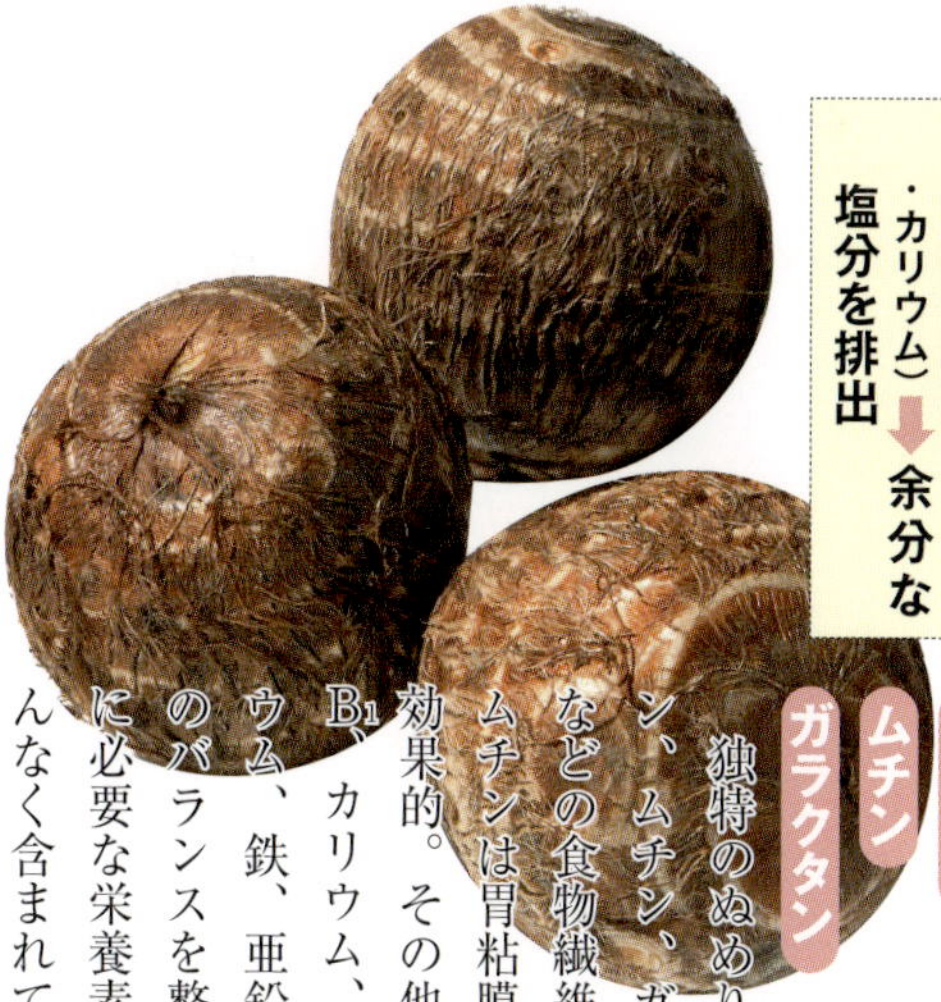

抗がんポイント

＋緑黄色野菜（ビタミンE・カリウム）
↓
余分な塩分を排出

■注目の栄養素

- マンナン
- ムチン
- ガラクタン

独特のぬめりはマンナン、ムチン、ガラクタンなどの食物繊維。中でもムチンは胃粘膜の保護に効果的。その他ビタミンB_1、カリウム、マグネシウム、鉄、亜鉛など、体のバランスを整えるために必要な栄養素がまんべんなく含まれています。

レタスはより栄養価の高いサニーレタスを

サニーレタス

カロテンはレタスの10倍

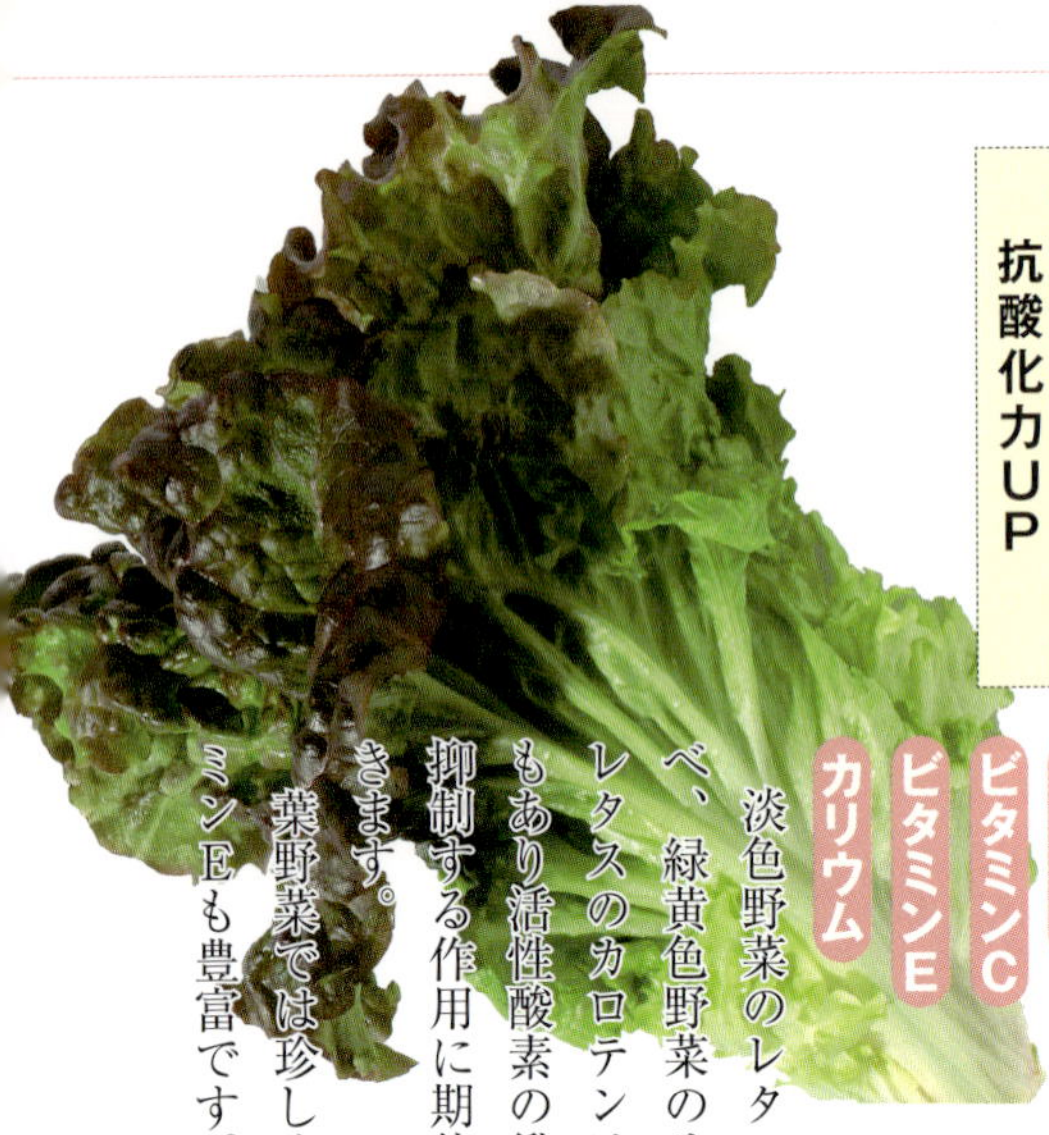

抗がんポイント

＋レモン（ビタミンC）
↓
抗酸化力UP

■注目の栄養素

カロテン
ビタミンC
ビタミンE
カリウム

淡色野菜のレタスに比べ、緑黄色野菜のサニーレタスのカロテンは10倍もあり活性酸素の働きを抑制する作用に期待ができます。

葉野菜では珍しくビタミンEも豊富です。

β-グルカンが免疫力を強化

しいたけ

ビタミンDがカルシウムの吸収を助ける

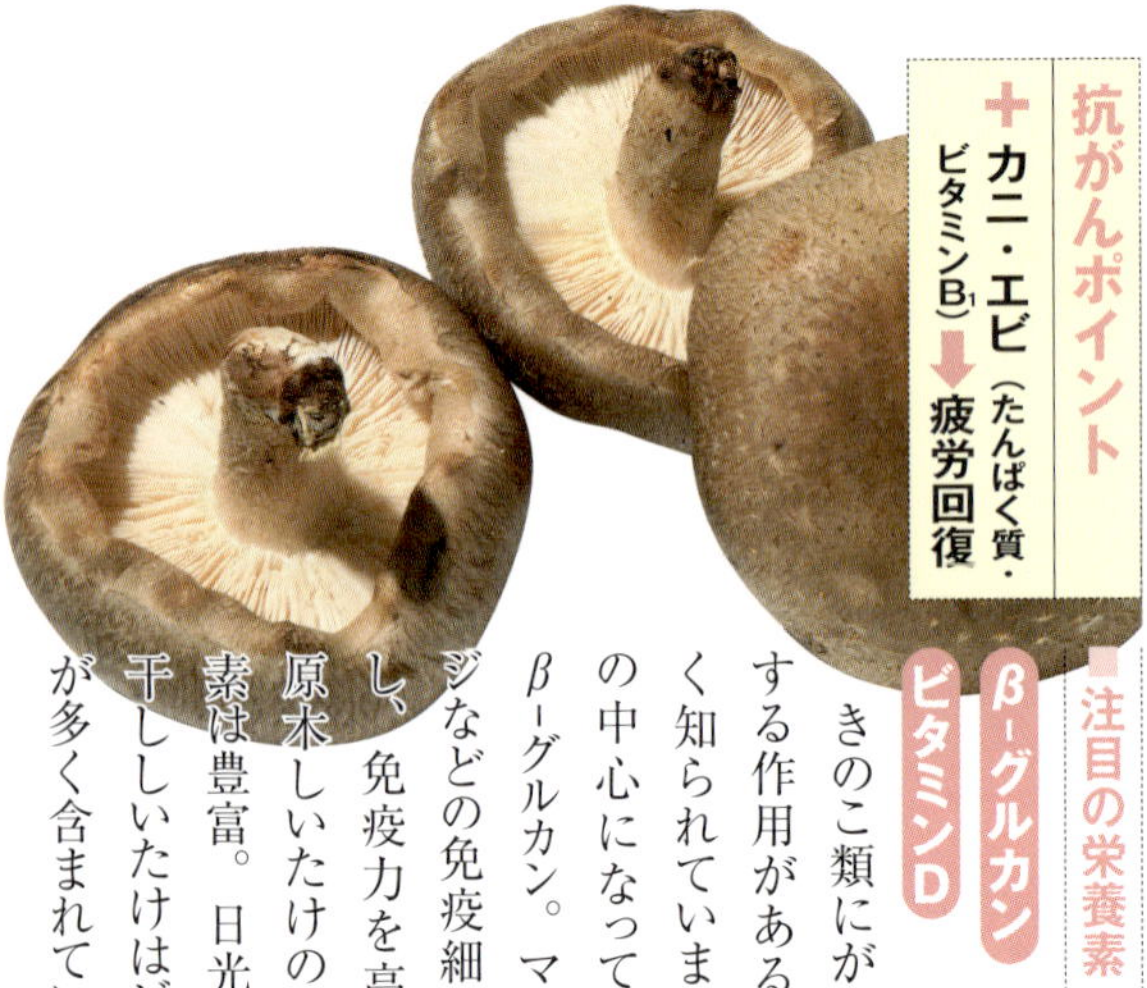

抗がんポイント

＋カニ・エビ（たんぱく質・ビタミンB_1）
↓
疲労回復

■注目の栄養素

β-グルカン
ビタミンD

きのこ類にがんを抑制する作用があることはよく知られていますが、その中心になっているのがβ-グルカン。マクロファージなどの免疫細胞を増殖し、免疫力を高めます。原木しいたけの方が栄養素は豊富。日光を浴びた干ししいたけはビタミンDが多く含まれています。

香り成分に強い抗酸化力と殺菌作用

しそ

食欲増進効果も

抗がんポイント

＋青魚（EPA・DHA）
↓抗がん力UP

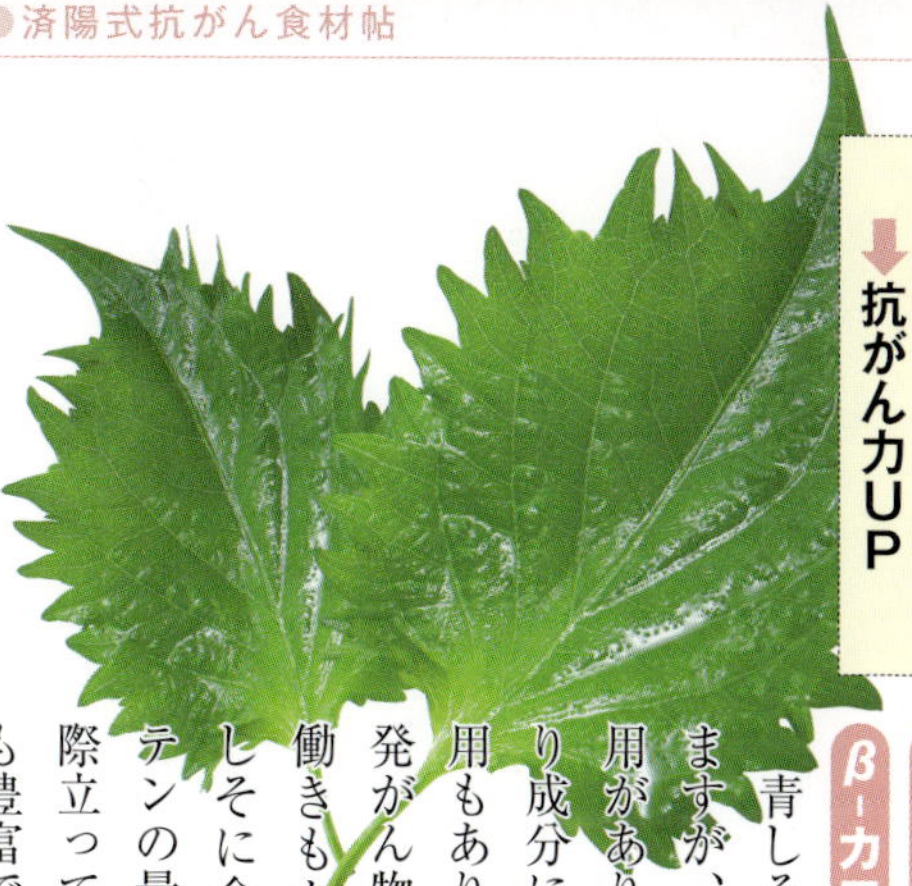

■注目の栄養素

- テルペン
- β-カロテン

青しそと赤しそがありますが、どちらも殺菌作用があります。さらに香り成分には強い抗酸化作用もあり、テルペンには発がん物質を無毒化する働きもあります。また、しそに含まれるβ-カロテンの量は野菜の中でも際立って多く、ミネラルも豊富です。

ビタミンCとカリウムで発がん物質を抑制

じゃがいも

炭水化物が生きるエネルギーになる

このがんに効く！

- 白血病
- がん（すべて）

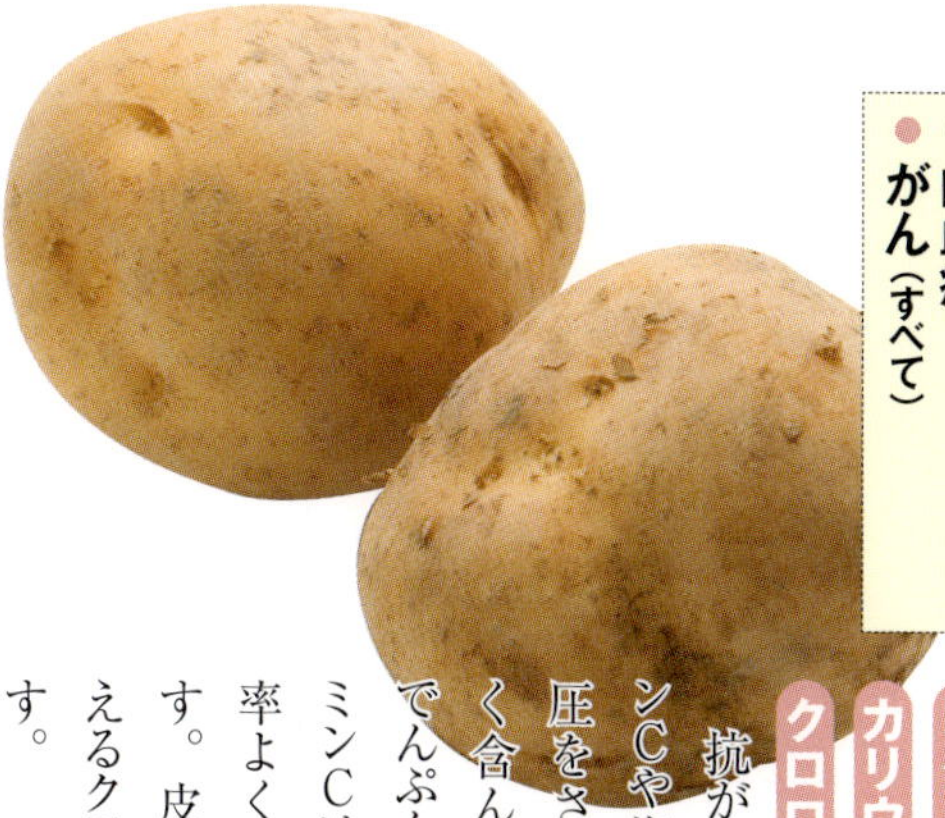

■注目の栄養素

- ビタミンC
- カリウム
- クロロゲン酸

抗がん作用の高いビタミンCや塩分を排出して血圧をさげるカリウムを多く含んだ健康食材です。でんぷん質に守られたビタミンCは加熱に強く、効率よく摂ることができます。皮には活性酸素を抑えるクロロゲン酸もあります。

ビタミンB群が体内のミネラルバランスを整える

春菊

ビタミンCの損傷を防ぐため調理は手早く

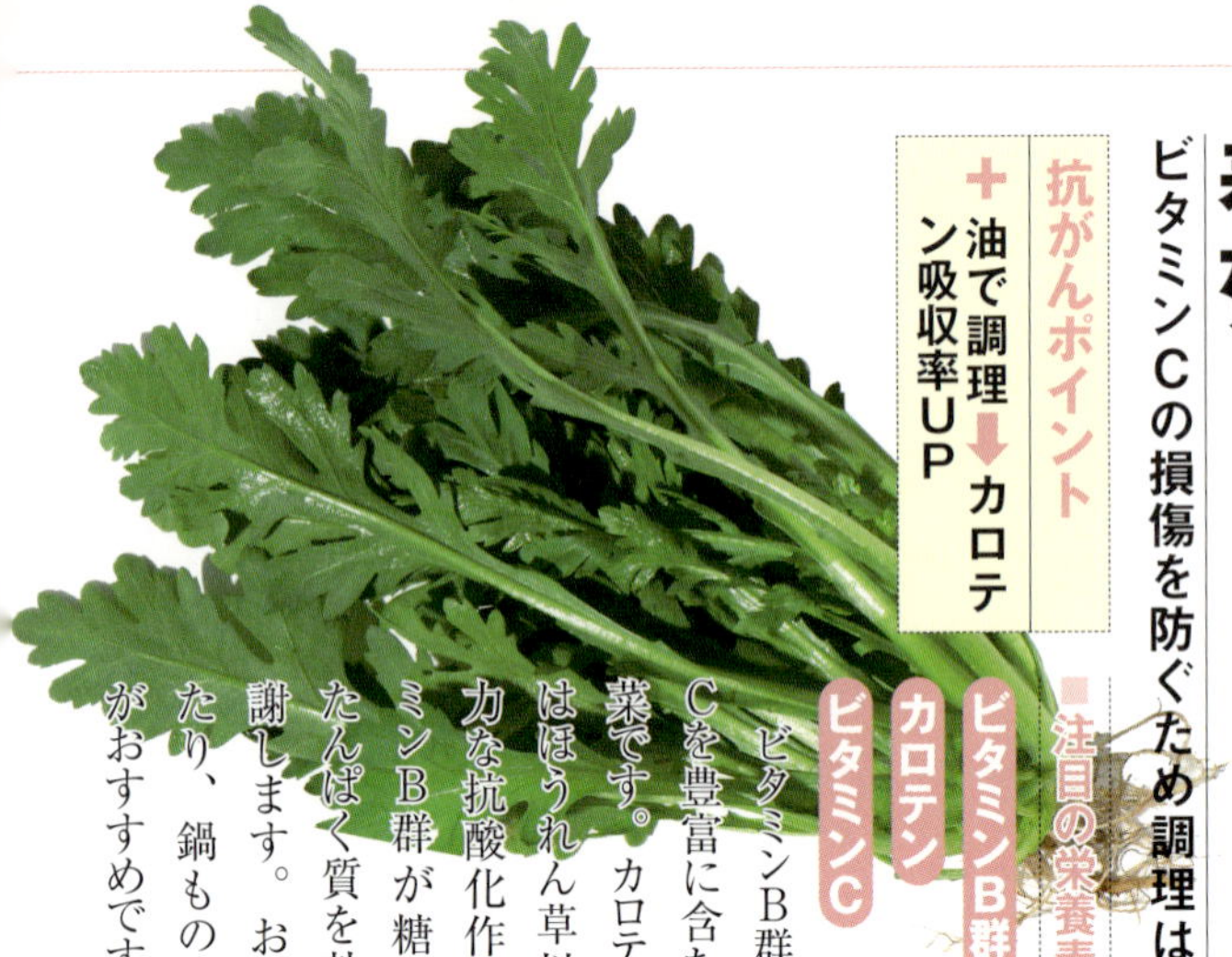

抗がんポイント

＋油で調理↓カロテン吸収率UP

■注目の栄養素

ビタミンB群　カロテン　ビタミンC

ビタミンB群、ビタミンCを豊富に含む緑黄色野菜です。カロテンの含有量はほうれん草以上で、強力な抗酸化作用と、ビタミンB群が糖質、脂質、たんぱく質を効率的に代謝します。おひたしにしたり、鍋ものに入れるのがおすすめです。

さわやかな香り成分ががんを防ぐ

セロリ

苦味成分に健胃作用も

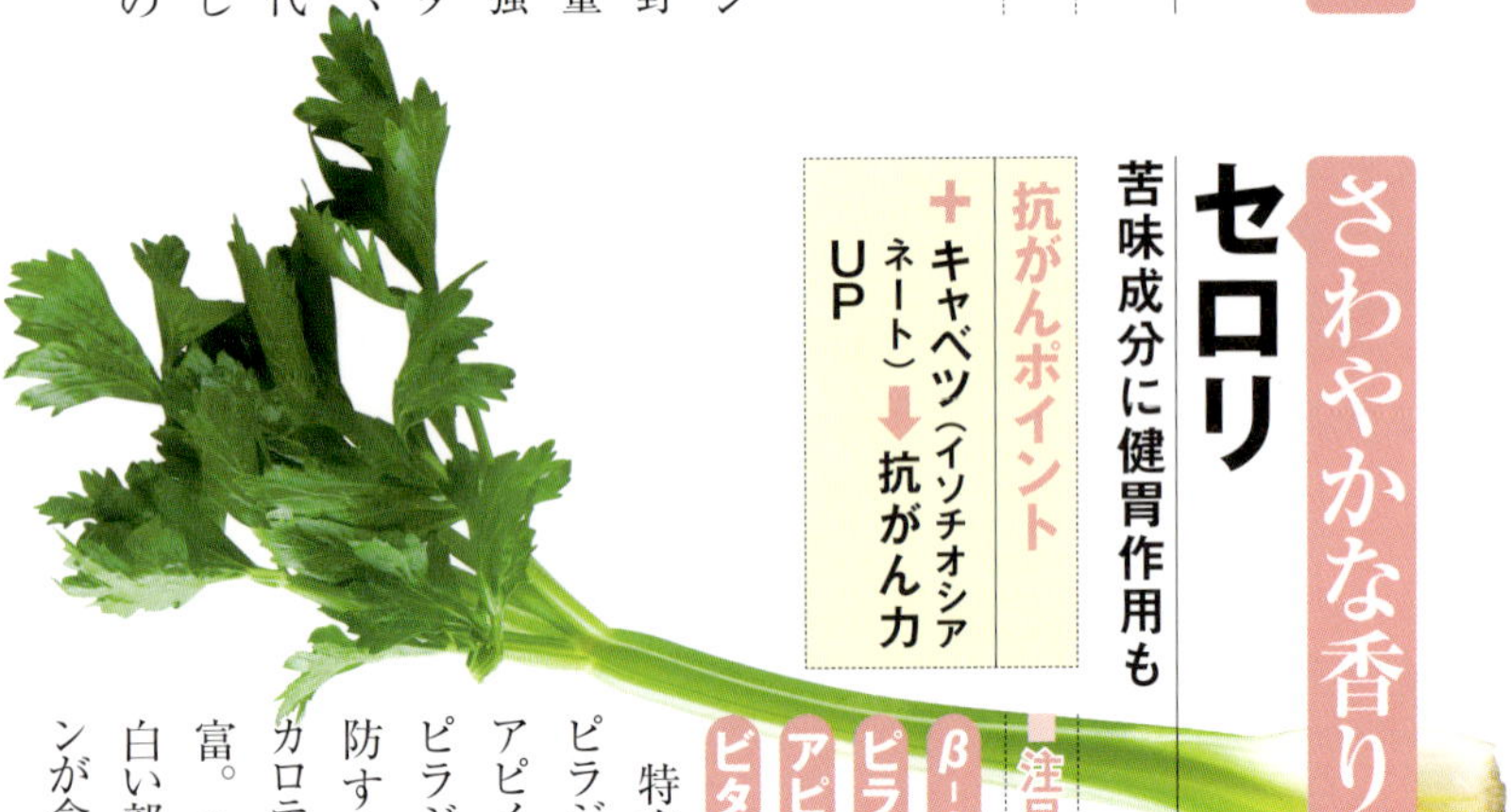

抗がんポイント

＋キャベツ（イソチオシアネート）↓抗がん力UP

■注目の栄養素

β-カロテン　ピラジン　アピイン　ビタミンC

特有の香りはアピインやピラジンという成分です。アピインには食欲増進が、ピラジンは動脈硬化を予防する働きがあります。カロテンとビタミンCも豊富。濃い緑色の部分には白い部分の約2倍のカロテンが含まれています。

辛味成分に秘められた強力な**抗酸化作用**

大根

根には消化を助ける消化酵素が

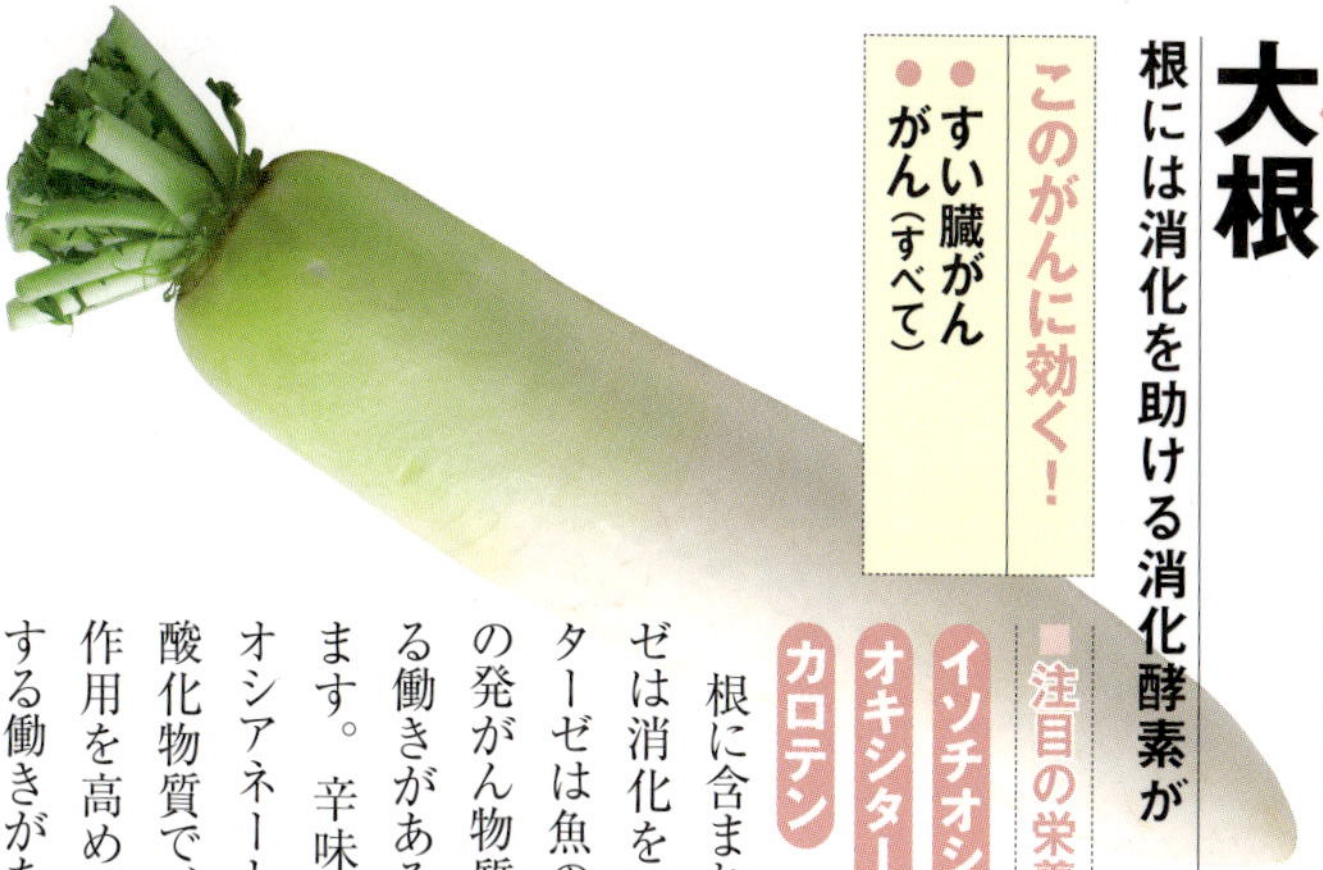

■注目の栄養素

- イソチオシアネート
- オキシターゼ
- カロテン

このがんに効く！

- すい臓がん
- がん（すべて）

根に含まれるジアスターゼは消化を助け、オキシターゼは魚の焦げた部分の発がん物質を無毒化する働きがあるといわれています。辛味成分のイソチオシアネートは強力な抗酸化物質で、肝臓の解毒作用を高めてがんを予防する働きがあります。

イソフラボンがホルモン異常のがんに有効

大豆

「畑の肉」と呼ばれるほど良質なたんぱく質が豊富

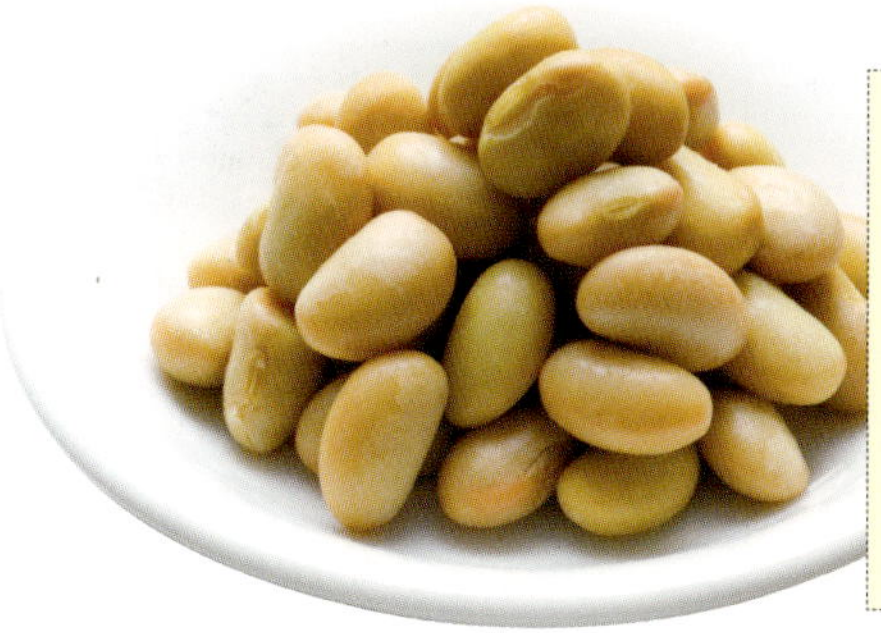

■注目の栄養素

- 大豆イソフラボン
- サポニン
- ビタミンE
- ビタミンB

このがんに効く！

- 前立腺がん
- 乳がん
- がん（すべて）

「デザイナーフーズ・ピラミッド」でも最上段に位置し、栄養価に富んだ大豆に含まれる大豆イソフラボンには、ホルモンの作用を抑制する働きがあり、前立腺がんや乳がんなどの予防に有効といわれています。

ビタミンB群が代謝を高める

大豆もやし

安くて低カロリーなのに栄養が豊富

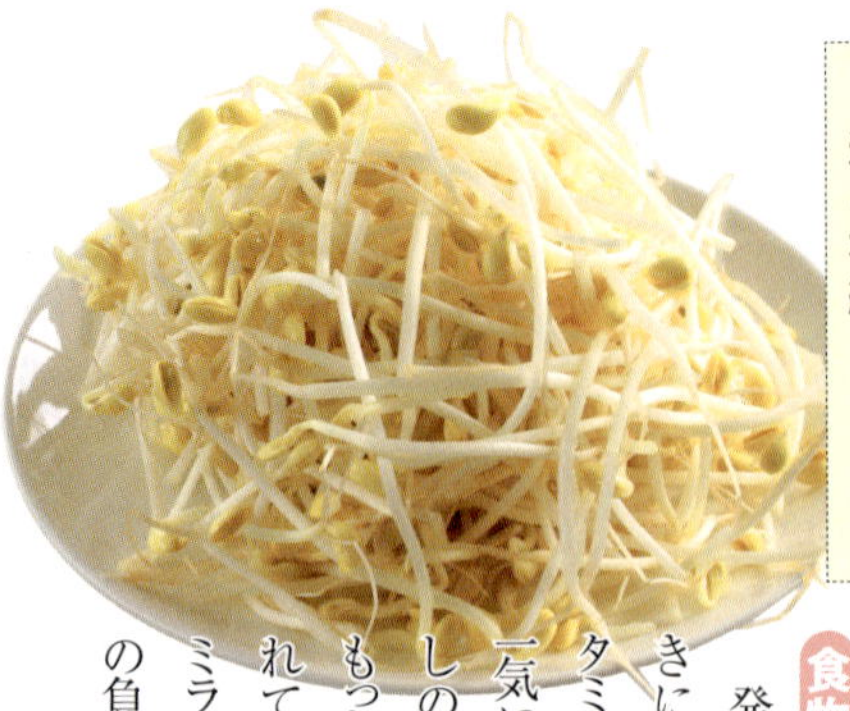

抗がんポイント

＋白身魚（良質なたんぱく質）→免疫細胞の材料を補給

■注目の栄養素

ビタミンC
アスパラギン酸
食物繊維

発芽することで豆のときにはほとんどなかったビタミンCやアスパラギン酸が一気に増加するため、もやしの中では大豆もやしがもっとも栄養価が高いとされています。消化酵素アミラーゼを含むため、胃腸の負担を軽減できます。

豊富なカリウムが余分な塩分を排出

たけのこ

食物繊維が大腸がんを防ぐ

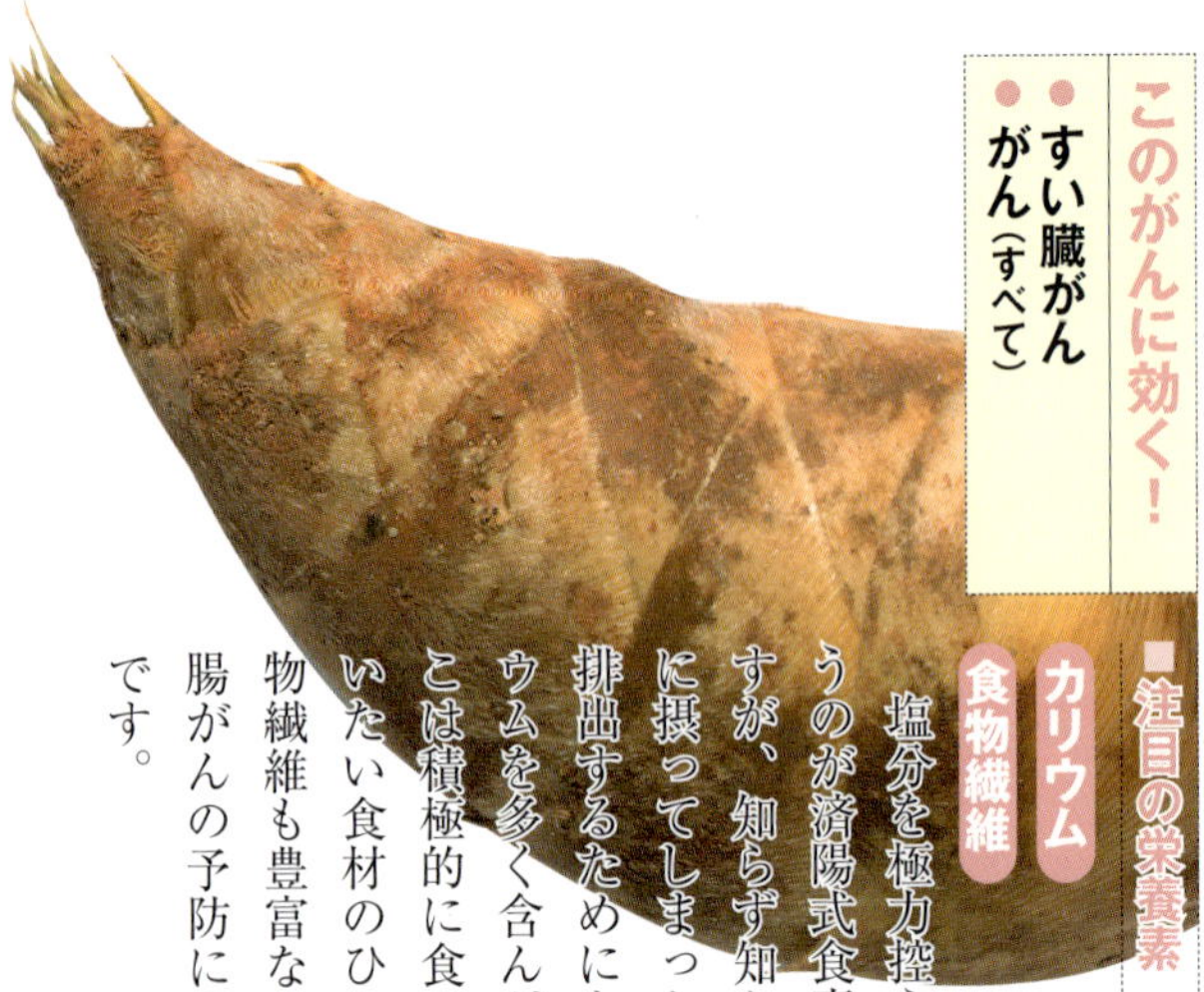

このがんに効く！

- すい臓がん
- がん（すべて）

■注目の栄養素

カリウム
食物繊維

塩分を極力控えてもらうのが済陽式食事療法ですが、知らず知らずの間に摂ってしまった塩分を排出するためにも、カリウムを多く含んだたけのこは積極的に食べてもらいたい食材のひとつ。食物繊維も豊富なので、大腸がんの予防にも効果的です。

ＮＫ細胞を活性化してがんをたたく

たまねぎ

熱に弱いアリシンは生で摂るのが効果的

■注目の栄養素

- アリシン
- ケルセチン

抗がんポイント

＋トマト（リコピン）
↓
がん抑制効果ＵＰ

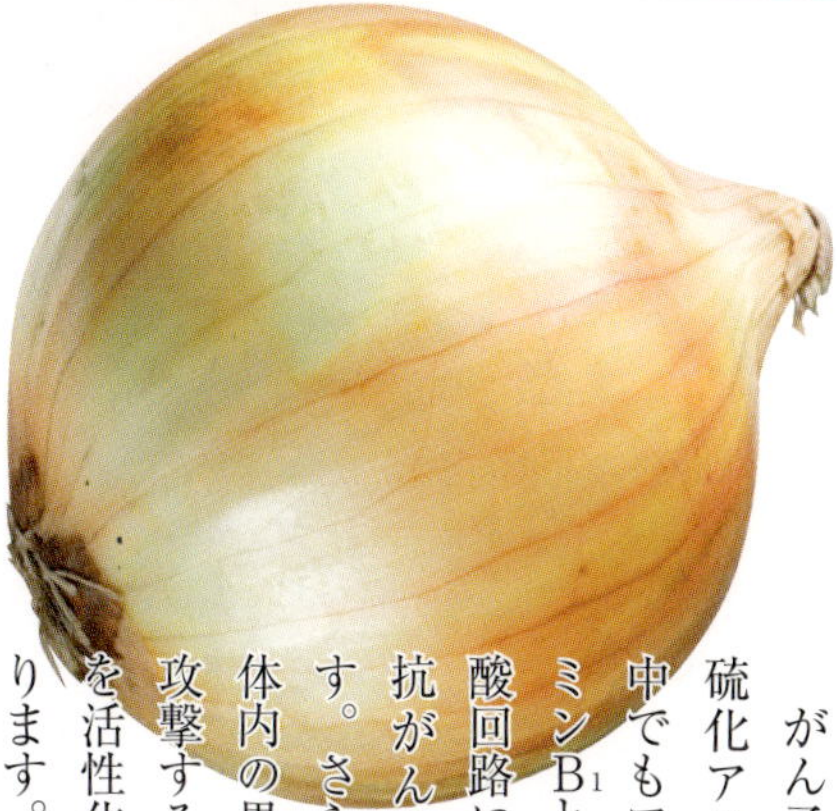

がん予防に効果がある硫化アリルが豊富です。中でもアリシンは、ビタミンB_1と結合してクエン酸回路に働きかけ、強い抗がん作用を発揮します。さらにアリシンには体内の異物やがん細胞を攻撃するＮＫ細胞の働きを活性化させる効果もあります。

さまざまな栄養素を一度に摂れる

青梗菜

β-カロテンが活性酸素を中和

■注目の栄養素

- β-カロテン
- ビタミンＣ
- カリウム
- カルシウム

抗がんポイント

＋ブロッコリー（β-カロテン）
↓
抗酸化力ＵＰ

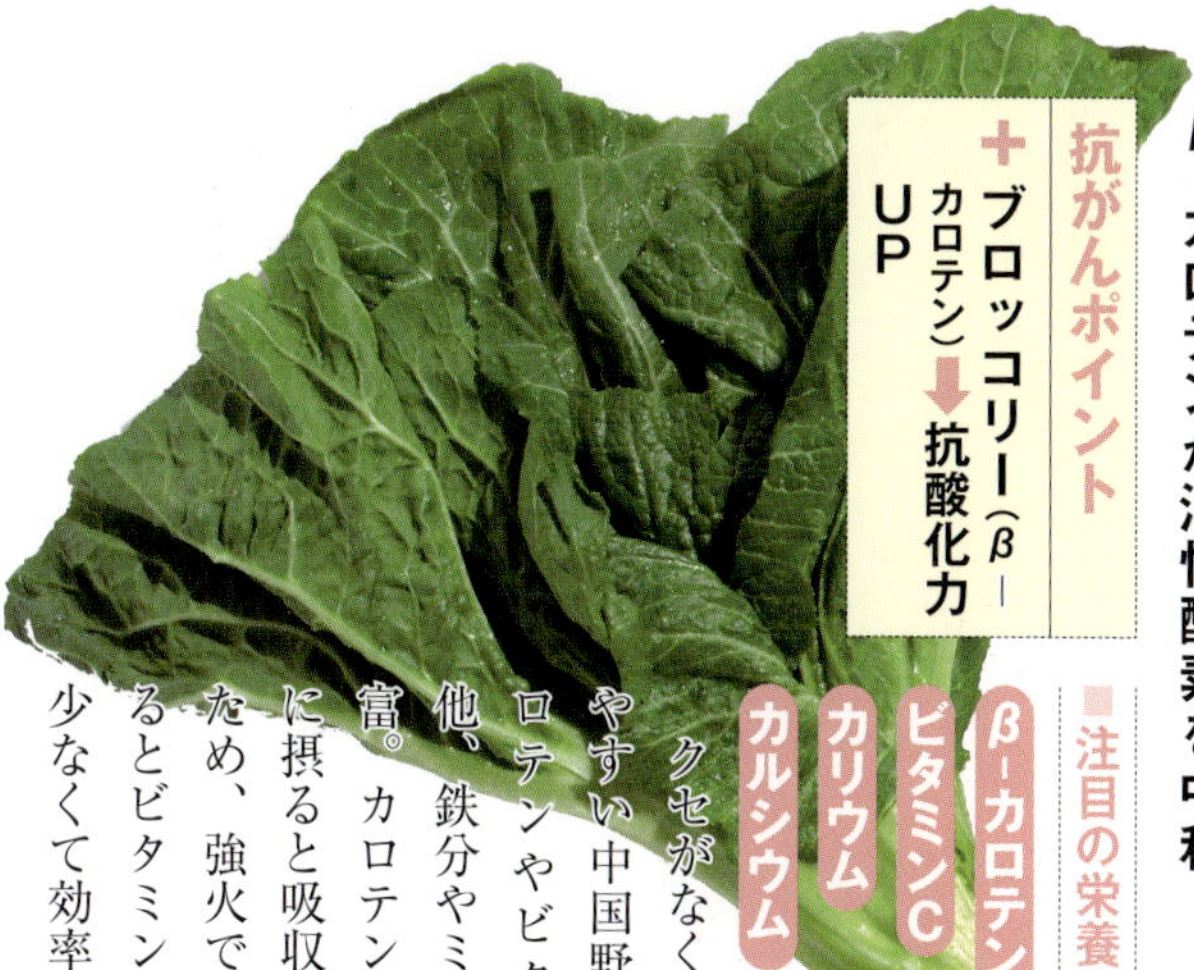

クセがなく料理に使いやすい中国野菜でβ-カロテンやビタミンＣの他、鉄分やミネラルも豊富。カロテンは油と一緒に摂ると吸収率が上がるため、強火で手早く炒めるとビタミンＣの損失も少なくて効率的です。

いも類より多い食物繊維で大腸がんを予防

とうもろこし

脂質の吸収を抑える

このがんに効く！

- 大腸がん
- がん（すべて）

■注目の栄養素

- クリプトキサンチン
- ルテイン
- ゼアキサンチン

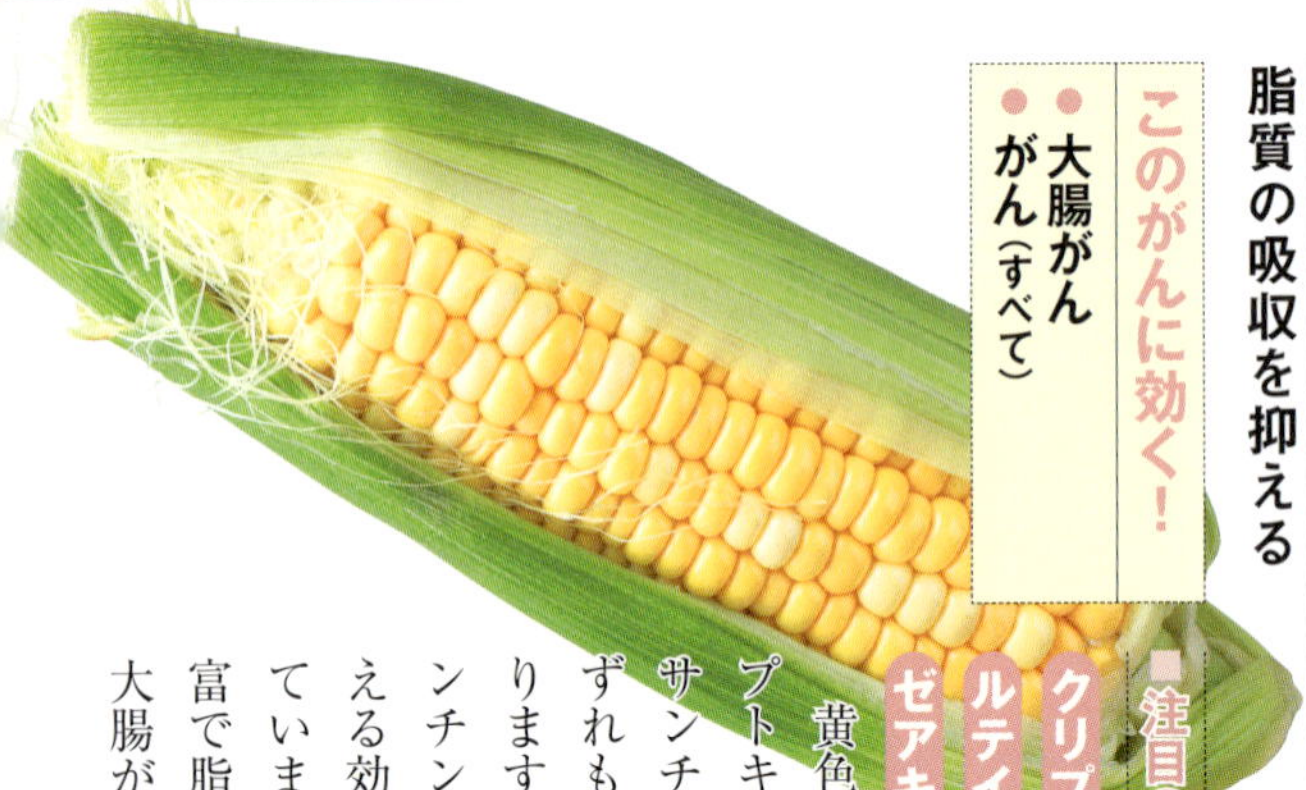

黄色の成分であるクリプトキサンチンやゼアキサンチン、ルテインはいずれも強い抗酸化力があります。中でもゼアキサンチンには肝臓がんを抑える効果があるといわれています。食物繊維も豊富で脂質の吸収を抑えて大腸がんを予防します。

赤い色素リコピンが抗がんに効果的

トマト

玄米・大豆・たまねぎと食べると効果的

このがんに効く！

- 大腸がん
- 胃がん
- がん（すべて）

■注目の栄養素

- リコピン
- β-カロテン
- ビタミンC・E

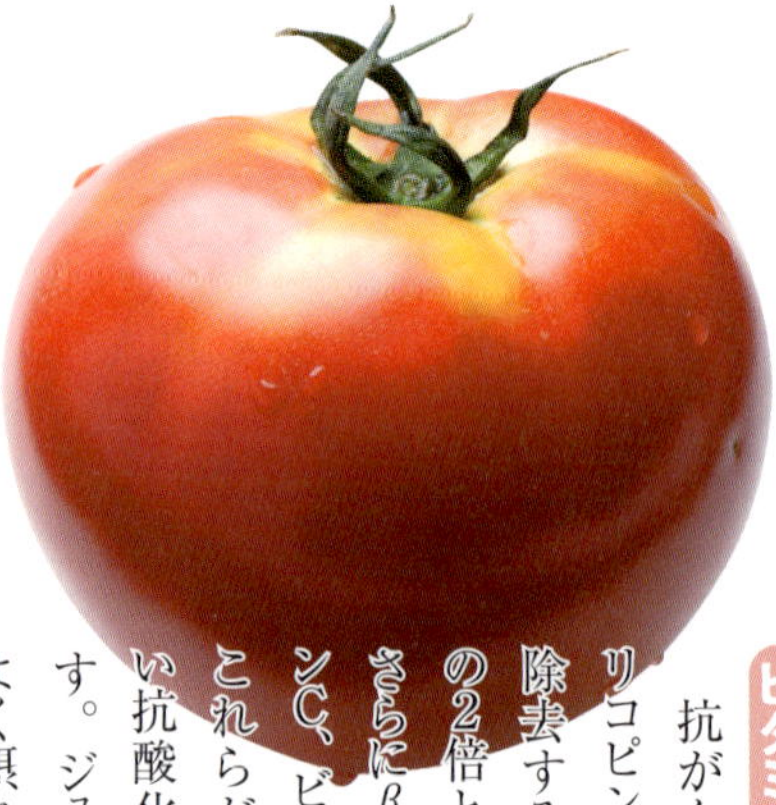

抗がん物質の代表格はリコピンで、活性酸素を除去する力はβ-カロテンの2倍といわれています。さらにβ-カロテンやビタミンC、ビタミンEも豊富で、これらが相互に働いて強い抗酸化作用を発揮します。ジュースにすると効率よく摂れます。

ナスニンに強力な抗酸化作用

なす

皮ごと調理して抗がん作用を高める

抗がんポイント

＋にんじん（β-カロテン）⬇抗がん力UP

■注目の栄養素

- ナスニン
- クロロゲン酸
- アルカロイド

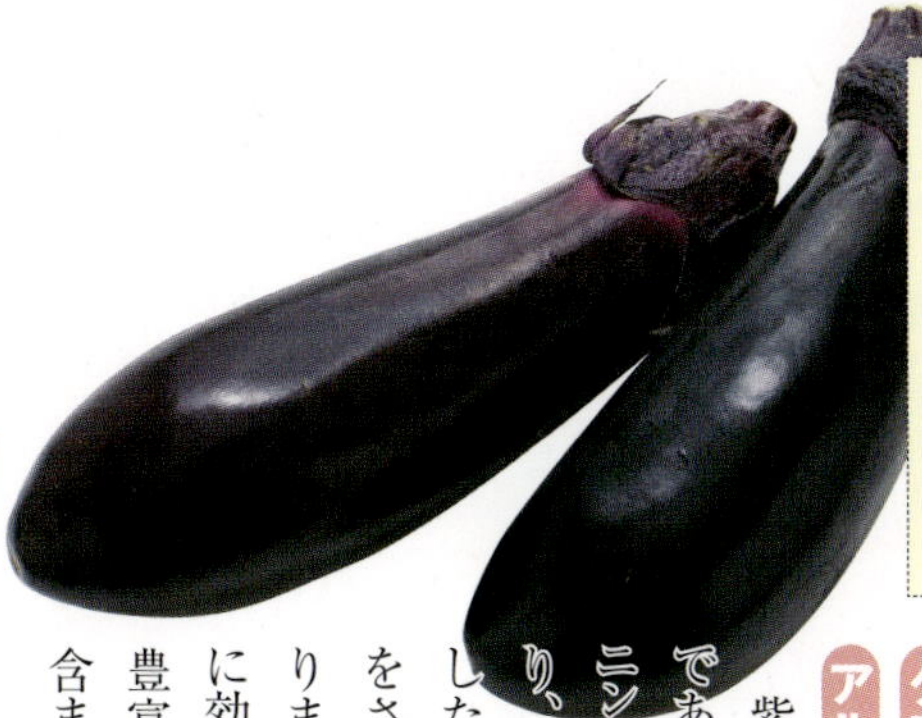

紫色はポリフェノールの一種であるナスニンです。ナスニンには抗酸化作用があり、細胞のがん化を抑制したり、コレステロール値をさげたりする働きがあります。同じくがん予防に効果的なクロロゲン酸も豊富。どちらも皮に多く含まれています。

栄養素を少しずつバランスよく摂取

ナッツ類

必ず無塩のものを選ぶ

抗がんポイント

＋イカ・タコ⬇たんぱく質を補う

■注目の栄養素

- β-カロテン
- カルシウム
- ビタミンC
- ビタミンE

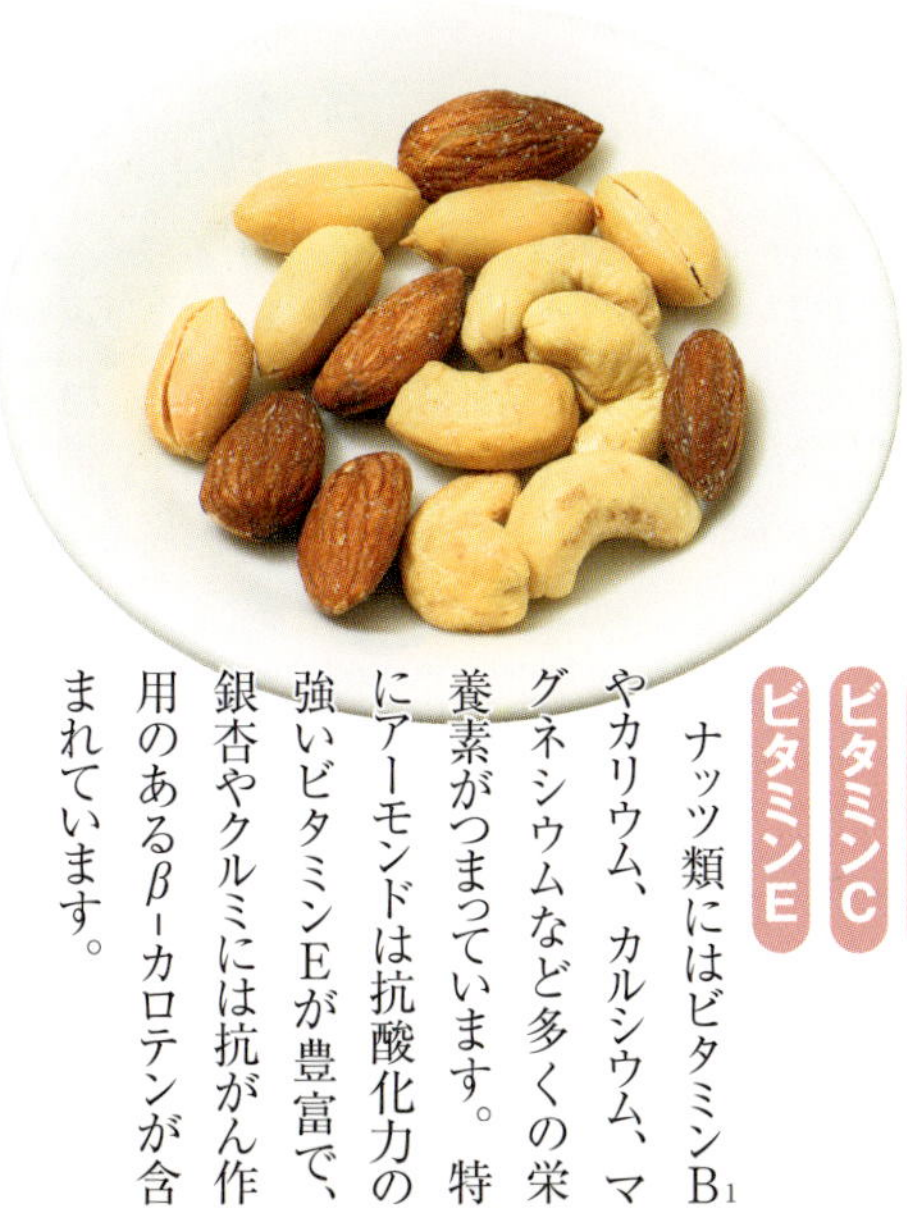

ナッツ類にはビタミンB_1やカリウム、カルシウム、マグネシウムなど多くの栄養素がつまっています。特にアーモンドは抗酸化力の強いビタミンEが豊富で、銀杏やクルミには抗がん作用のあるβ-カロテンが含まれています。

季節野菜でがんを抑制

菜の花

ビタミン・ミネラルバランスが抜群

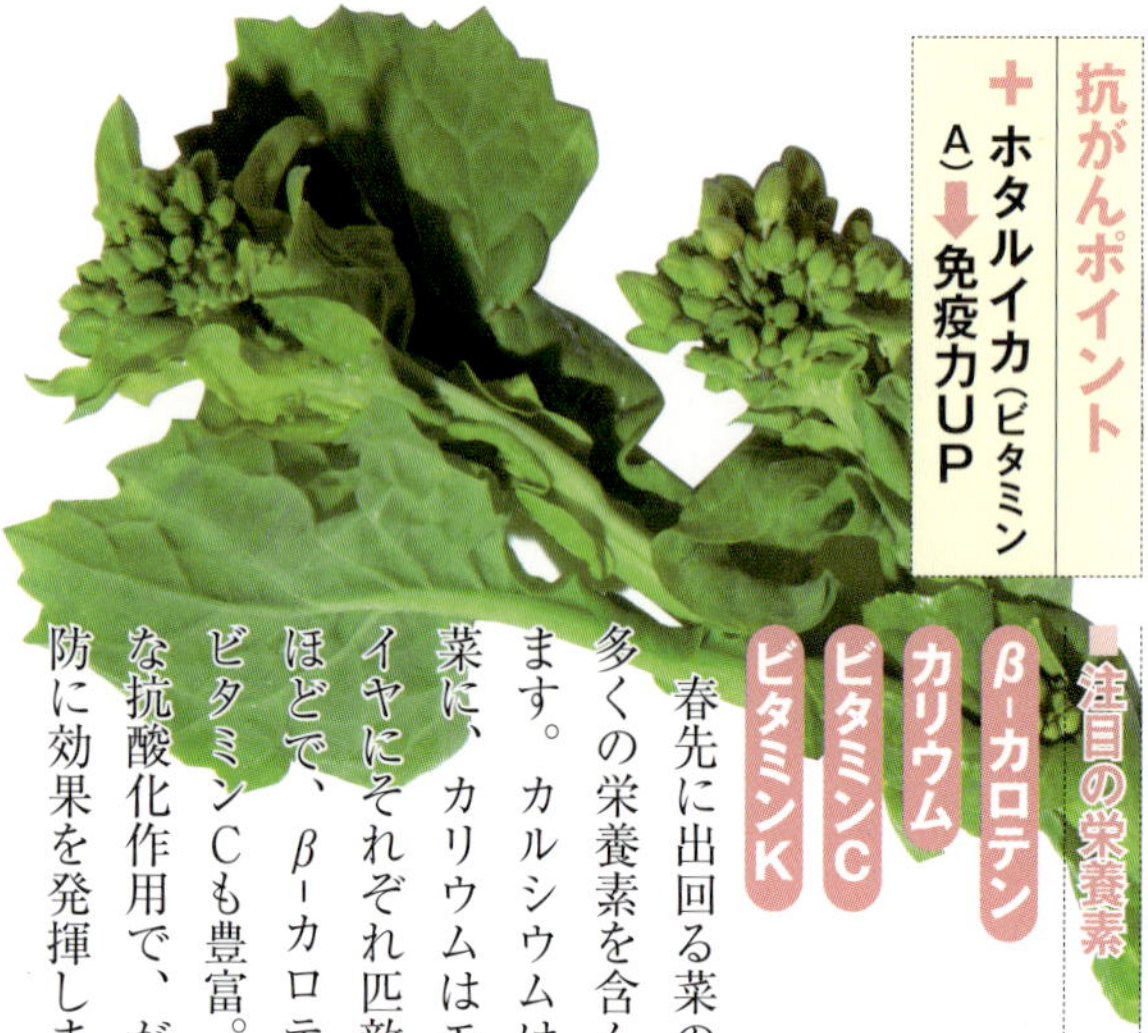

■注目の栄養素

- β-カロテン
- カリウム
- ビタミンC
- ビタミンK

抗がんポイント

＋ホタルイカ（ビタミンA）➡免疫力UP

春先に出回る菜の花は多くの栄養素を含んでいます。カルシウムは小松菜に、カリウムはモロヘイヤにそれぞれ匹敵するほどで、β-カロテンやビタミンCも豊富。強力な抗酸化作用で、がん予防に効果を発揮します。

ぬめり成分ムチンが腸内環境を整える

なめこ

β-グルカンで抗がん効果も

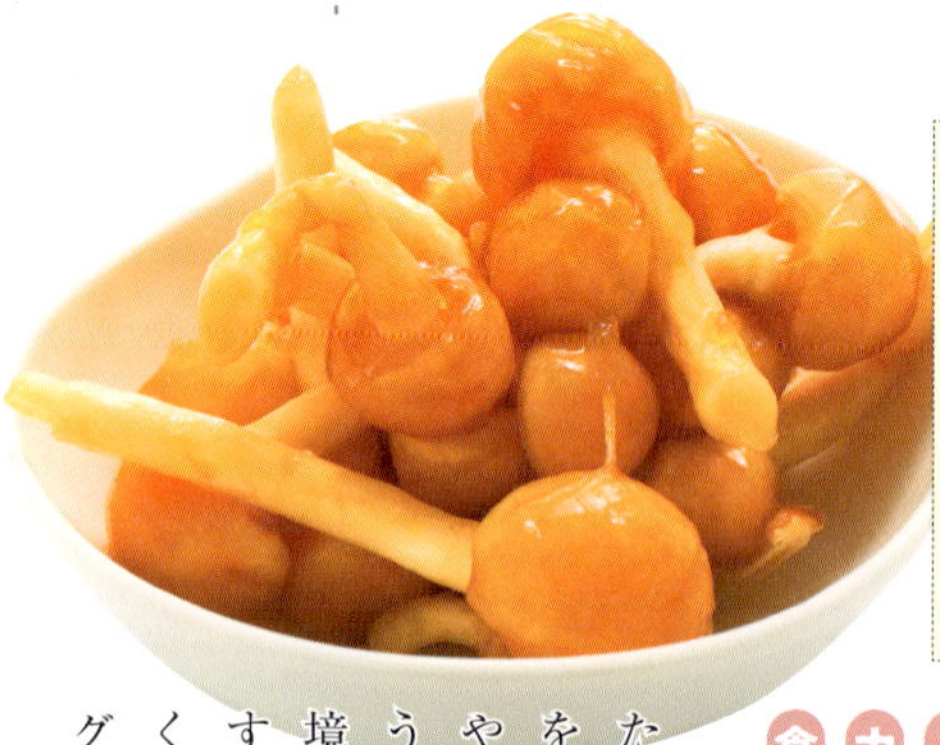

■注目の栄養素

- β-グルカン
- ムチン
- カリウム
- 食物繊維

抗がんポイント

＋大豆➡たんぱく質を補う

ぬめり成分ムチンは、たんぱく質の分解・吸収を助ける働きがあり、胃や肝臓の負担軽減となるうえ、便通を促し腸内環境を整える効果もあります。他のきのこ類と同じく抗がん作用のあるβ-グルカンも含みます。

野菜・豆類・いも類

アリシンが免疫力を高める

にら

貴重なビタミンEも摂れる

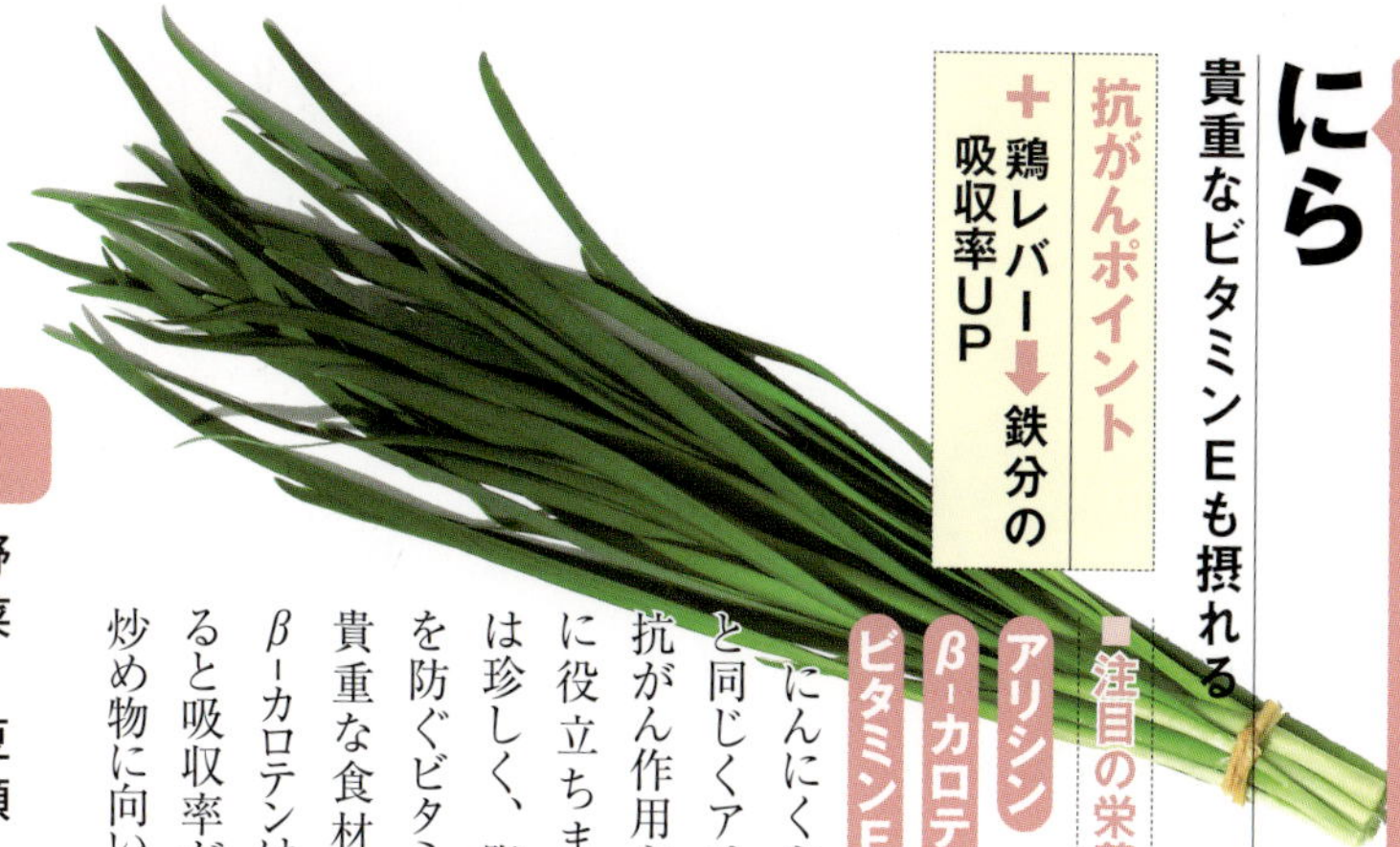

抗がんポイント

＋鶏レバー↓鉄分の吸収率UP

■注目の栄養素

- アリシン
- β-カロテン
- ビタミンE

にんにくやたまねぎ類と同じくアリシンを含み、抗がん作用や免疫力増強に役立ちます。野菜では珍しく、脂肪酸の酸化を防ぐビタミンEもあり、貴重な食材といえます。β-カロテンは油と一緒に摂ると吸収率が高まるので、炒め物に向いています。

野菜の中でもダントツのβ-カロテンでがんに勝つ

にんじん

毎日のにんじんジュースは済陽式の基本

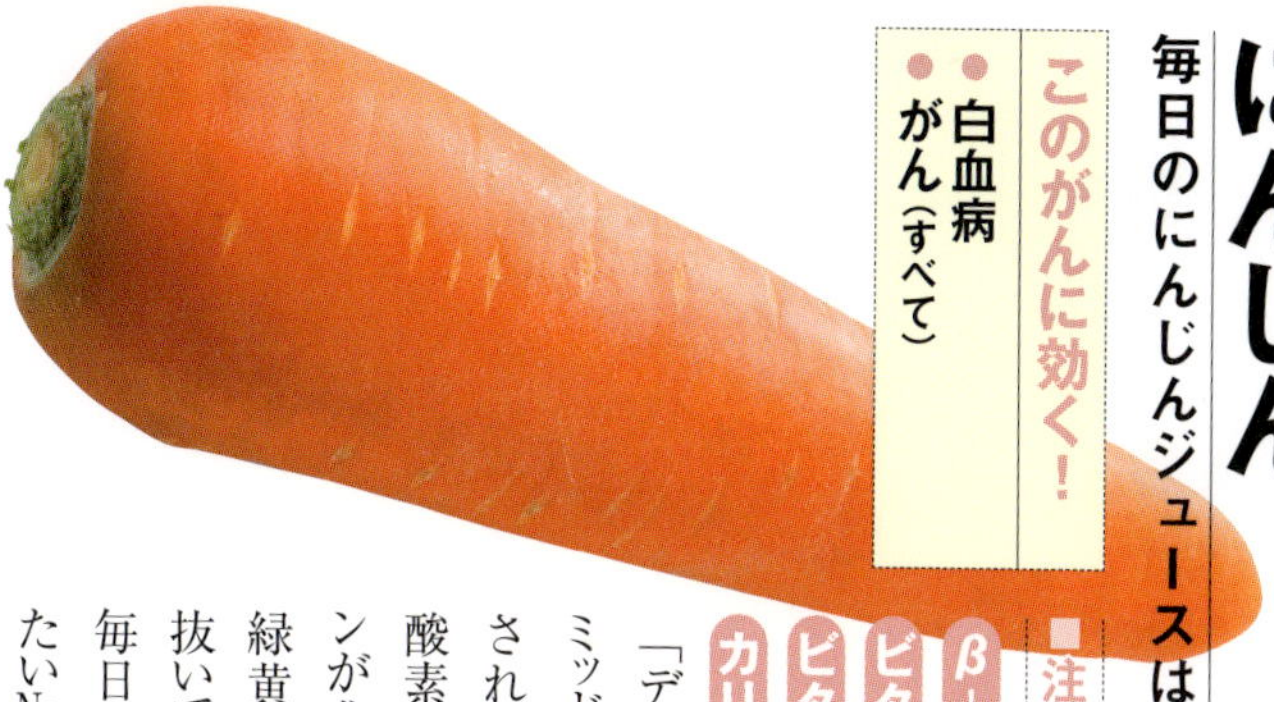

このがんに効く！

- 白血病
- がん（すべて）

■注目の栄養素

- β-カロテン
- ビタミンC
- ビタミンE
- カリウム

「デザイナーフーズ・ピラミッド」の最上位にランクされるにんじんには活性酸素を抑制するβ-カロテンが豊富。含有量は他の緑黄色野菜と比べて群を抜いています。にんじんは毎日ジュースに入れて摂りたいNo.1食材です。

硫化アリルが免疫細胞を活性化

ねぎ

アリシンは生で摂るのが効果的

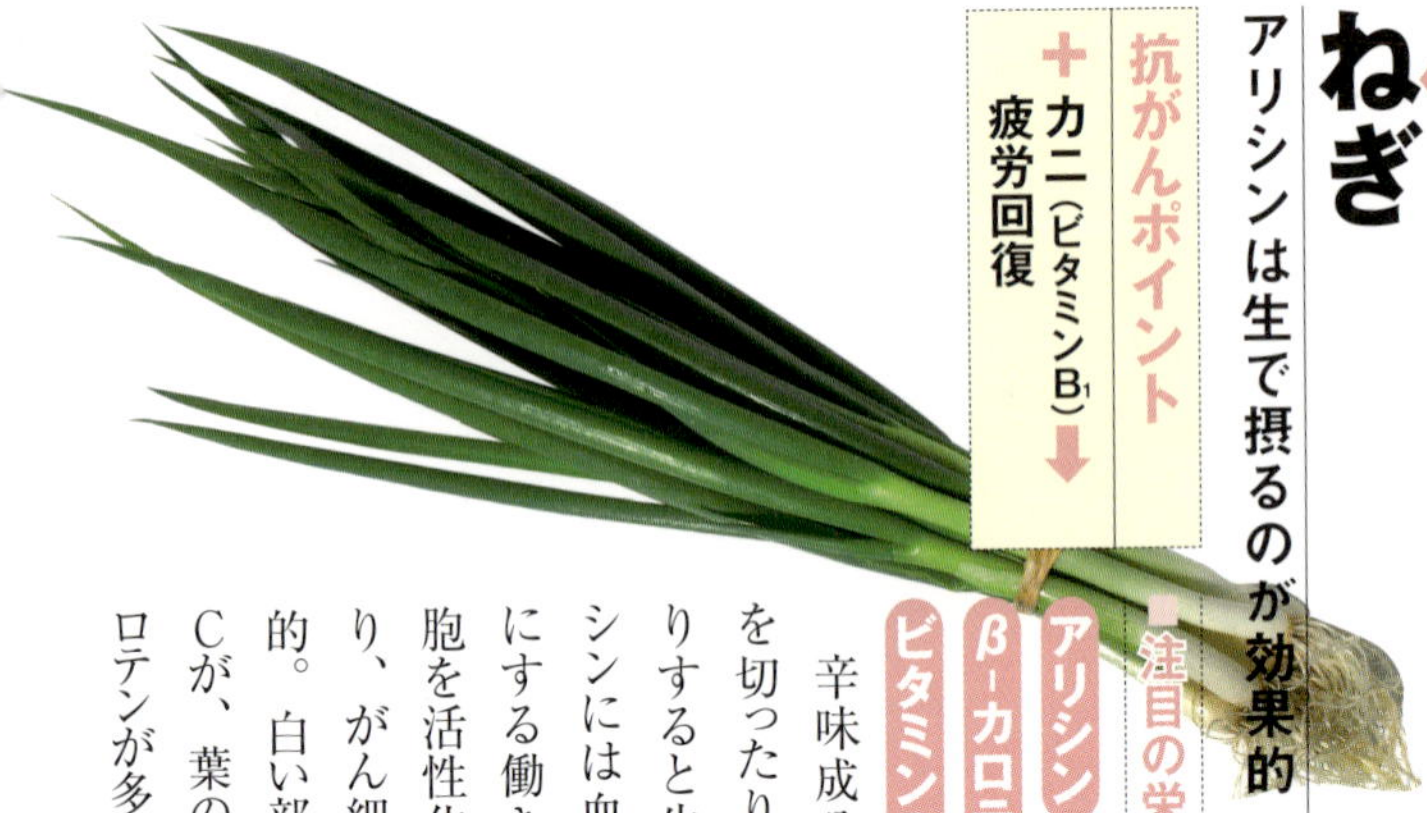

抗がんポイント

＋カニ（ビタミンB_1）
↓
疲労回復

■注目の栄養素

アリシン

β-カロテン

ビタミンC

辛味成分の硫化アリルを切ったりすり下ろしたりすると生成されるアリシンには血液をサラサラにする働きの他、ＮＫ細胞を活性化する作用もあり、がん細胞抑制に効果的。白い部分にはビタミンCが、葉の部分にはβ-カロテンが多く含まれます。

芳香成分に活性酸素を除去する働き

ハーブ類

がんに効く6種類のハーブ

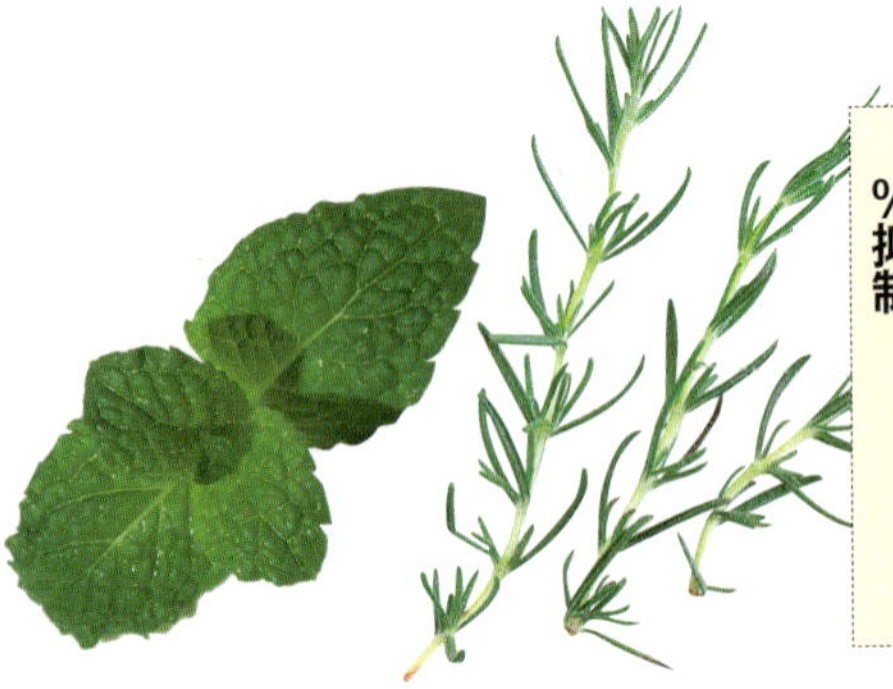

抗がんポイント

● 細胞の突然変異を70%抑制

■注目の栄養素

テルペン

バジル、オレガノ、タイム、ローズマリー、セージ、ミントは抗がん作用が強く、アメリカ国立がん研究所が、がん予防効果が期待できる食材として紹介しています。抗がん作用は芳香成分の中のテルペンによるもので、体内で発がんを促す酵素であるシクロオキシゲナーゼ2を抑制する作用があるとされています。

余分な塩分を体外に排出

白菜

薬味と合わせることで栄養バランスがアップ

抗がんポイント

＋アーモンド（ビタミンE）⬇抗がん力UP

■注目の栄養素

- カリウム
- β-カロテン
- ビタミンK

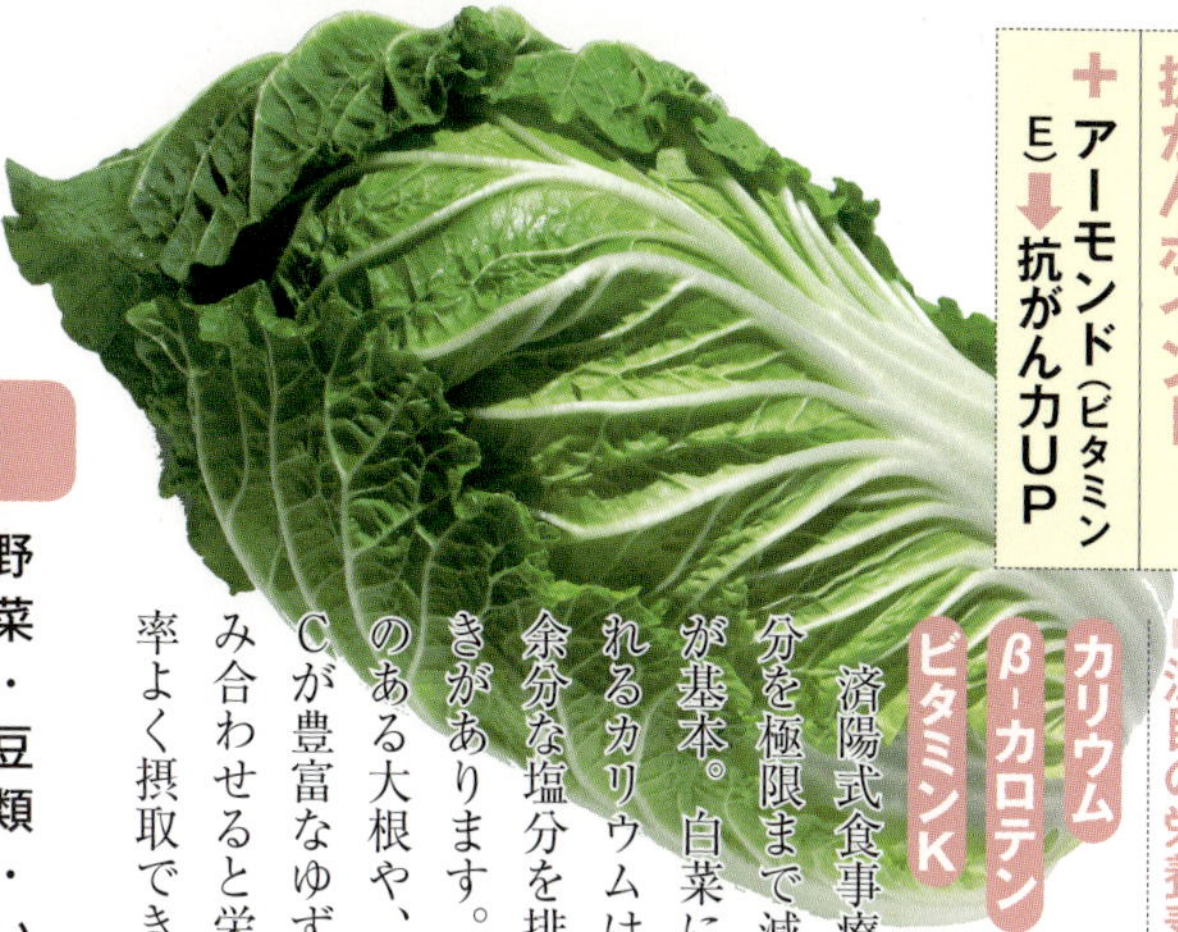

済陽式食事療法では塩分を極限まで減らすことが基本。白菜に多く含まれるカリウムは、体内の余分な塩分を排出する働きがあります。消化酵素のある大根や、ビタミンCが豊富なゆずなどと組み合わせると栄養素を効率よく摂取できます。

強力な抗酸化作用で発がんを抑制

パクチー

デトックス効果も期待

抗がんポイント

＋ピーナッツ（ビタミンE）⬇抗酸化力UP

■注目の栄養素

- ビタミンC
- ビタミンB_2
- β-カロテン

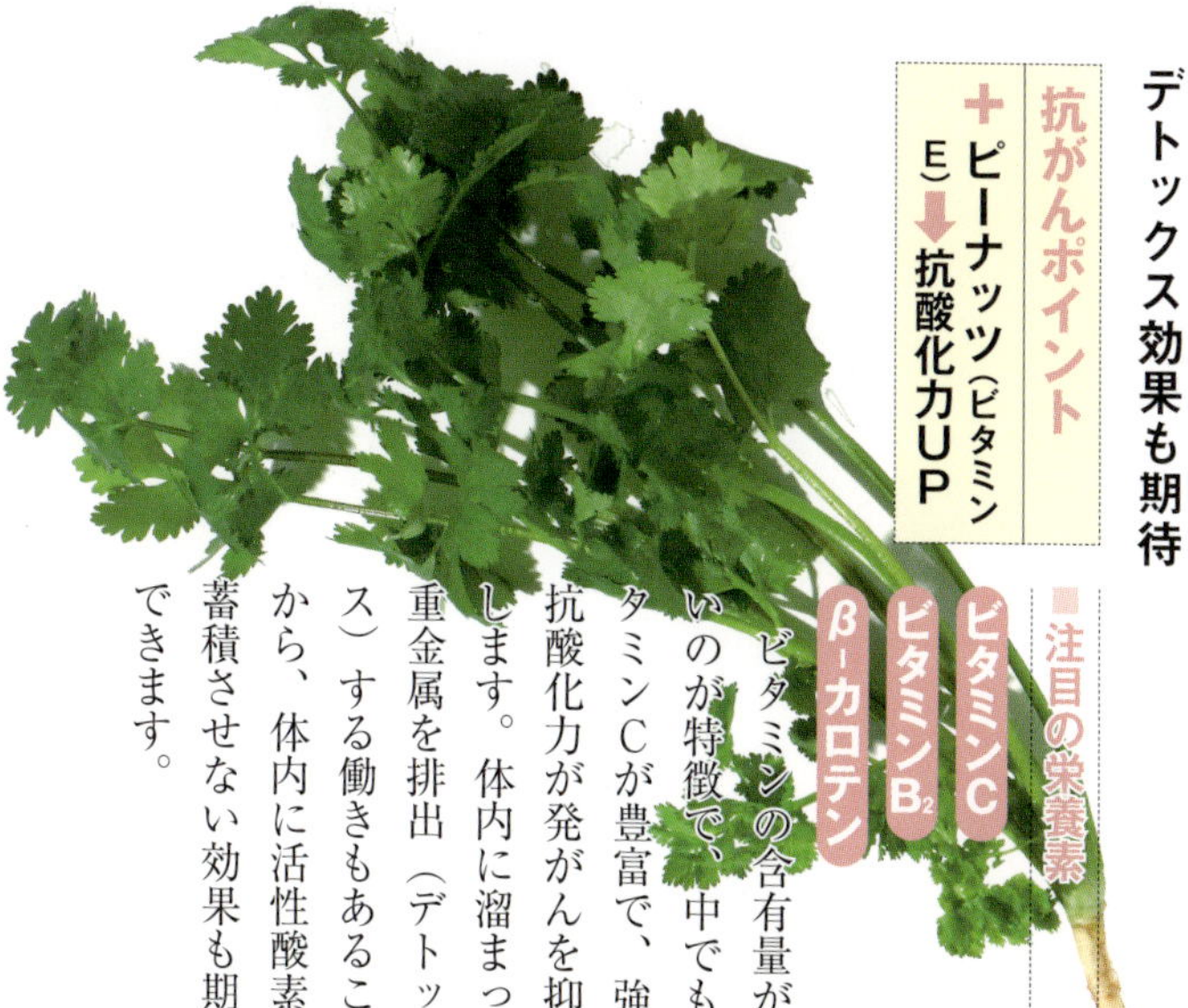

ビタミンの含有量が多いのが特徴で、中でもビタミンCが豊富で、強い抗酸化力が発がんを抑制します。体内に溜まった重金属を排出（デトックス）する働きもあることから、体内に活性酸素を蓄積させない効果も期待できます。

食べないのはもったいない栄養素がぎっしり

パセリ

抗がん作用が高い栄養をジュースで効率よく

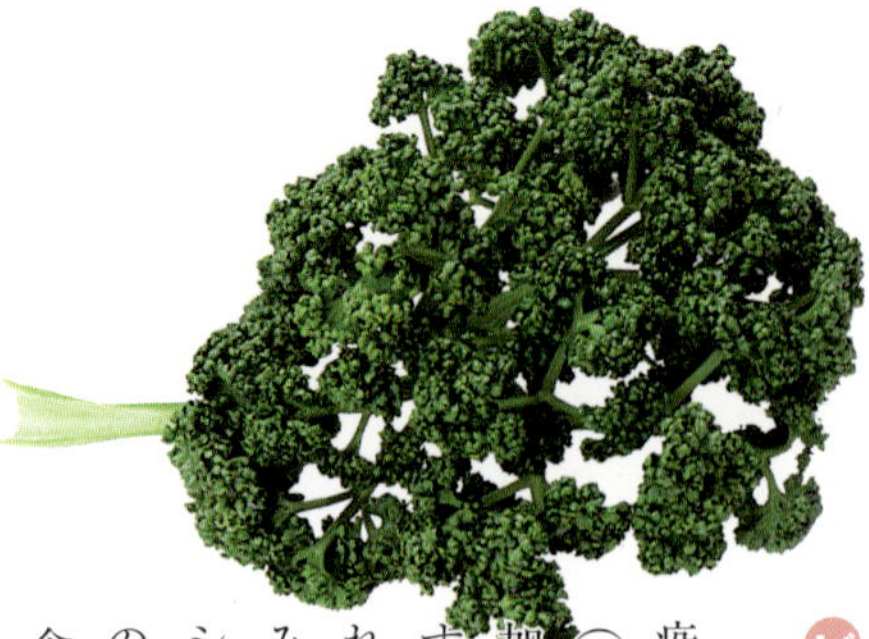

抗がんポイント

＋アサリ（タウリン）
⬇
がん予防

■注目の栄養素

- β-カロテン
- ビタミンC・E
- ビタミンB群

活性酸素を抑えて免疫力を高めるビタミンA（β-カロテン）、C・Eに加え、代謝をスムーズにするビタミンB群など優れた成分に富んでいます。みじん切りにしてスープやシチューに混ぜたり、毎日の野菜ジュースに加えたい食材です。

豊富なカリウムががんを抑制

ビーツ

「飲む輸血」といわれるほどミネラルが豊富

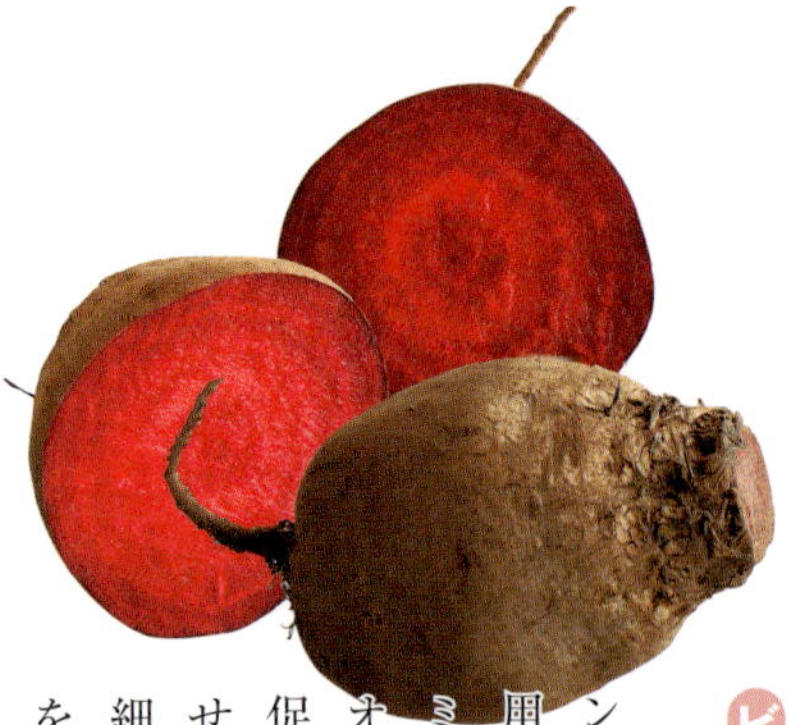

抗がんポイント

●ジュースに入れて効率よく摂取

■注目の栄養素

- ビタミンC
- ナイアシン
- ビオチン

赤い色素はベタシアニンによるもので抗酸化作用に優れています。ビタミンやのナイアシン、ビオチンが含まれ、代謝を促進し、細胞を活性化させます。カリウムも多く、細胞のミネラルバランスを調整してがんの増殖を防ぎます。

レモンの2倍のビタミンCで活性酸素を除去

ピーマン（パプリカ）

がん抑制効果はトップクラス

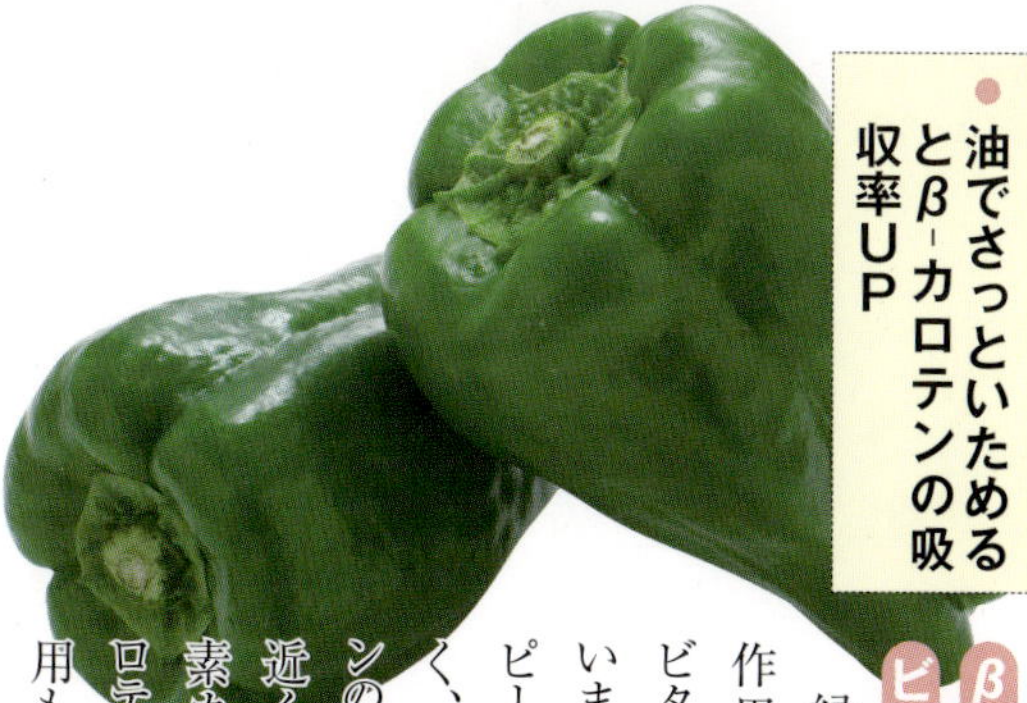

抗がんポイント

●油でさっといためるとβ-カロテンの吸収率UP

■注目の栄養素

β-カロテン

ビタミンC・E

緑のピーマンにも抗がん作用のあるβ-カロテン、ビタミンC・Eが含まれていますが、完熟させた赤ピーマンの方が栄養価が高く、ビタミンCは緑ピーマンの約3倍、レモンの2倍近くもあります。赤い色素カプサンチンにはβ-カロテンをしのぐ抗酸化作用もあります。

スルフォラファンががんを抑える

ブロッコリー（ブロッコリースプラウト）

新芽は抗がん効果がブロッコリーの20倍

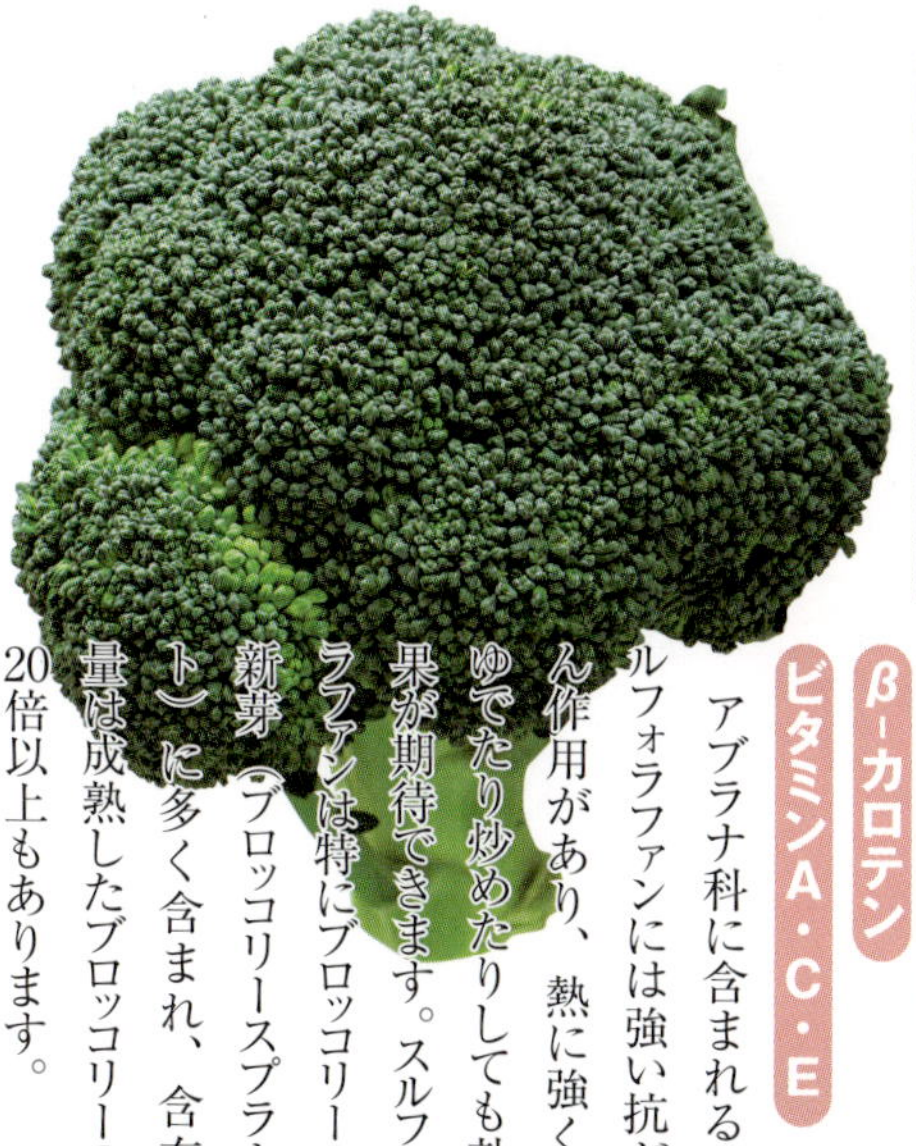

このがんに効く！

●がん（すべて）

■注目の栄養素

スルフォラファン

β-カロテン

ビタミンA・C・E

アブラナ科に含まれるスルフォラファンには強い抗がん作用があり、熱に強く、ゆでたり炒めたりしても効果が期待できます。スルフォラファンは特にブロッコリーの新芽（ブロッコリースプラウト）に多く含まれ、含有量は成熟したブロッコリーの20倍以上もあります。

抗酸化物質クリプトキサンチンががんを抑える

ほうれん草

過剰な活性酸素を抑えて無毒化

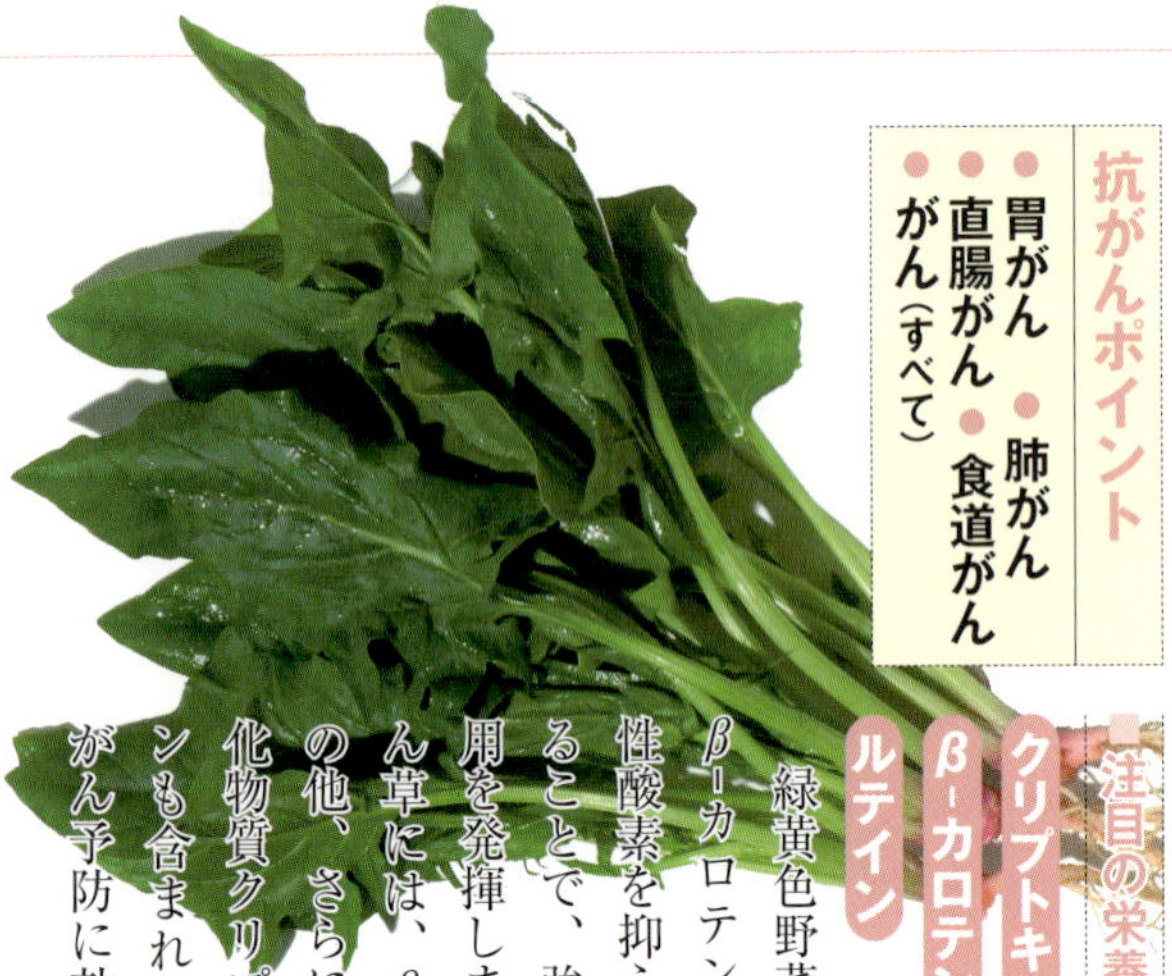

抗がんポイント

- 胃がん
- 肺がん
- 直腸がん
- 食道がん
- がん（すべて）

■注目の栄養素

クリプトキサンチン　β-カロテン　ルテイン

緑黄色野菜に含まれるβ-カロテンは過剰な活性酸素を抑えて無毒化することで、強い抗がん作用を発揮します。ほうれん草には、β-カロテンの他、さらに強力な抗酸化物質クリプトキサンチンも含まれているため、がん予防に効果的です。

きのこ類最強の抗がん作用

まいたけ

MDフラクションがマクロファージを活性化

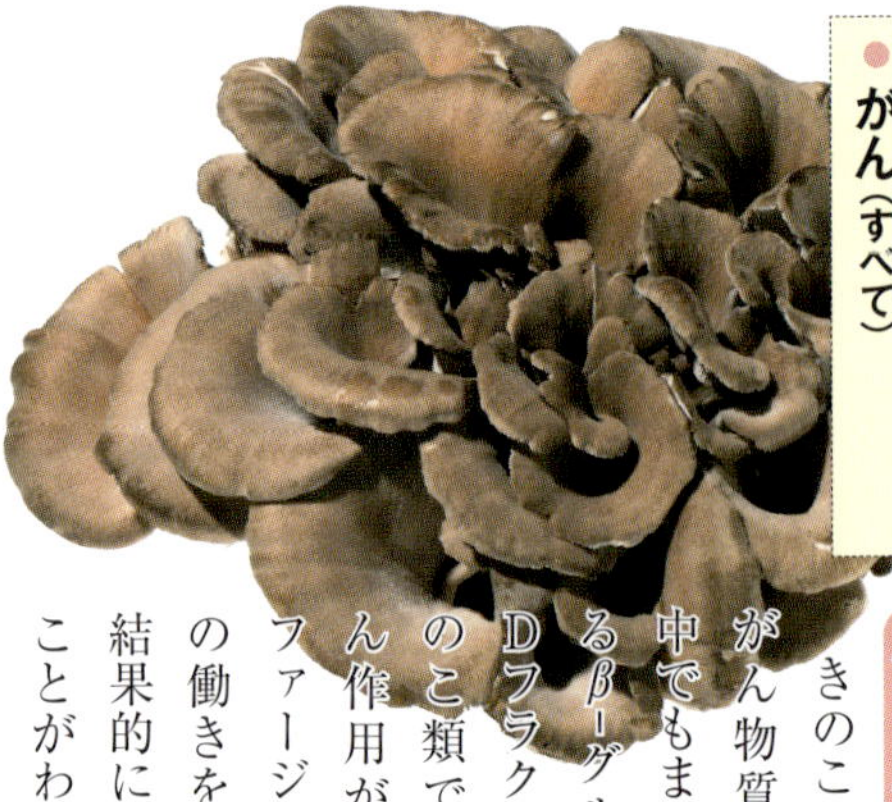

このがんに効く！

- 乳がん
- 子宮がん
- 前立腺がん
- 肺がん
- がん（すべて）

■注目の栄養素

β-カロテン　エリタデニン

きのこ類に含まれる抗がん物質β-グルカン。中でもまいたけに含まれるβ-グルカンの一種MDフラクションには、きのこ類で最も強い抗がん作用があり、マクロファージなどの免疫細胞の働きを高めることで、結果的にがんを抑制することがわかっています。

ビタミンCとβ-カロテンでがん予防

みずな

カルシウムや鉄などミネラルもたっぷり

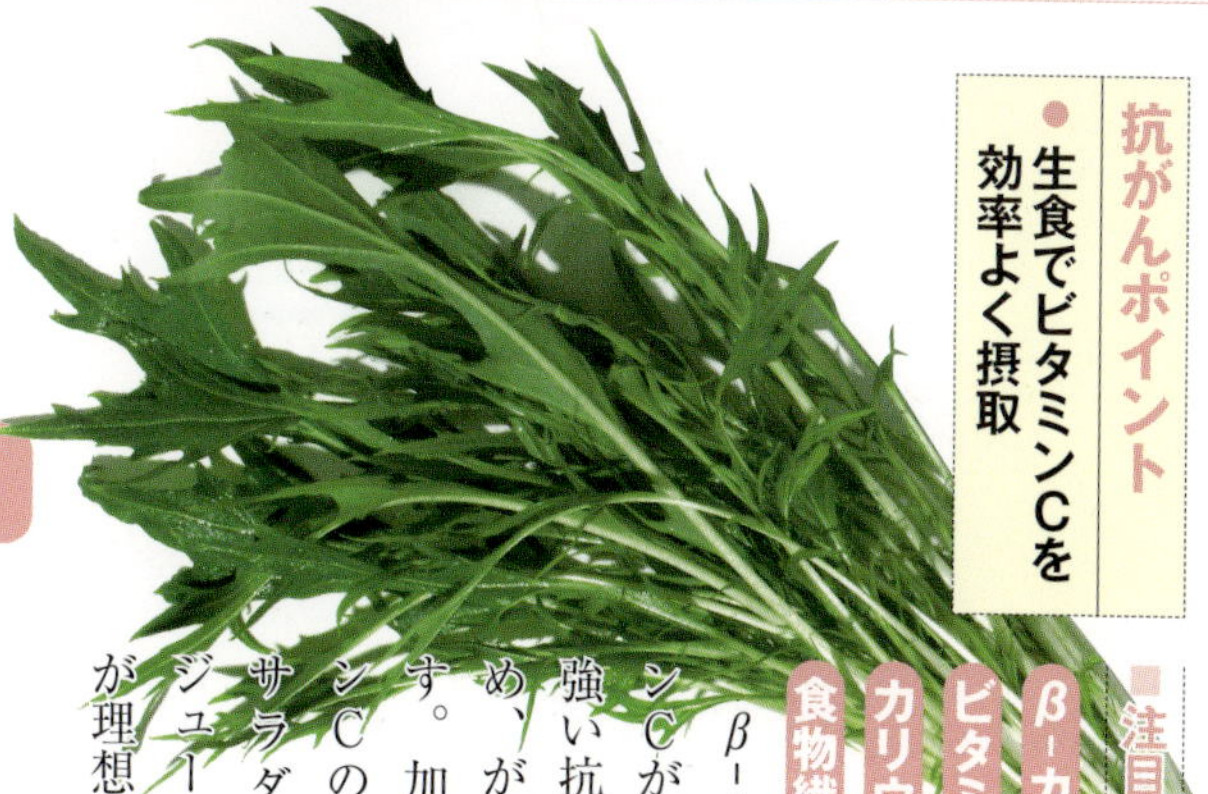

抗がんポイント

● 生食でビタミンCを効率よく摂取

■注目の栄養素

β-カロテン
ビタミンC
カリウム
食物繊維

β-カロテンとビタミンCが豊富で、どちらも強い抗酸化作用があるため、がん予防に役立ちます。加熱によるビタミンCの損失を防ぐには、サラダか、毎日の野菜ジュースに入れて摂るのが理想的です。

植物性のあらゆる栄養素を一度に摂れる

モロヘイヤ

飛び抜けたβ-カロテンの含有量

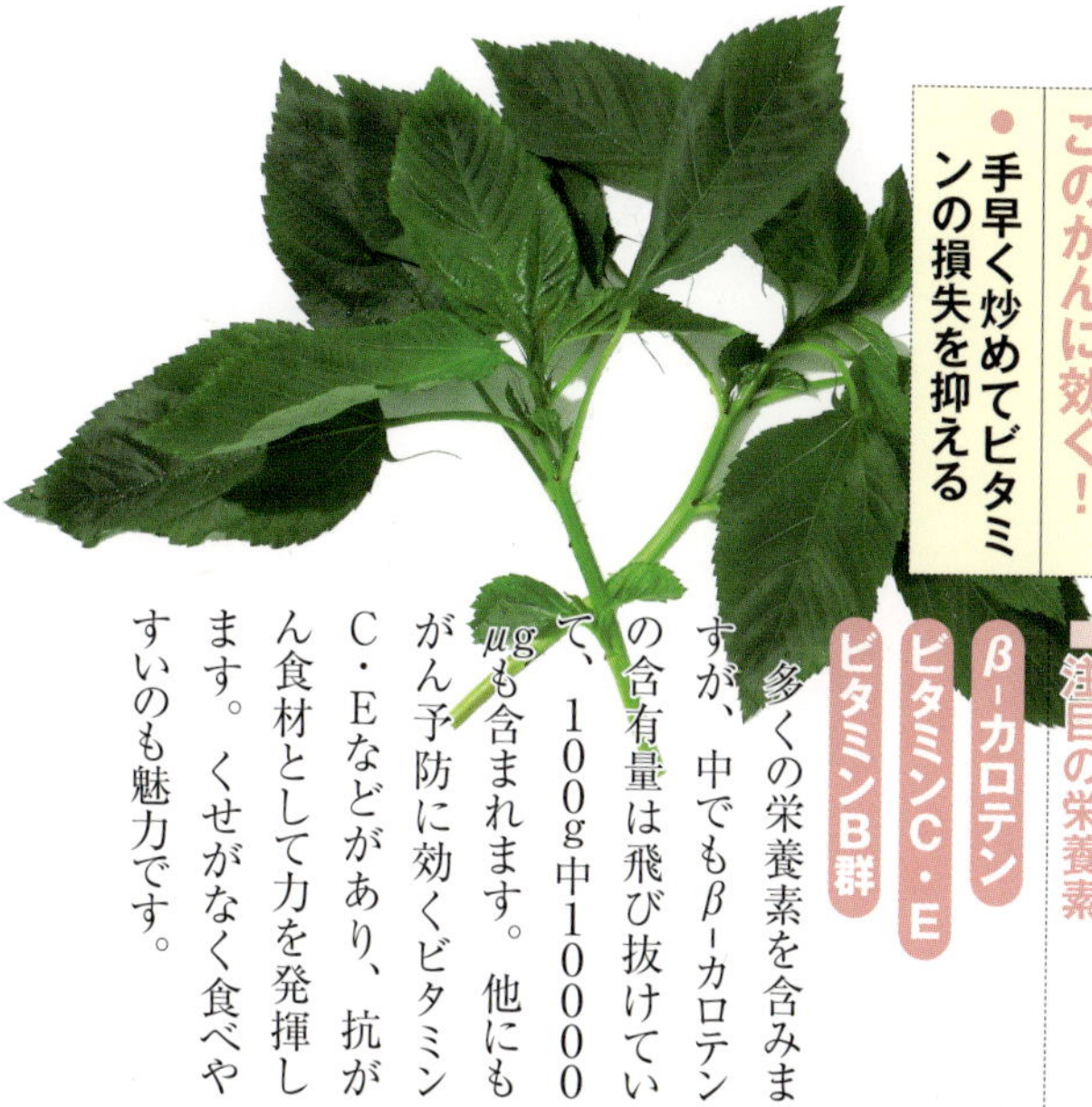

このがんに効く!

● 手早く炒めてビタミンの損失を抑える

■注目の栄養素

β-カロテン
ビタミンC・E
ビタミンB群

多くの栄養素を含みますが、中でもβ-カロテンの含有量は飛び抜けていて、100g中10000μgも含まれます。他にもがん予防に効くビタミンC・Eなどがあり、抗がん食材として力を発揮します。くせがなく食べやすいのも魅力です。

オリゴ糖が免疫細胞を活性化させる

ヤーコン

抗酸化力のあるポリフェノールも豊富

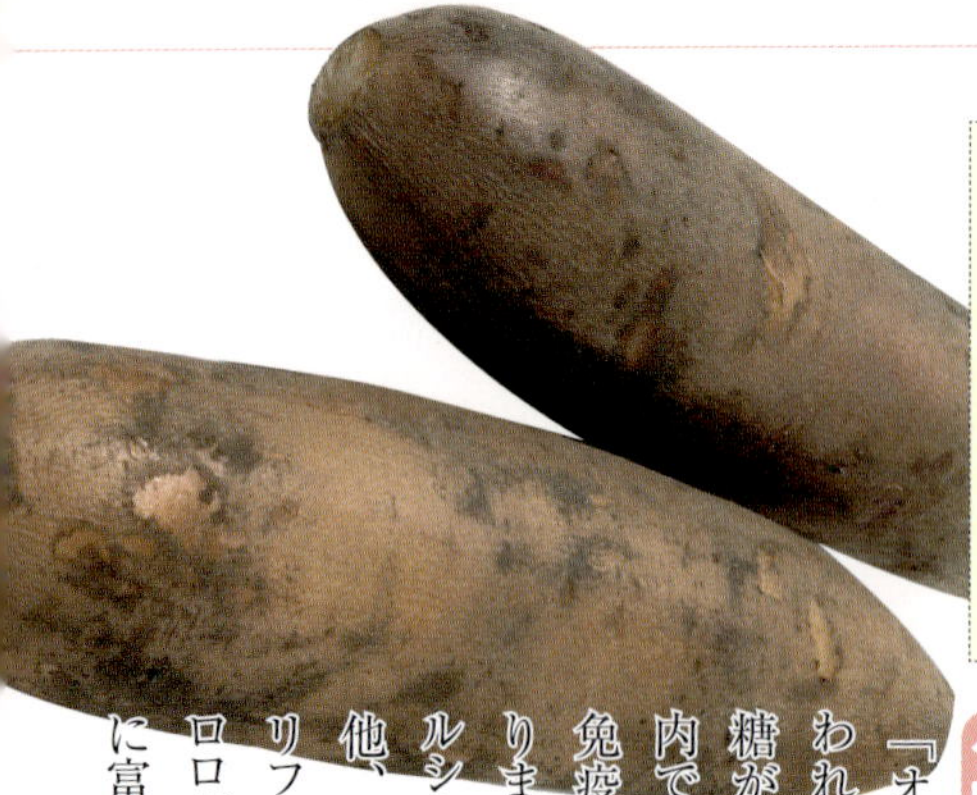

■注目の栄養素

フラクトオリゴ糖

クロロゲン酸

このがんに効く！

- 胃がん
- がん（すべて）

「オリゴ糖の王様」といわれるほど豊富なオリゴ糖が特徴。オリゴ糖は腸内で善玉菌のエサとなり、免疫力を高める効果があります。マグネシウム、カルシウムなどのミネラルの他、抗酸化作用を持つポリフェノールの一種であるクロロゲン酸も含む栄養価に富んだ食材です。

ぬめり成分ムチンが免疫力を高める

山いも

ペルオキシターゼでがん予防

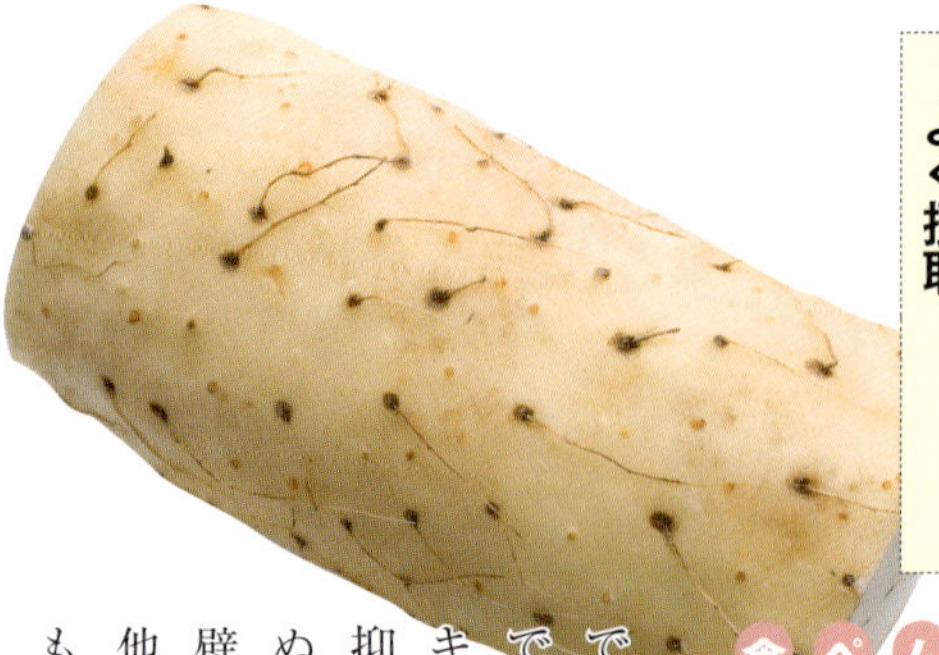

■注目の栄養素

ビタミンB

ムチン

ペルオキシターゼ

食物繊維

抗がんポイント

- 生食で栄養素を効率よく摂取

いも類の中では唯一生で食べられるのが特徴で、多く含まれるペルオキシターゼが活性酸素を抑えがんを予防します。ぬめり成分ムチンは、胃壁などの粘膜の保護の他、免疫力を高める働きもあります。

硫化アリル化合物が発がん物質を解毒

らっきょう

1日5粒食べるのが効果的

このがんに効く！

- 肺がん
- 皮膚がん
- がん（すべて）

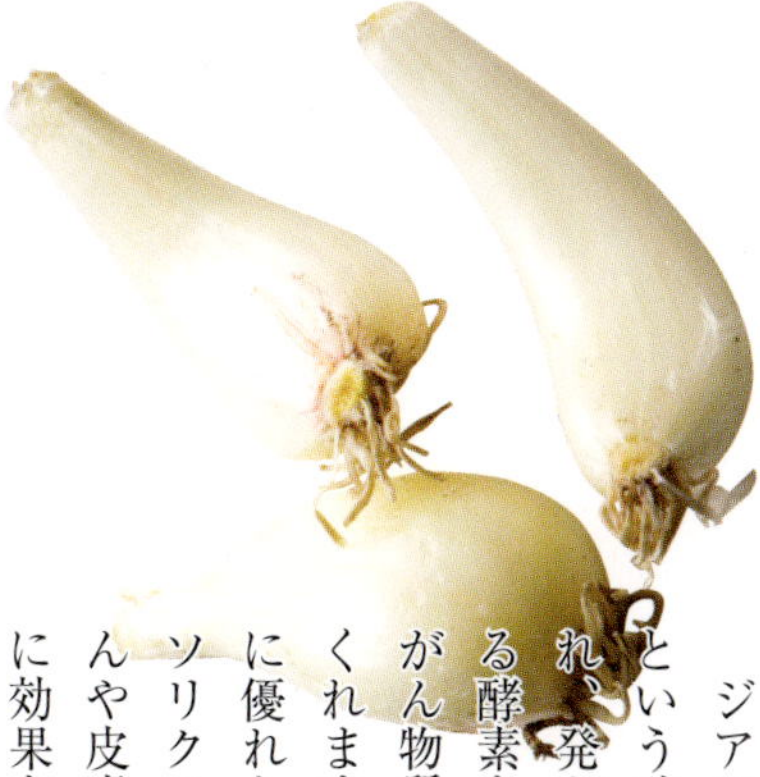

注目の栄養素

- イソリクエチゲニン
- ジアリルスルフィド
- フラボノイド

ジアリルスルフィドという硫化アリルが含まれ、発がん物質を解毒する酵素を活性化させ、発がん物質の生成を抑えてくれます。また、抗がんに優れたサポニン類のイソリクエチゲニンは肺がんや皮膚がんなどの予防に効果を発揮します。

豊富なビタミンCが抗がん物質の生成を促す

れんこん

ムチンで闘病生活の体力回復

抗がんポイント

- 切ったらすぐに酢水につけて酸化を防ぐ

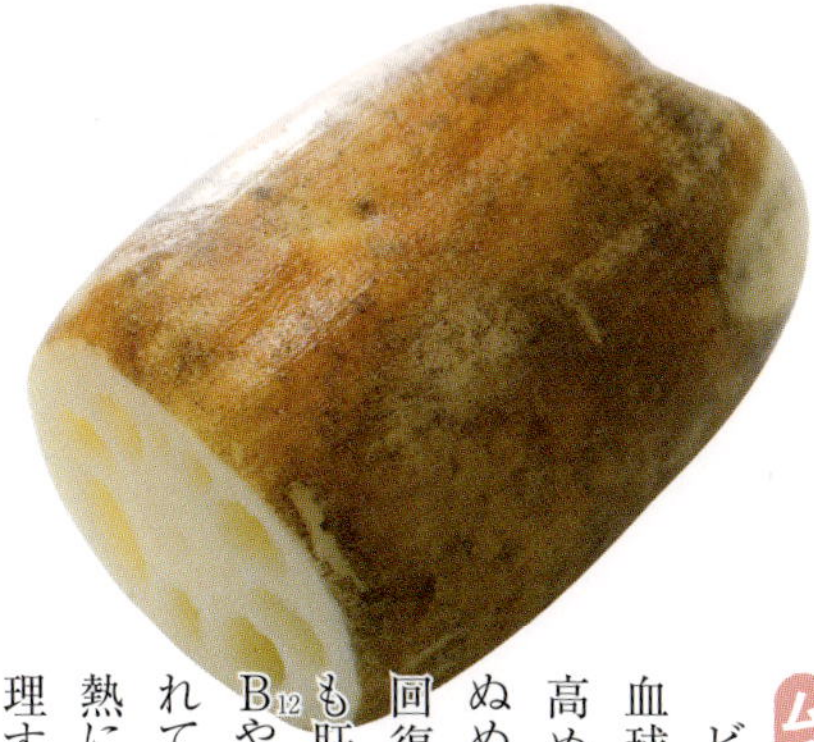

注目の栄養素

- ビタミンC
- タンニン
- ムチン

ビタミンCが豊富で、白血球を強化し、免疫力を高める効果があります。ぬめり成分ムチンも体力回復に役立ちます。他にも肝機能を高めるビタミンB_{12}や食物繊維が多く含まれています。ビタミンCは熱に弱いので、短時間で調理するのが理想です。

海藻由来の食物繊維ががん細胞の成長を防ぐ

寒天

ミネラルバランスも抜群

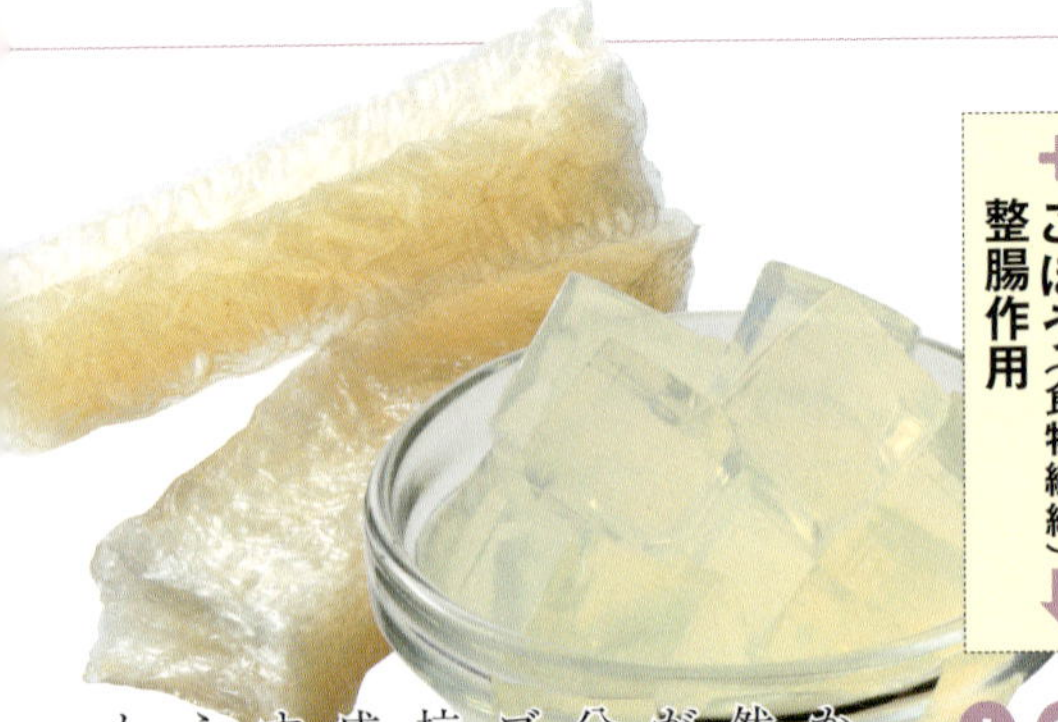

抗がんポイント

＋ごぼう（食物繊維）
↓
整腸作用

■注目の栄養素

食物繊維
カリウム

海藻の一種である天草から作られる寒天には天然のミネラルと食物繊維が豊富。その食物繊維が分解されるとアガロオリゴ糖という物質になり、抗酸化作用やがん細胞の成長を防ぐ働きをします。さらに腸内環境を整えて免疫力を高める役割も果たします。

フコイダンががん細胞を死滅させる

昆布

アルギン酸とダブルで抗がん

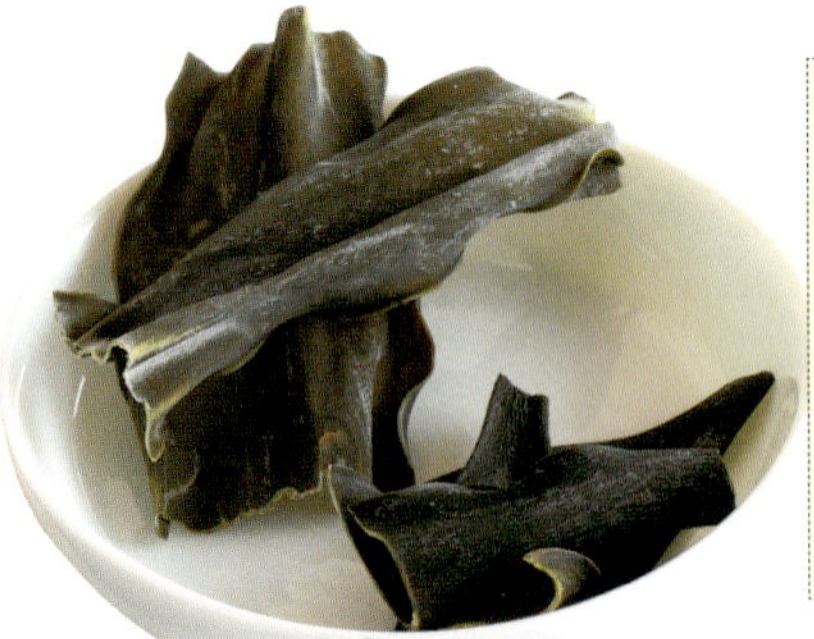

抗がんポイント

● 出汁を取った後も捨てずに食べる

■注目の栄養素

フコイダン
アルギン酸

海藻類に共通して多く含まれる抗がん成分が、フコイダン。フコイダンにはがん細胞を死滅させる働きや、増殖を防ぐ効果があるうえ、免疫力を高める働きもあります。また、ぬめり成分であるアルギン酸も、抗がん作用やコレステロール値の低下に役立ちます。

海藻

天然のミネラルがたっぷり

のり

体内で塩分のバランスを整える

抗がんポイント

＋貝類（タウリン）➡肝機能UP

■注目の栄養素

カリウム

カルシウム

ヨウ素

β-カロテン

低カロリーで食物繊維、ミネラルが豊富な海藻類は毎日食べたい食材です。各種ビタミン類も豊富で、摂りすぎた塩分を排出する働きがあります。のりには特にβ-カロテンが豊富で、抗がんにも役立ちます。

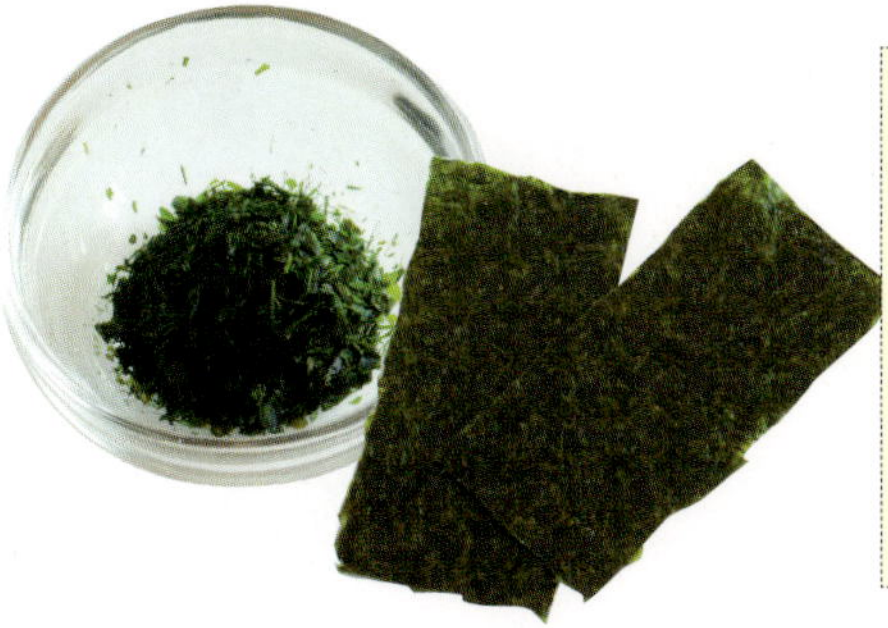

豊富なフコイダンで免疫力を強化

ひじき

血液の循環をスムーズに

抗がんポイント

＋大豆（イソフラボン）➡抗がん力UP

■注目の栄養素

フコイダン

β-カロテン

海藻類のひじきにも、がん細胞の増殖を抑えるフコイダンが含まれています。その他、カリウムやマグネシウム、鉄などミネラルも豊富で、血液循環をよくする働きがあります。食物繊維も多く、腸内環境を整えて、免疫力を強化する効果もあります。

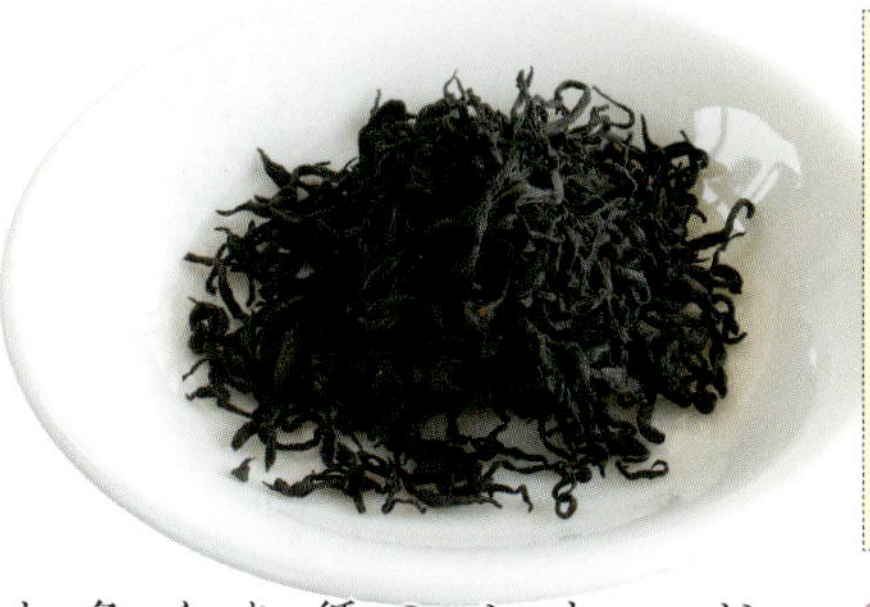

海藻類の中でもフコイダンが飛び抜けて多い

めかぶ

アルギン酸も抗がんに作用

抗がんポイント

＋青魚（ビタミンＤ）↓クエン酸回路をスムーズに

■注目の栄養素

フコイダン

アルギン酸

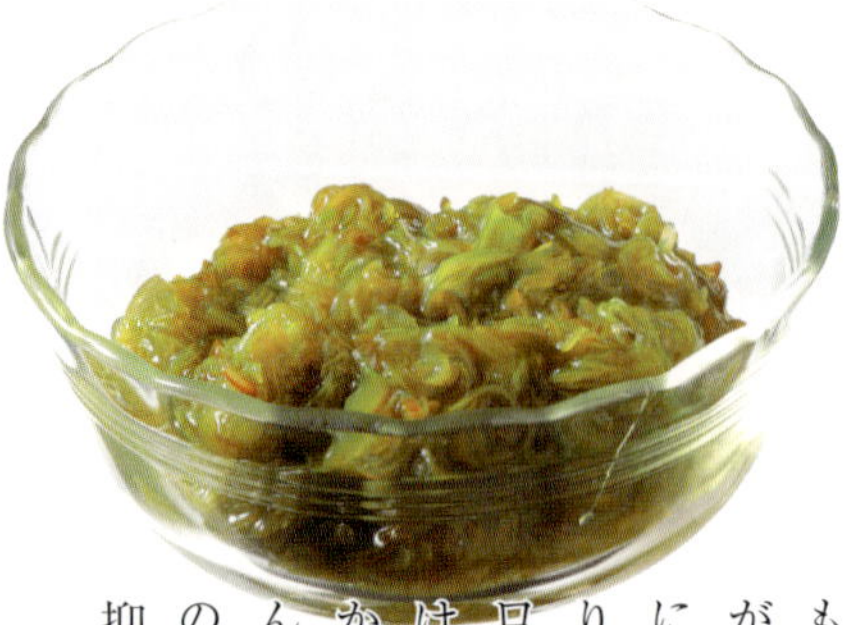

めかぶは海藻類の中でもフコイダンとアルギン酸が極めて豊富。フコイダンにはがん細胞を抑制したり、細胞からインターフェロンをつくり免疫力を助ける働きがあることがわかっています。同じく抗がん作用のあるアルギン酸との相乗効果でがん細胞を抑制します。

がん細胞を自滅（アポトーシス）させるフコイダン

もずく

味付けなしのものを選ぶ

このがんに効く！

- 大腸がん
- がん（すべて）

■注目の栄養素

フコイダン

カルシウム

鉄

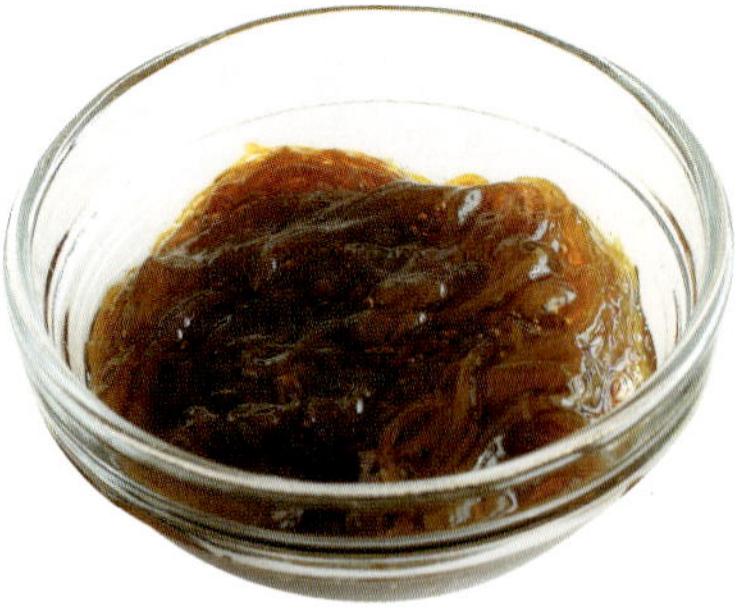

もずくのヌルヌル成分に含まれるフコイダンには、正常細胞をより強化する他、がん細胞のＤＮＡを破壊して自滅（アポトーシス）を誘導する働きがあります。市販されているもずく酢のタレは塩分が多いので、味付けは酢で行う。

β-カロテンとフコイダンとアルギン酸で抗がん

わかめ

抗がん成分が3つもある

抗がんポイント
＋たけのこ（食物繊維）
↓大腸がん予防

注目の栄養素
β-カロテン
フコイダン
アルギン酸

昆布と同じく、わかめにもフコイダンとアルギン酸が多く含まれています。さらにβ-カロテンも豊富で、3つの成分が抗がんに効果を発揮します。その他、体内のミネラルバランスを整える働きがあるカロテンなど、栄養価に富んだ食材です。

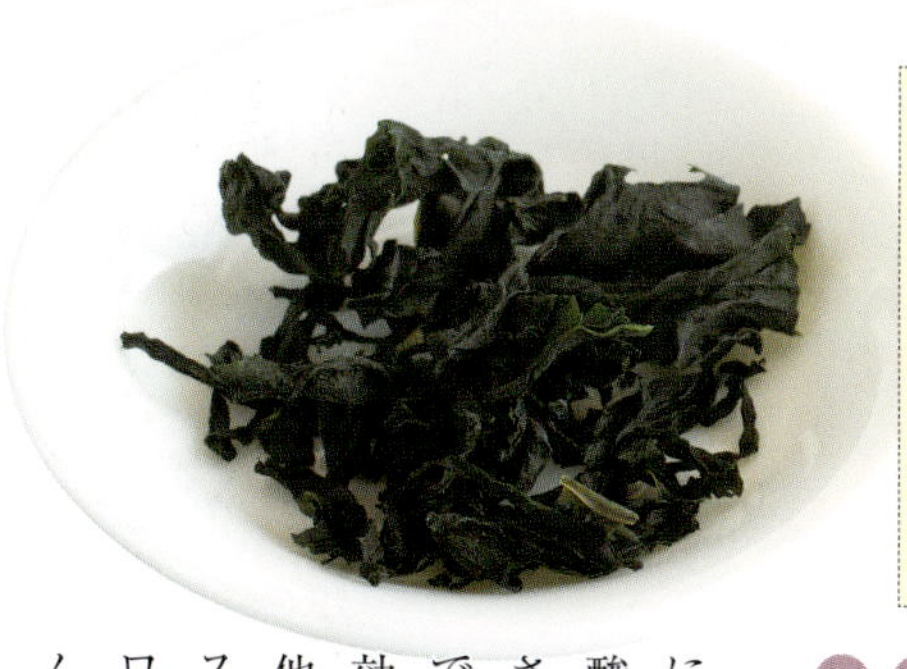

精白米の20倍の食物繊維が腸管免疫に働きかける

大麦

抗がん効果のあるβ-グルカンも豊富

抗がんポイント
＋納豆（ビタミンE）
↓抗酸化力UP

注目の栄養素
食物繊維
β-グルカン

大麦には精白米の20倍近い食物繊維が含まれています。食物繊維は腸内環境を善玉菌優勢の状態にして、免疫力を高める働きがあります。さらに抗がん作用のあるβ-グルカンも豊かで、FDA（アメリカ食品医薬局）は大麦によるコレステロール値低下作用を認めています。

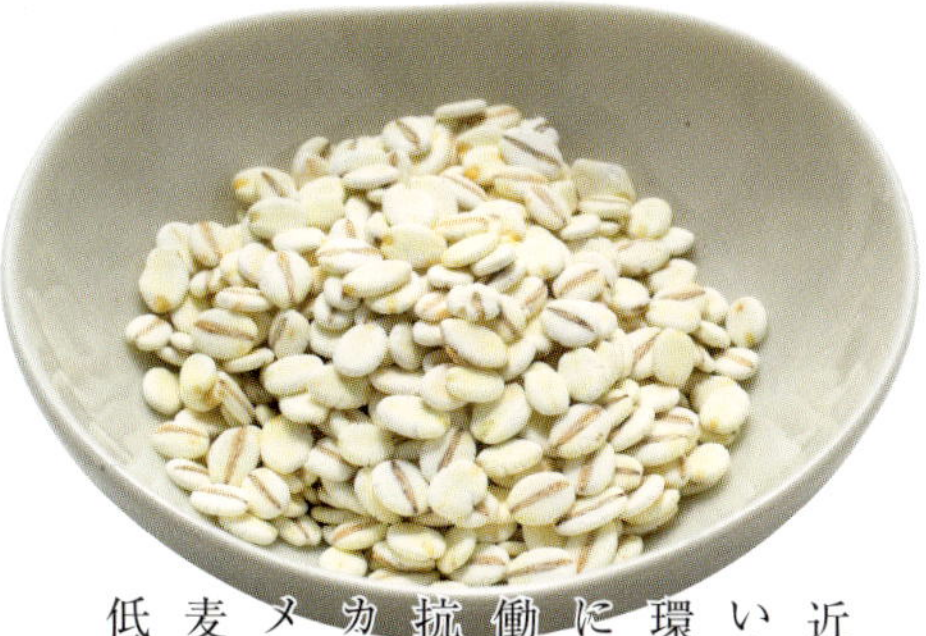

古くから漢方薬として重宝されてきた

ハトムギ

イボ取り作用や、抗がんに効果

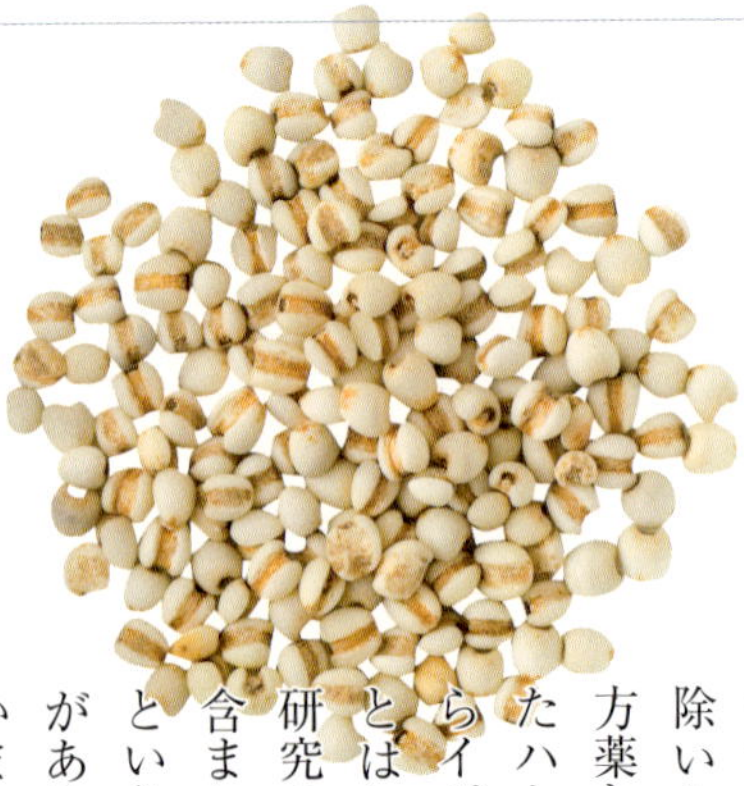

抗がんポイント

● お茶にして毎日飲み続けることで免疫力UP

■注目の栄養素

コイクセノリド

中国では「ヨクイニン（ハトムギの種皮を取り除いたもの）」という漢方薬として用いられてきたハトムギには、古くからイボ取り作用があることは知られていました。研究の結果、ハトムギに含まれるコイクセノリドという物質に抗がん作用があることが報告されています。

糖質・脂質・たんぱく質の代謝をスムーズに

そば

そば湯は塩分に注意

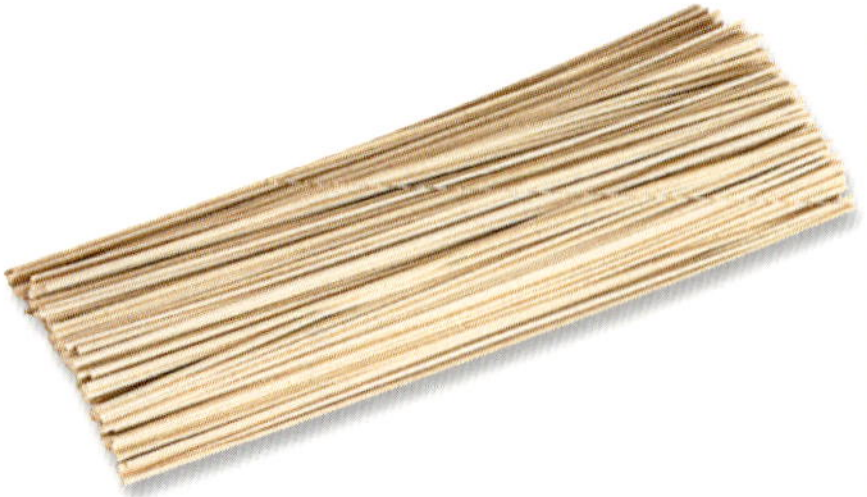

抗がんポイント

＋海藻類⬇コレステロール低下

■注目の栄養素

ビタミンB_1

ビタミンB_2

ルチン

クエン酸回路をスムーズにするビタミンB_1と3大栄養素（糖質・脂質・たんぱく質）の代謝を助けるビタミンB_2を多く含み、がん予防に一定の効果があります。そばの栄養素は水に溶けやすいので、そば湯やそば茶を飲むと効果的ですが、塩分に注意。

胚芽ががん細胞を抑制する

玄米

抗酸化物質リグナンやフィチンも豊富

抗がんポイント
＋緑黄色野菜（ビタミンC）
↓抗がん力UP

■注目の栄養素
ビタミンB群
リグナン
フィチン

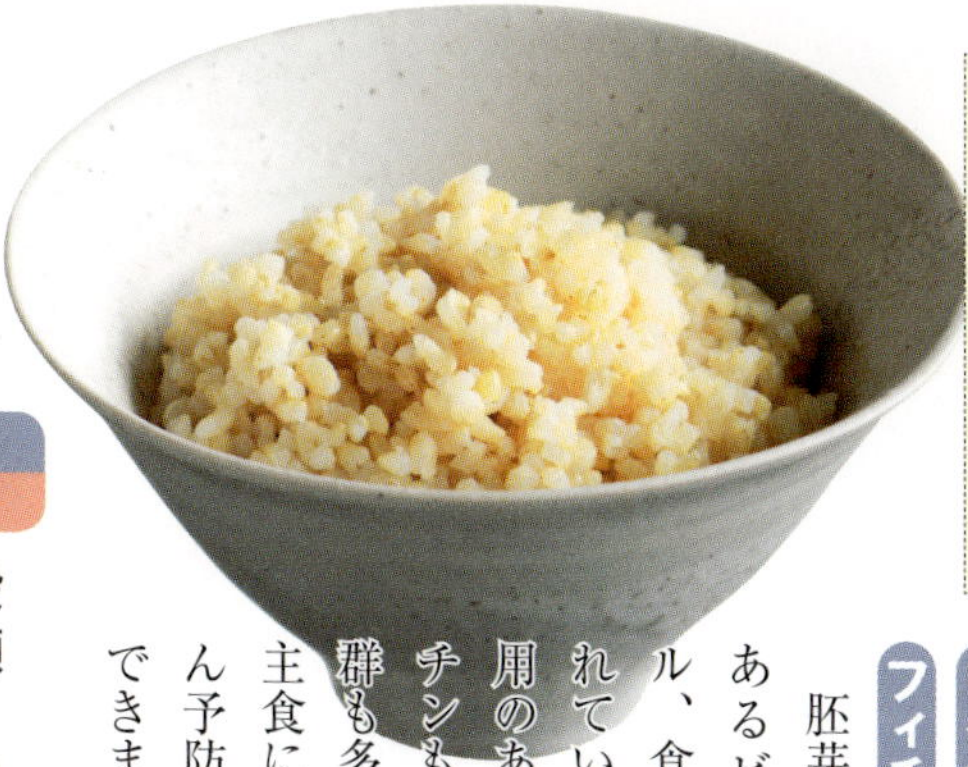

胚芽には抗がん作用のあるビタミンやミネラル、食物繊維が多く含まれているうえ、抗酸化作用のあるリグナンやフィチンも豊富。ビタミンB群も多く、玄米を毎日の主食に加えることで、がん予防やがん抑制に期待できます。

野菜・果物の中でビタミンCが最も多い

アセロラ

レモンの10倍以上のビタミンC

抗がんポイント
＋ナッツ類（ビタミンE）
↓がん予防効果UP

■注目の栄養素
ビタミンC
ビタミンA
マグネシウム

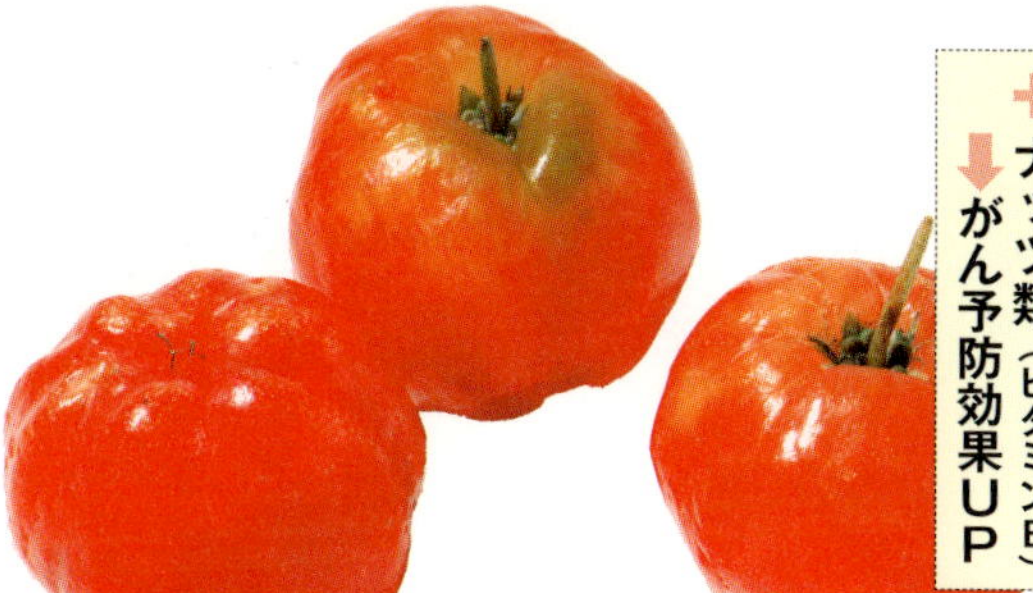

ビタミンCが飛び抜けて多いのが特徴。その含有量はレモンの10倍以上にもなります。大量のビタミンCが活性酸素を抑え発がん物質の生成を防ぎます。ビタミンAもにんじんに匹敵するほどで、毎日のジュースに入れて飲むのが理想的です。

ビタミンEでがんをブロック

アボカド

脂質が多いのにヘルシー

抗がんポイント

＋レモン⬇抗酸化力UP

■注目の栄養素

- ビタミンE
- カリウム
- ビタミンB群

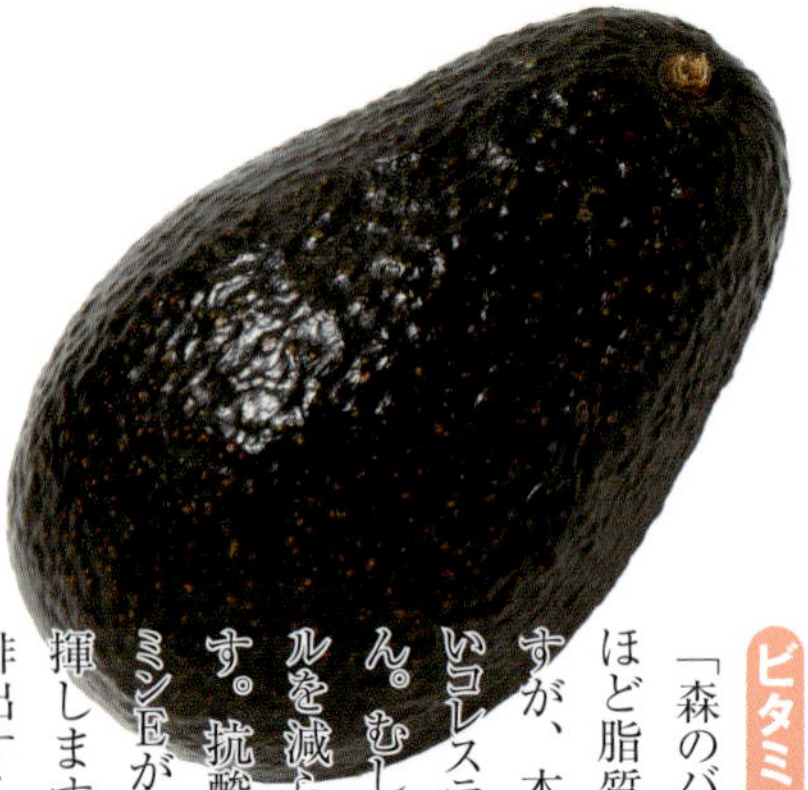

「森のバター」と呼ばれるほど脂質の多いアボカドですが、本物のバターとは違いコレステロールを含みません。むしろ悪玉コレステロールを減らす働きがあります。抗酸化作用が強いビタミンEが抗がんに効果を発揮します。余分な塩分を排出するカリウムも豊富。

アントシアニンが活性酸素を除去

いちご

ビタミンCもたっぷり

抗がんポイント

● ビタミンCの損失を防ぐためにヘタを付けたまま洗う

■注目の栄養素

- アントシアニン
- ペクチン
- ビタミンC

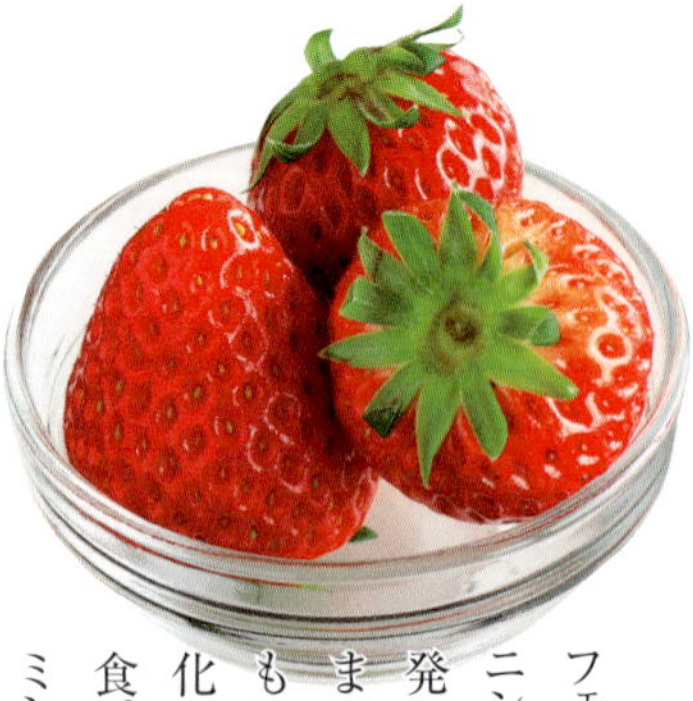

赤い色に含まれるポリフェノールの一種アントシアニンは抗酸化力が強く、発がん物質の生成を抑えます。加えてビタミンCも豊富で、ダブルの抗酸化力を発揮します。生で食べるため、熱によるビタミンCの損失が少ないもの利点です。

果物

カリウム、ペクチンが一度に摂れる

いちじく

食物繊維ペクチンが大腸がんに有効

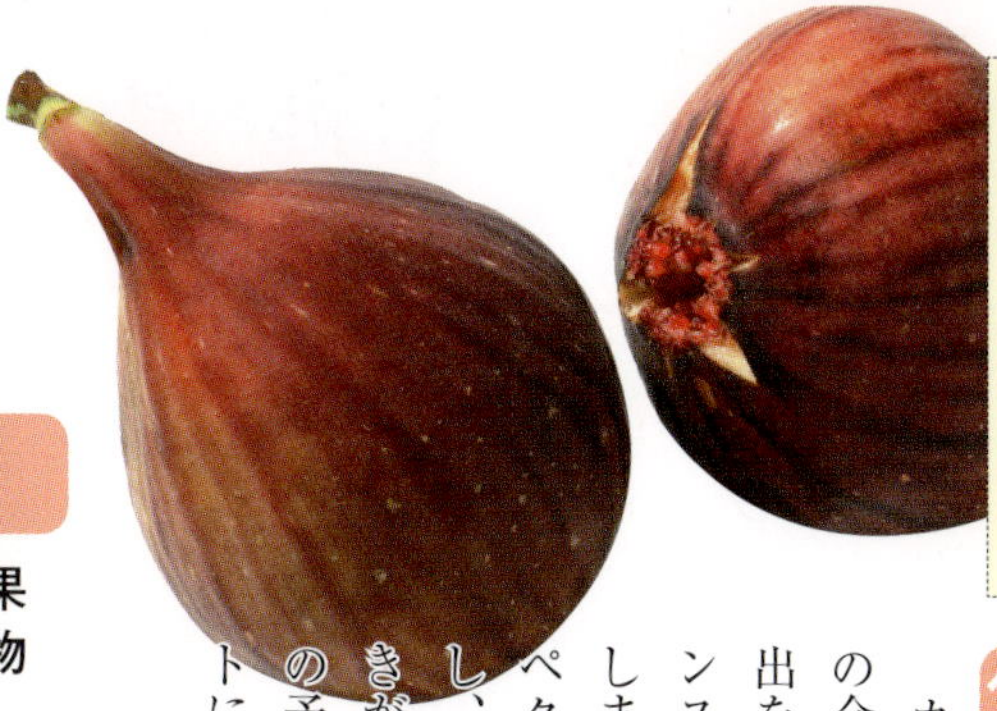

このがんに効く！

- 大腸がん
- がん（すべて）

■注目の栄養素

カリウム
ペクチン

カリウムが多く、体内の余分なナトリウムの排出を促し、ミネラルバランスを整えてがんを予防します。食物繊維の一種ペクチンには便通を改善し、腸内環境を整える働きがあるため、大腸がんの予防に効果的。デザートにおすすめです。

クエン酸が強力な殺菌作用を発揮

梅

胃がんの原因となるピロリ菌を撃退

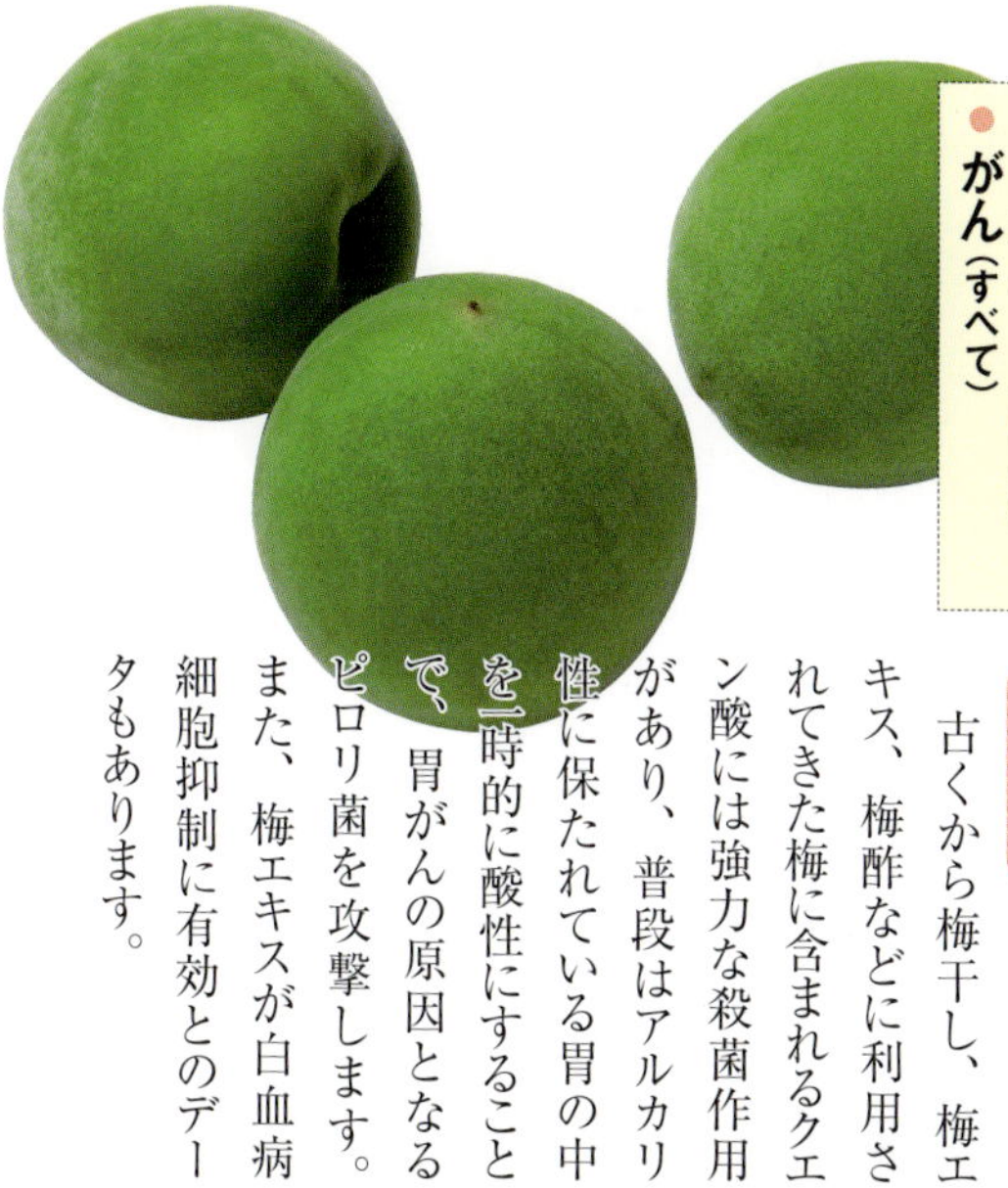

このがんに効く！

- 胃がん
- 白血病
- がん（すべて）

■注目の栄養素

クエン酸

古くから梅干し、梅エキス、梅酢などに利用されてきた梅に含まれるクエン酸には強力な殺菌作用があり、普段はアルカリ性に保たれている胃の中を一時的に酸性にすることで、胃がんの原因となるピロリ菌を攻撃します。また、梅エキスが白血病細胞抑制に有効とのデータもあります。

渋み成分とβ-カロテンの相乗効果でがんを予防

柿

ビタミンCはみかんの2倍

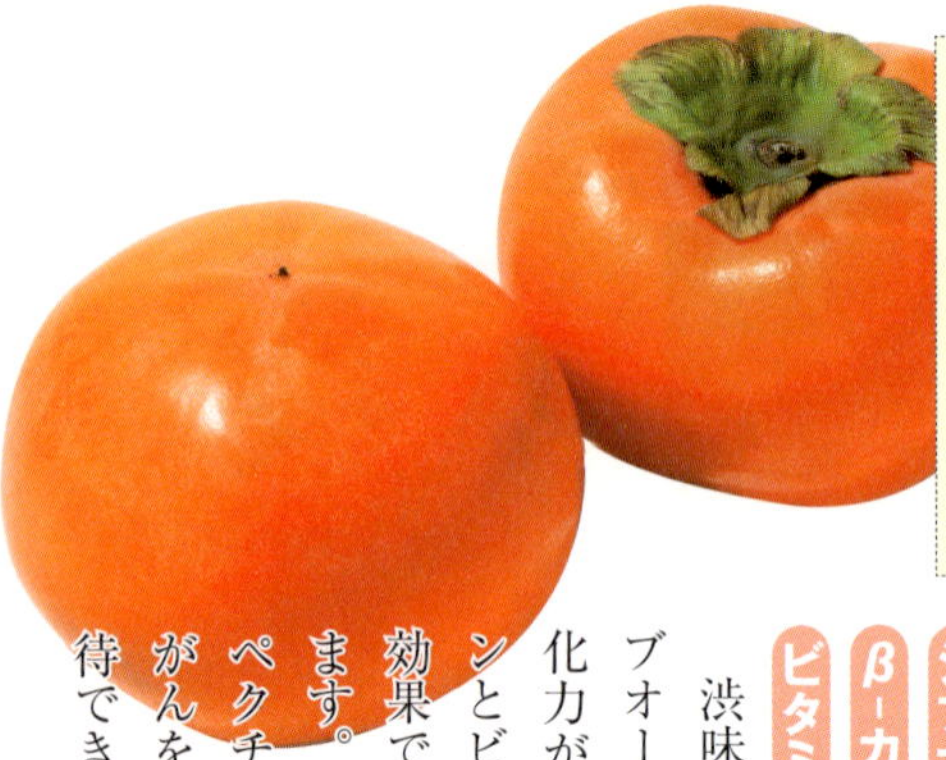

このがんに効く！

- 大腸がん
- がん（すべて）

■注目の栄養素

タンニン　シブオール　β-カロテン　ビタミンC

渋味成分タンニンとシブオールには強力な抗酸化力があり、β-カロテンとビタミンCとの相乗効果でがん予防に役立ちます。水溶性の食物繊維ペクチンも豊富で、大腸がんを予防する働きに期待できます。

活性酸素を無毒化する2種類の成分を含む

キウイフルーツ

食物繊維とビタミンCがたっぷり

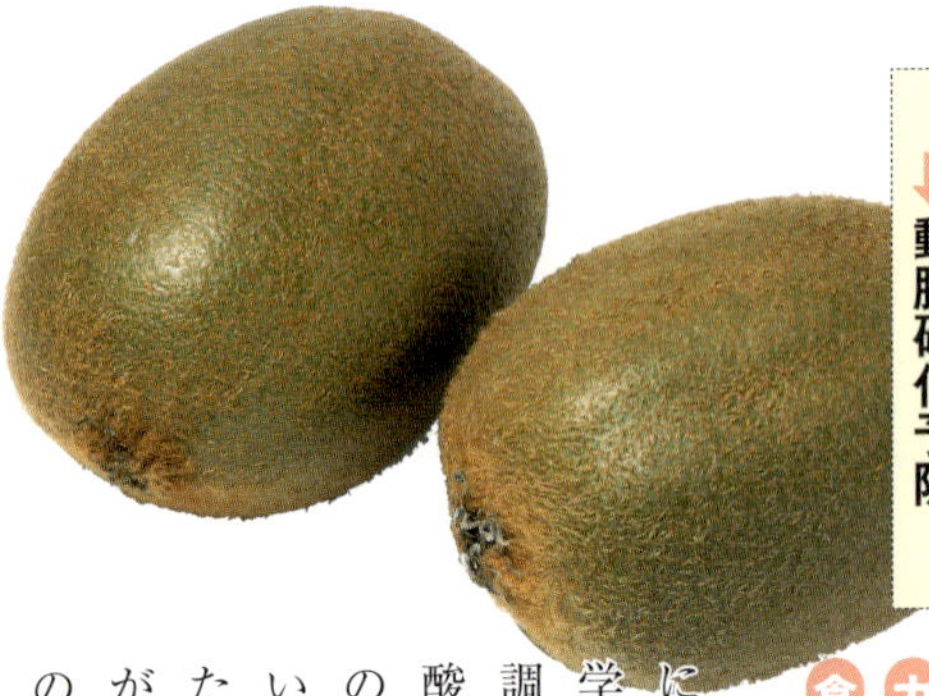

このがんに効く！

＋種実類（ビタミンE）

↓

動脈硬化予防

■注目の栄養素

ビタミンC　カリウム　食物繊維

ビタミンCと食物繊維に富む食材です。東北大学の大久保一良教授らの調査で、キウイには活性酸素を無毒化する2種類の抗酸化物質が含まれていることがわかりました。たんぱく質分解酵素が含まれるので、肉料理の消化吸収を助けます。

果物

クエン酸ががん予防に効果を発揮

グレープフルーツ

果実と皮の間に食物繊維が豊富

抗がんポイント

● ジュースにするときは皮ごと使う（無農薬）

■注目の栄養素

ビタミンC
クエン酸
ナリンギン

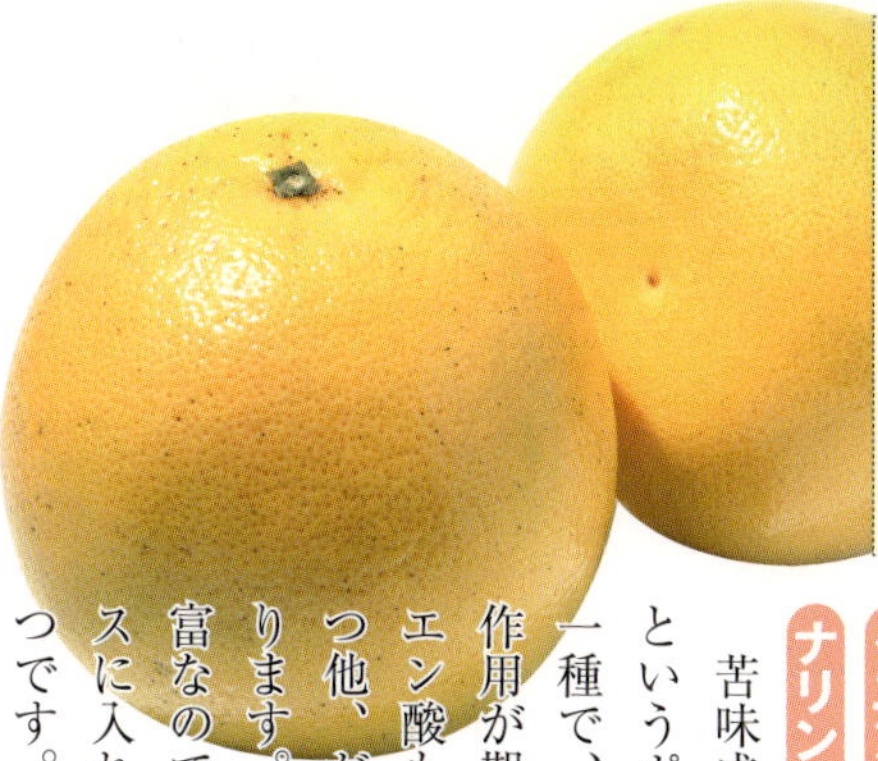

苦味成分はナリンギンというポリフェノールの一種で、抗酸化と抗がん作用が期待できます。クエン酸も疲労回復に役立つ他、がん予防につながります。ビタミンCも豊富なので、毎日のジュースに入れたい食材のひとつです。

抗酸化物質アントシアニンでがんを防ぐ

さくらんぼ

ビタミンやミネラルのバランスが抜群

抗がんポイント

● 皮ごと食べてポリフェノールを摂る

■注目の栄養素

アントシアニン
カリウム

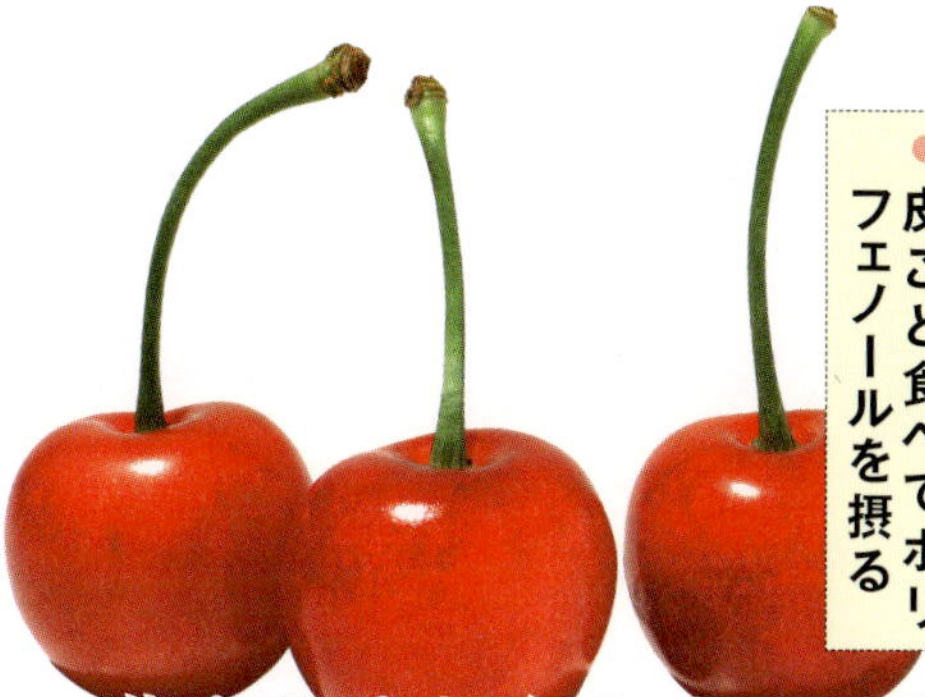

カリウムの他、鉄やリン、β-カロテン、ビタミンB_1、B_2、Cなどをまんべんなく含んでいます。赤い色はアントシアニンというポリフェノールの一種で、体内で活性酸素の発生を制御するため、動脈硬化を予防し、抗がん作用もあります。

緑茶の5倍のポリフェノール

ざくろ

抗酸化作用のあるタンニン類が豊富

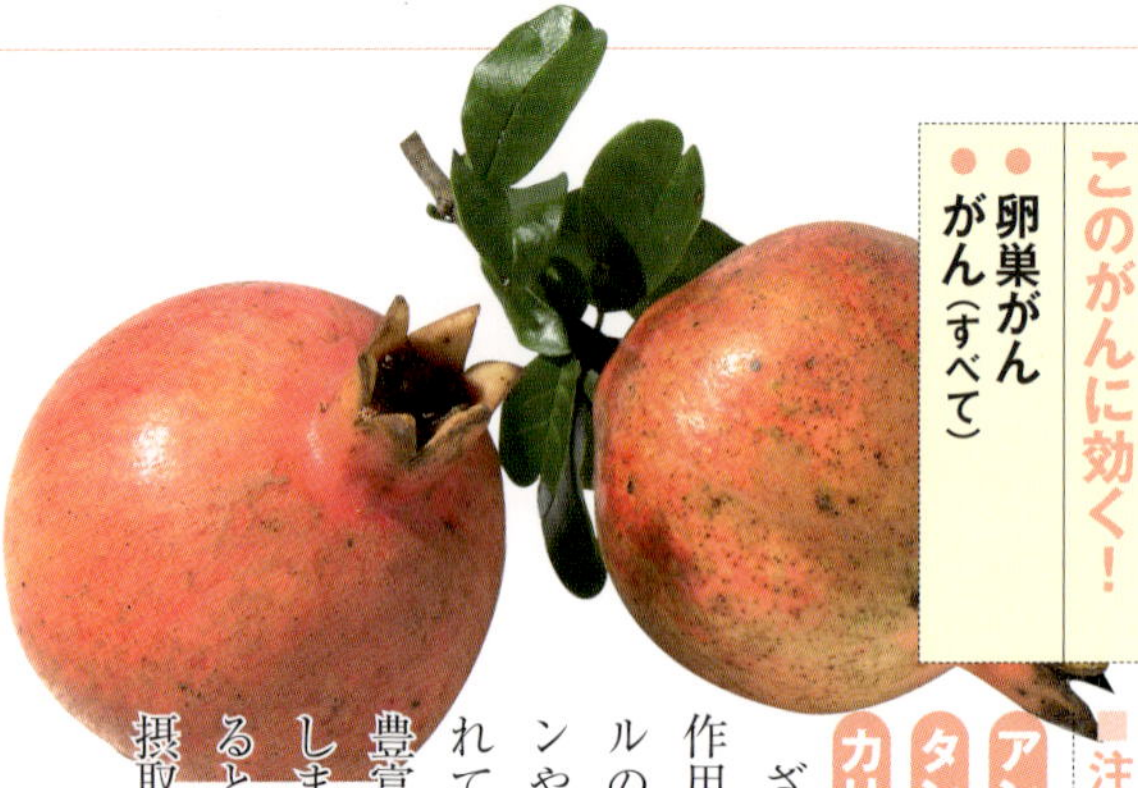

このがんに効く！

- 卵巣がん
- がん（すべて）

■注目の栄養素

アントシアニン
タンニン
カリウム

ざくろには強い抗酸化作用のあるポリフェノールの一種、アントシアニンやタンニンが多く含まれています。カリウムも豊富で老廃物の排泄を促します。ジュースに加えると効率よく栄養成分を摂取することができます。

シトルリンが血液をサラサラに

すいか

トマトよりもリコピンが豊富

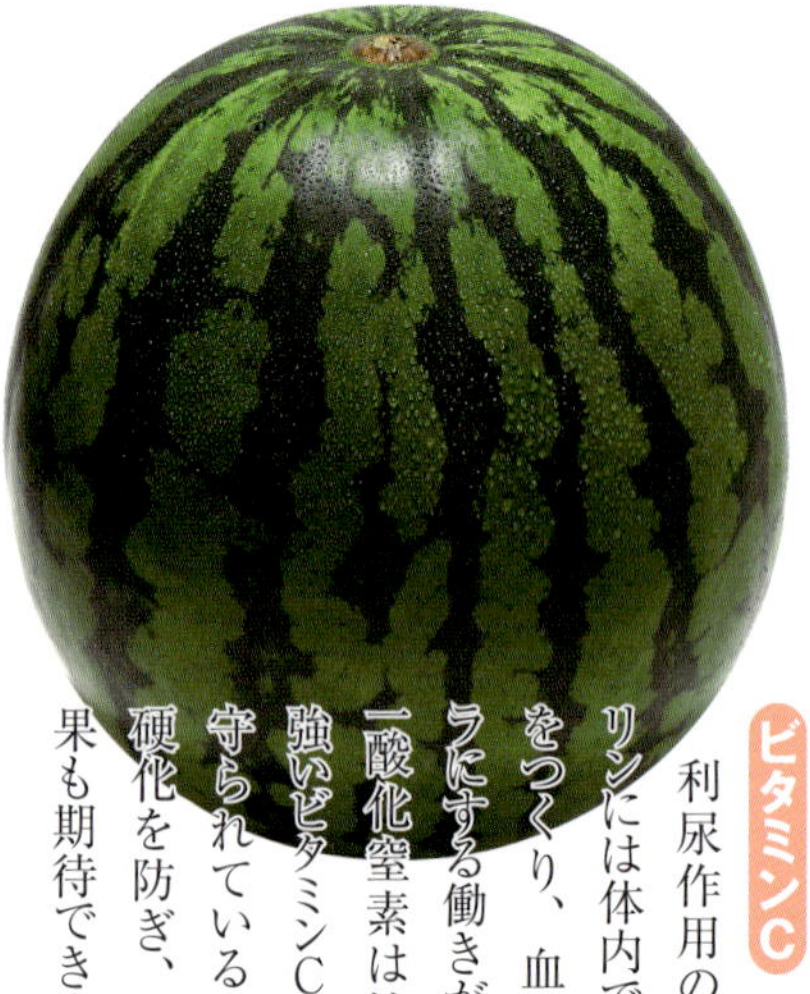

抗がんポイント

＋大豆→良質なたんぱく質を補う

■注目の栄養素

シトルリン
カロテン
ビタミンC

利尿作用のあるシトルリンには体内で一酸化窒素をつくり、血液をサラサラにする働きがあります。一酸化窒素は抗酸化力の強いビタミンCやカロテンに守られているため、動脈硬化を防ぎ、がん抑制効果も期待できます。

果物

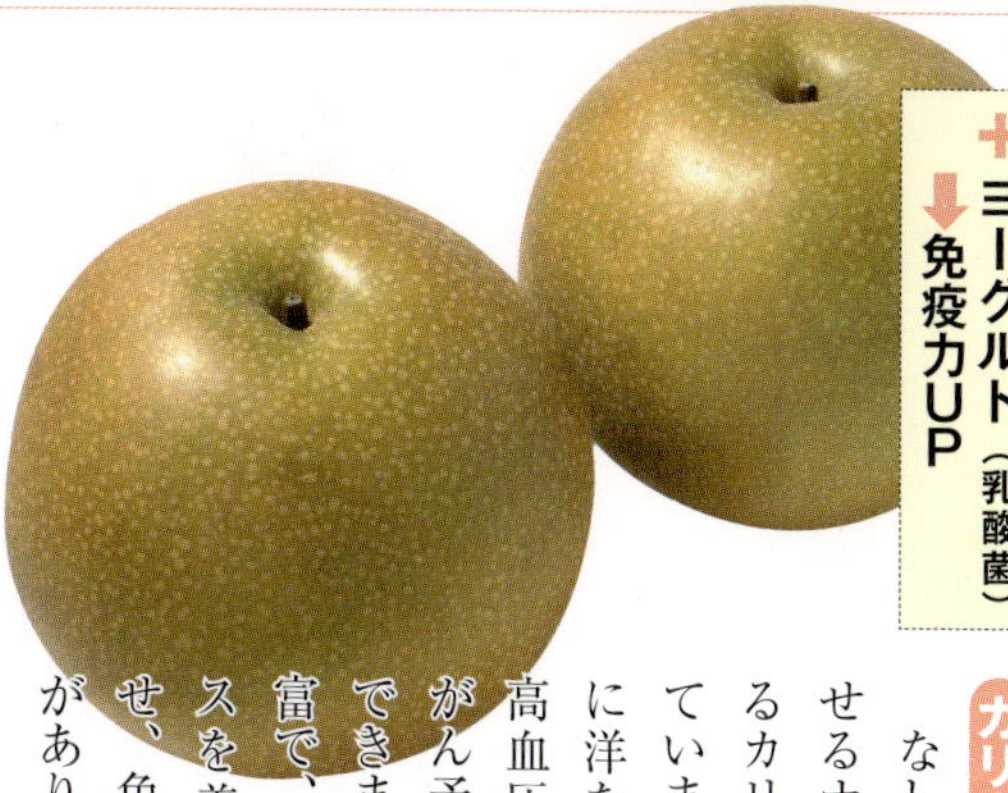

カリウムが余分な塩分を排出してくれる

なし

食物繊維が腸内環境を整える

抗がんポイント

＋ヨーグルト（乳酸菌）

↓

免疫力UP

■注目の栄養素

カリウム

なしには血圧を上昇させるナトリウムを排出するカリウムが多く含まれています。カリウムは特に洋なしに多く含まれ、高血圧を防ぐとともに、がん予防にも効果が期待できます。食物繊維も豊富で、腸内細菌のバランスを善玉菌優勢に傾かせ、免疫力を高める働きがあります。

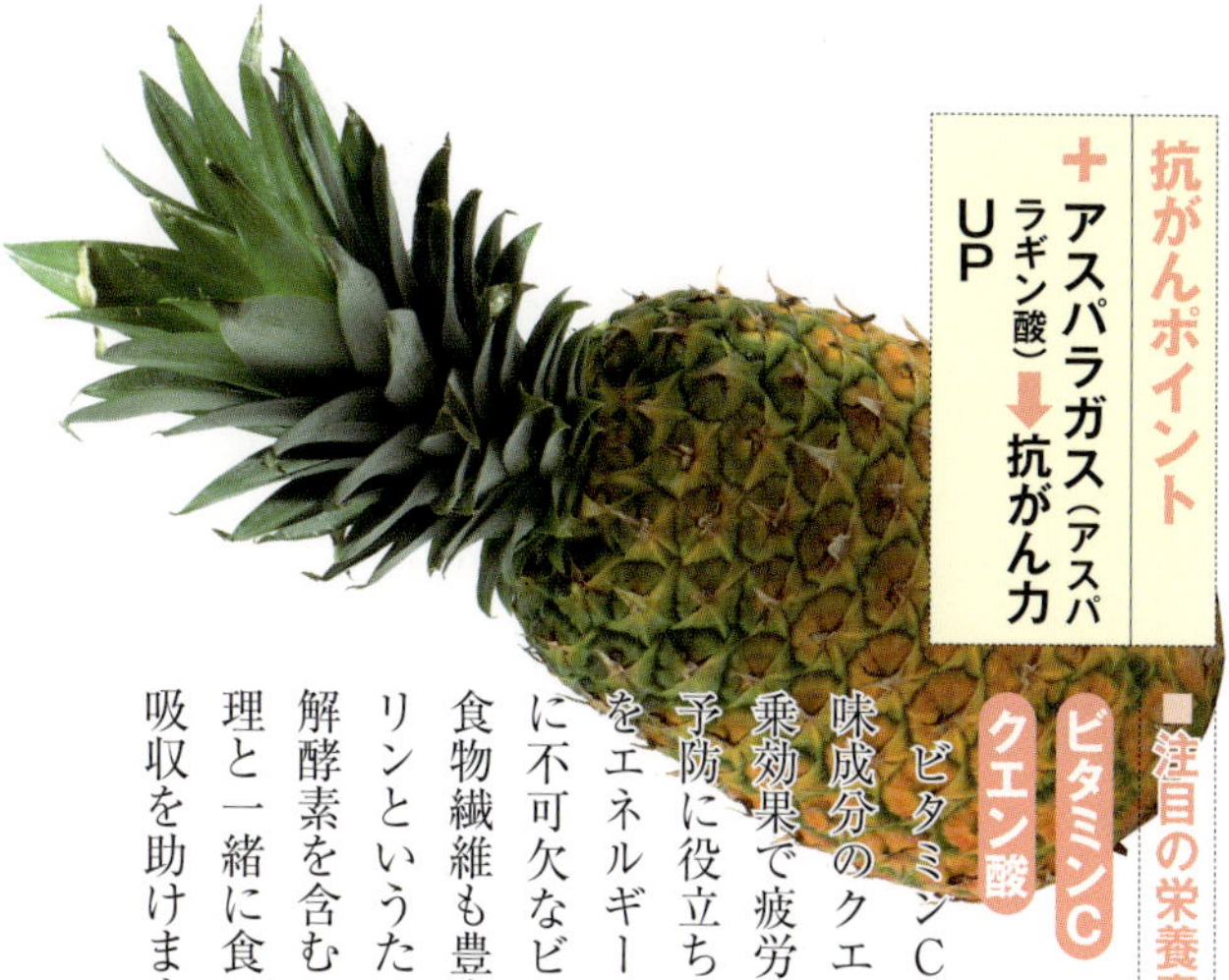

クエン酸で疲労回復とがん予防

パイナップル

肉料理の消化を助ける

抗がんポイント

＋アスパラガス（アスパラギン酸）

↓

抗がん力UP

■注目の栄養素

ビタミンC

クエン酸

ビタミンCが多く、酸味成分のクエン酸との相乗効果で疲労回復やがん予防に役立ちます。糖質をエネルギーにするために不可欠なビタミンB_1や食物繊維も豊富。プロメリンというたんぱく質分解酵素を含むので、肉料理と一緒に食べると消化吸収を助けます。

イソチオシアネートが発がん物質を無毒化する

パパイヤ

果物の中でも解毒作用が飛び抜けて高い

このがんに効く！

- すい臓がん
- 肝臓がん

■注目の栄養素

イソチオシアネート

パパイン

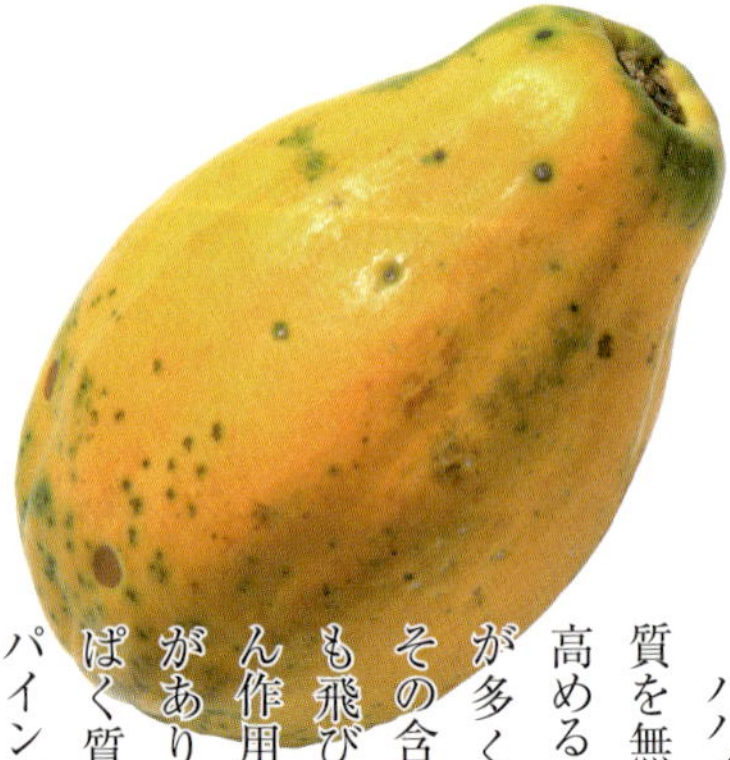

パパイヤには、発がん物質を無毒化し、抵抗力を高めるイソチオシアネートが多く含まれています。その含有用は果物の中でも飛び抜けており、抗がん作用があるという報告があります。また、たんぱく質分解酵素であるパパインがすい臓の負担を軽減します。

免疫力を高めてがん細胞を撃退

バナナ

エネルギー補給と腸の掃除が一度にできる

抗がんポイント

- 酸化を防ぐために食べる直前に皮をむく

■注目の栄養素

ペクチン

β-カロテン

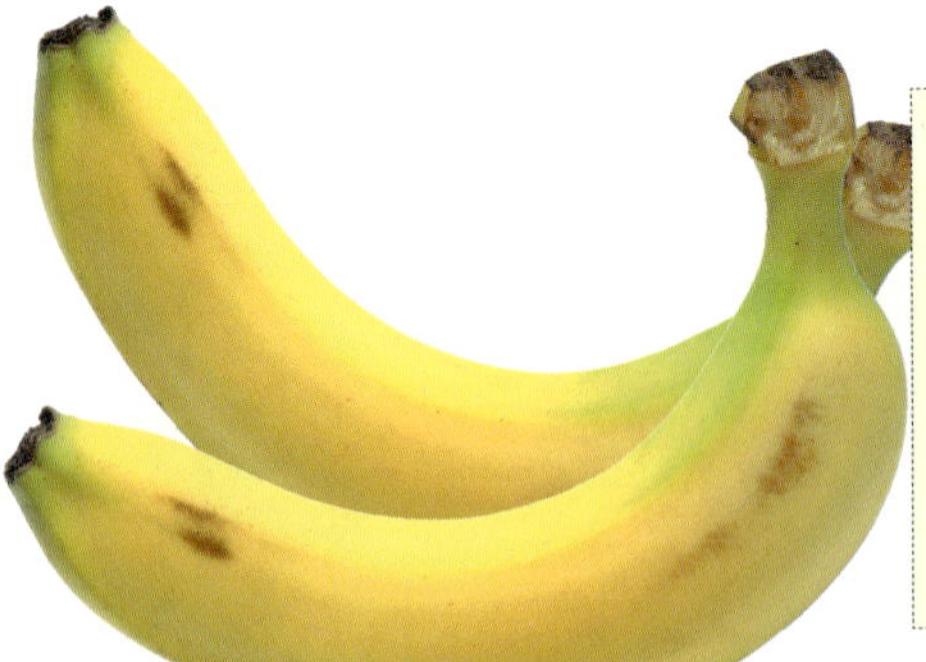

果糖など、体内ですみやかにエネルギーに変わる糖を多く含みます。食物繊維が豊富で、腸の掃除をするとともに、オリゴ糖がビフィズス菌などのエサとなり、善玉菌を増やして免疫力を高めます。他にも免疫力を高めるメラトニンやTNF活性因子も含みます。

ポリフェノールが抗がんに作用

ぶどう

皮ごと食べて効果を高める

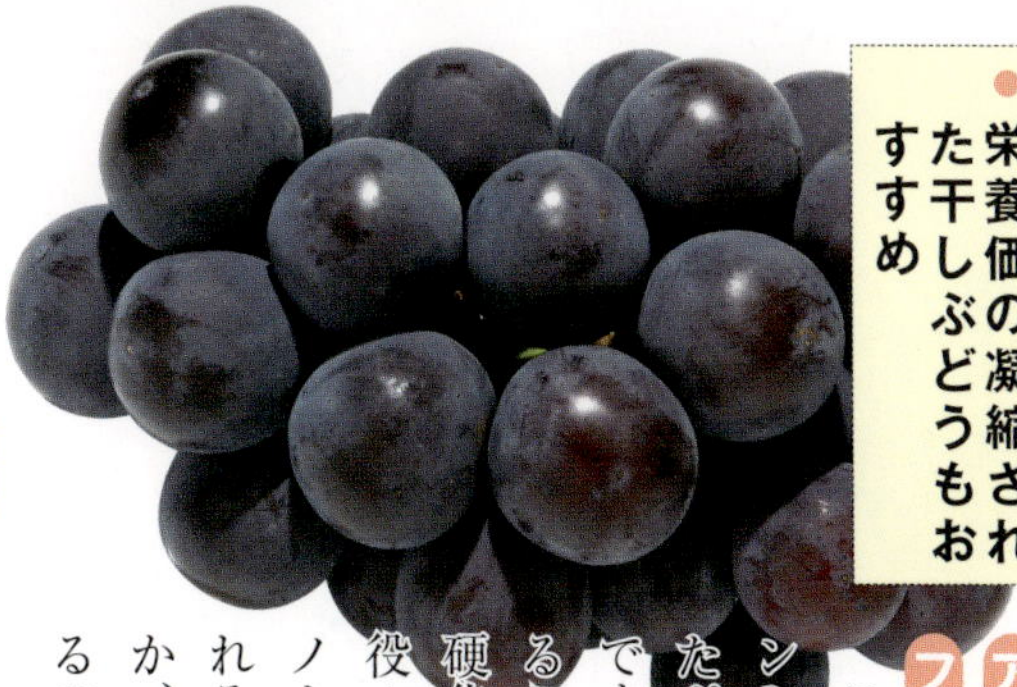

■注目の栄養素

アントシアニン

フラボノイド

抗がんポイント

- 栄養価の凝縮された干しぶどうもおすすめ

ぶどうはアントシアニンやフラボノイドといったポリフェノールが豊富です。強い抗酸化力のあるこれらの物質は、動脈硬化予防や、がん抑制に役立ちます。ポリフェノールの多くは皮に含まれるので、皮ごと食べるか、皮ごとジュースにするのがおすすめです。

抗酸化力の強い物質がぎっしり

ブルーベリー

ビタミンEやビタミンCも摂れる

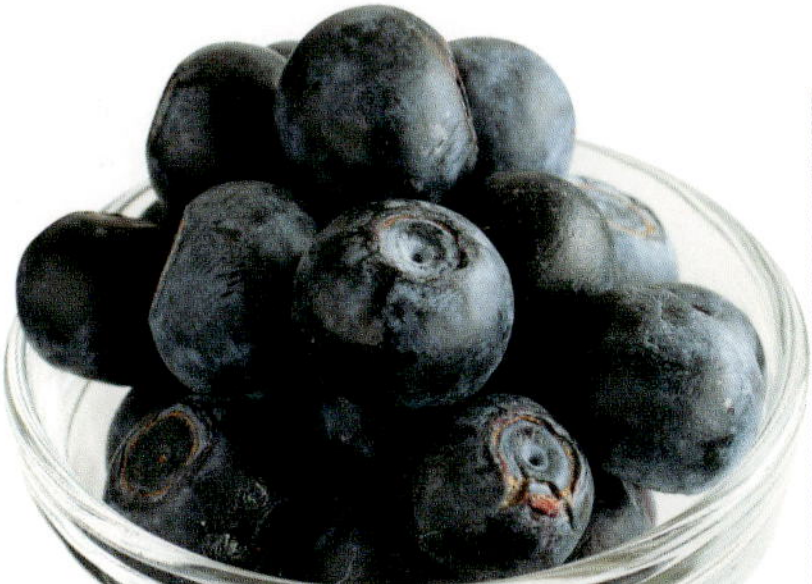

■注目の栄養素

アントシアニン

ビタミンE・C

抗がんポイント

＋ヨーグルト（乳酸菌）

↓免疫力UP

ベリーの青紫の成分アントシアニンには、強い抗酸化作用があり、がんの進行を防ぐ他、視力回復にも役立ちます。同じく抗酸化力の強いビタミンEやCも含むので、抗酸化力は抜群に高いといえます。ジュースの材料にも適しています。

アメリカで「最も**抗酸化力が強い**果物」にランク

プルーン

欧米では「ミラクルフルーツ」と呼ばれる

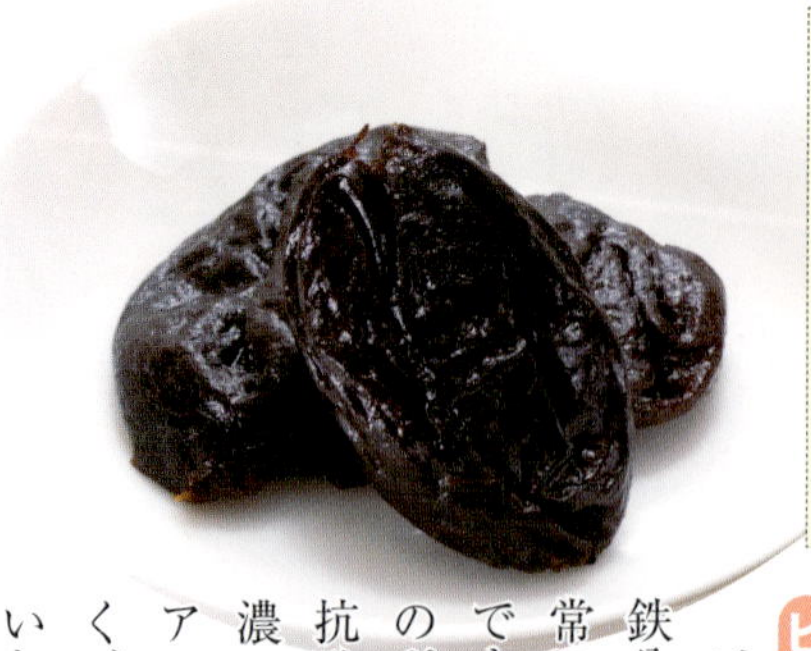

このがんに効く！

- 乳がん
- 甲状腺がん
- がん（すべて）

■注目の栄養素

- アントシアニン
- クロロゲン酸
- ビタミンC

ビタミンやミネラル、鉄分をたっぷり含んだ非常に栄養価に富んだ果物です。クロロゲン酸などのポリフェノールが強い抗酸化力を発揮します。濃い紅色成分のアントシアニンも抗酸化力が強く、特に甲状腺がんによいといわれています。

β-カロテンで活性酸素を除去

マンゴー

熟すほどβ-カロテンが増える

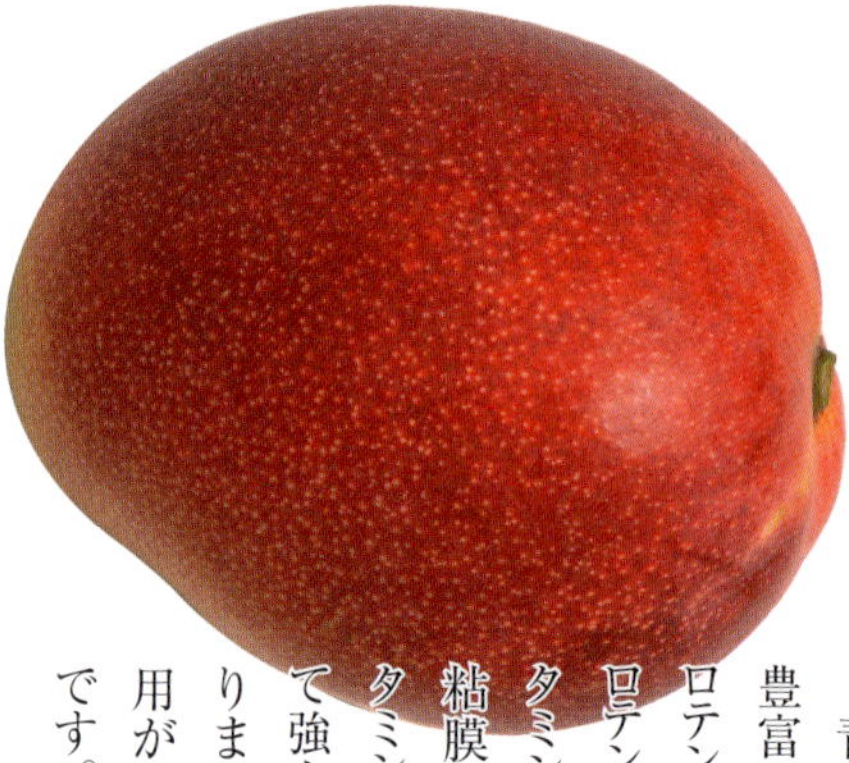

抗がんポイント

- ジャムにして、成分を濃縮させて、抗がん効果UP

■注目の栄養素

- β-カロテン
- ビタミンC

青いうちはビタミンCが豊富で、熟すほどにβ-カロテンが増えます。β-カロテンは必要量が体内でビタミンAに変わって皮膚や粘膜を守るとともに、ビタミンCと相互作用によって強力な抗酸化作用があります。その他、整腸作用が高い食物繊維も豊富です。

ビタミンCとカロテンでがんを防ぐ

メロン

オキシカインが抗酸化物質として注目される

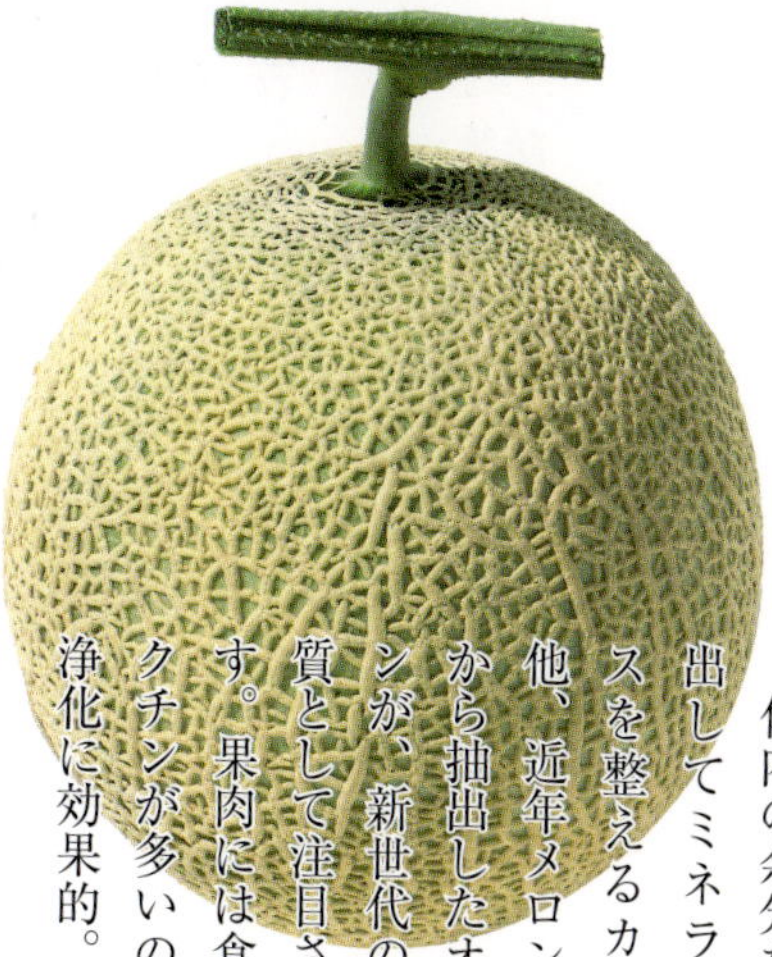

■注目の栄養素

ビタミンC

オキシカイン

抗がんポイント

●栄養素が豊富な皮付近まで食べる

体内の余分な塩分を排出してミネラルバランスを整えるカリウムの他、近年メロンの改良種から抽出したオキシカインが、新世代の抗酸化物質として注目されています。果肉には食物繊維ペクチンが多いので、腸内浄化に効果的。

色によって抗酸化物質が違う

もも

おいしくて抗がん作用もある

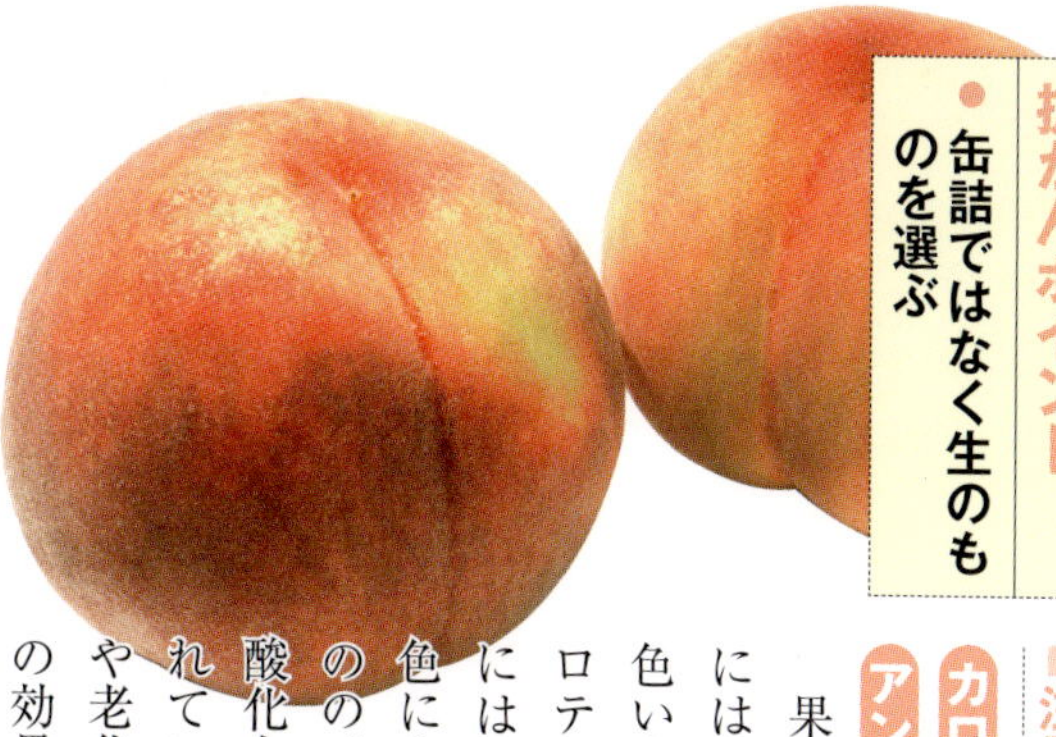

■注目の栄養素

カロテン

アントシアニン

抗がんポイント

●缶詰ではなく生のものを選ぶ

果肉が白いもの（白桃）にはフラボノイド、と黄色いもの（黄桃）にはカロテン、赤いもの（紅桃）にはアントシアニンと、色によって違いはあるものの、それぞれに強い抗酸化力を持つ成分が含まれているため、動脈硬化や老化の予防、がん予防の効果が期待できます。

マウスの実験では発がん率が6割もダウン

りんご

古くから「医者いらず」といわれる

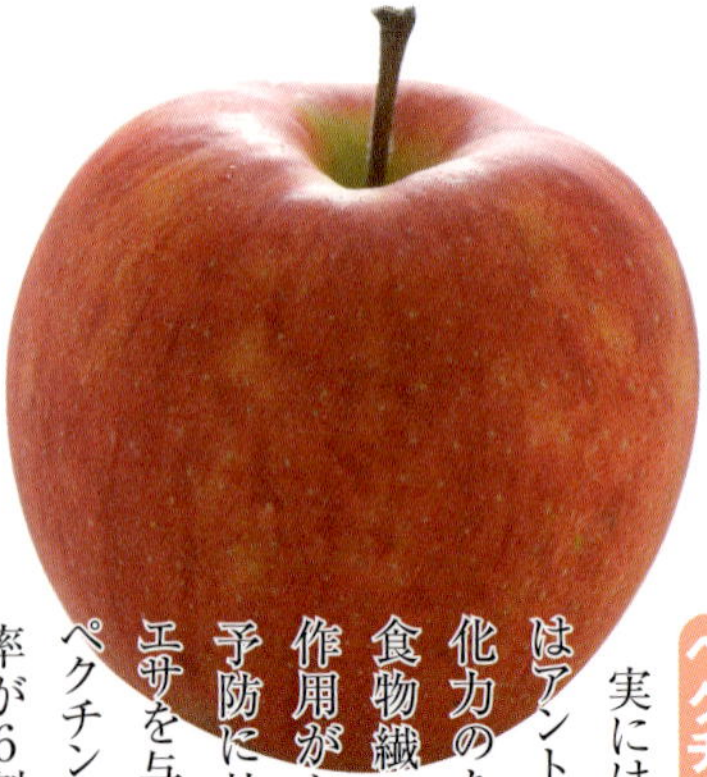

このがんに効く！

- 大腸がん
- がん（すべて）

■注目の栄養素

アントシアニン　ケルセチン　ペクチン

実にはケルセチン、皮にはアントシアニンなど抗酸化力のある成分が豊富。食物繊維ペクチンに整腸作用があるので大腸がん予防に効果的。ふつうのエサを与えたマウスに比べ、ペクチンを与えると発がん率が6割低下したという報告もあります。

クエン酸で免疫力を高め、ビタミンCでがんを防止

レモン

1日2個摂るのが理想的

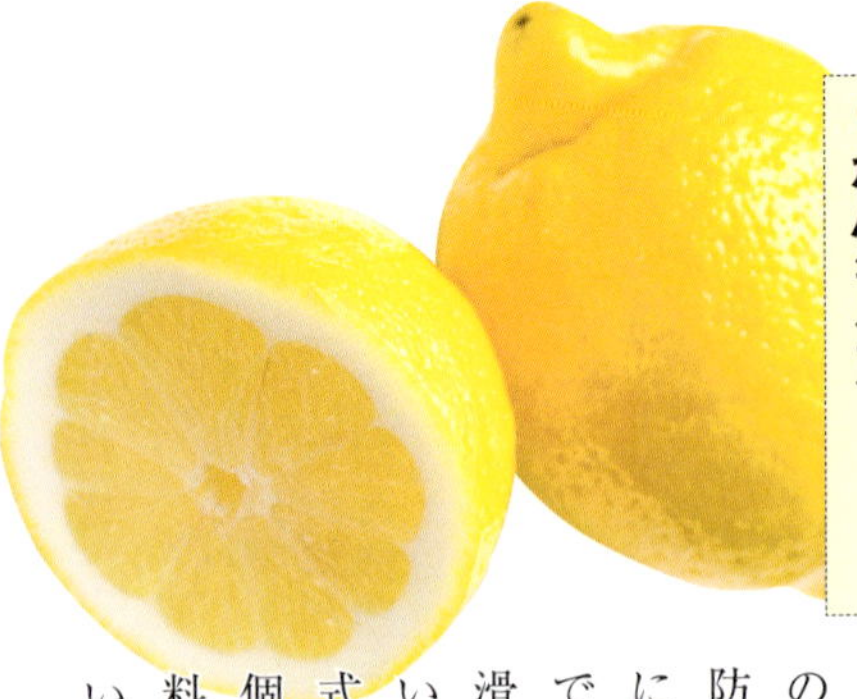

このがんに効く！

- 肝臓がん
- すい臓がん
- 悪性リンパ腫
- がん（すべて）

■注目の栄養素

ビタミンC　クエン酸

非常に強い抗酸化作用のあるレモンは、がん予防に効果的です。人の体に備わった疲労回復機能であるクエン酸回路を円滑にするために欠かせないクエン酸も豊富。済陽式食事療法では、1日2個のレモンをジュースや料理で摂るようすすめています。

血管の材料にもなる「栄養の優等生」

たまご

ブロイラーではなく平飼いが理想

■注目の栄養素

たんぱく質

ビタミンA・B群

カルシウム

抗がんポイント

＋緑黄色野菜（食物繊維・ビタミンC）↓発がん物質を抑制

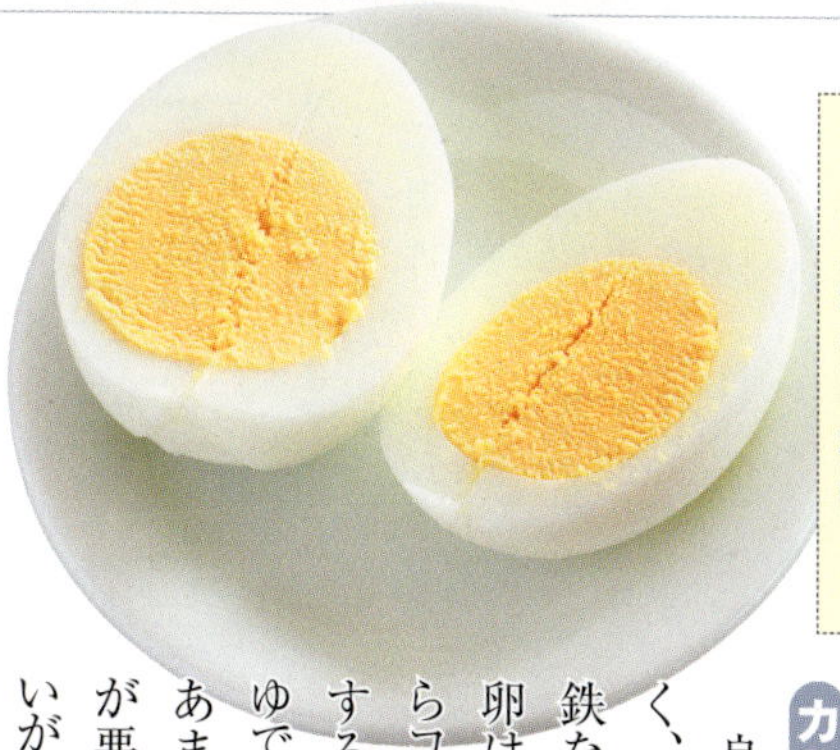

良質なたんぱく質が多く、ビタミンやミネラル、鉄などをバランスよく含む卵は1日1個程度までならコレステロール値を気にすることはないでしょう。ゆでたまごにする場合は、あまりゆですぎると消化が悪くなるので半熟くらいがおすすめです。

良質なたんぱく質をうまく活用

鶏肉

免疫細胞の材料となる

■注目の栄養素

たんぱく質

マグネシウム

ビタミンB群

抗がんポイント

＋レモン（ビタミンC）↓抗酸化

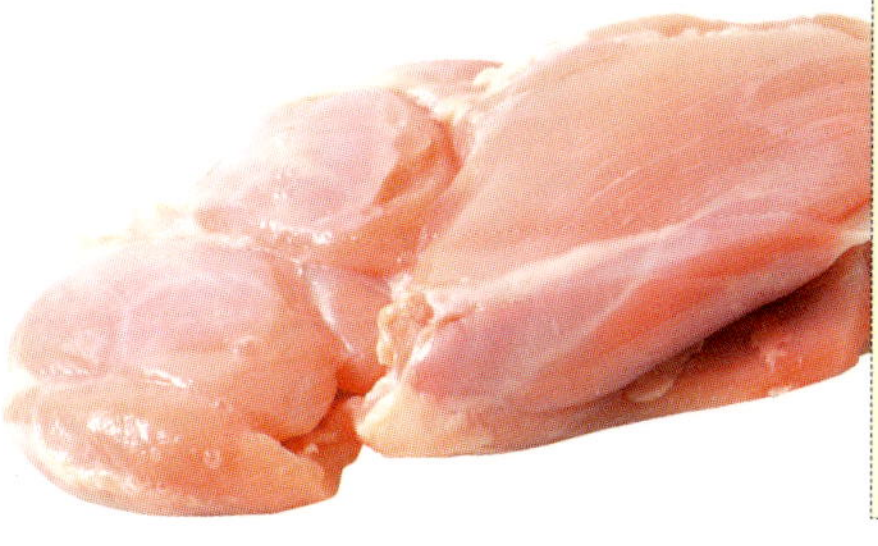

鶏の胸肉などの良質なたんぱく質は免疫細胞の材料になるので、適度に摂ると良いでしょう。また、体内でたんぱく質からコラーゲンを生成する際にはビタミンCが必要なので、野菜や果物と一緒に摂れば効果的です。高脂肪の皮はNG食材です。

DHAとEPAで血液サラサラ、がん予防

青魚

脂肪は酸化しやすいのでなるべく新鮮なものを

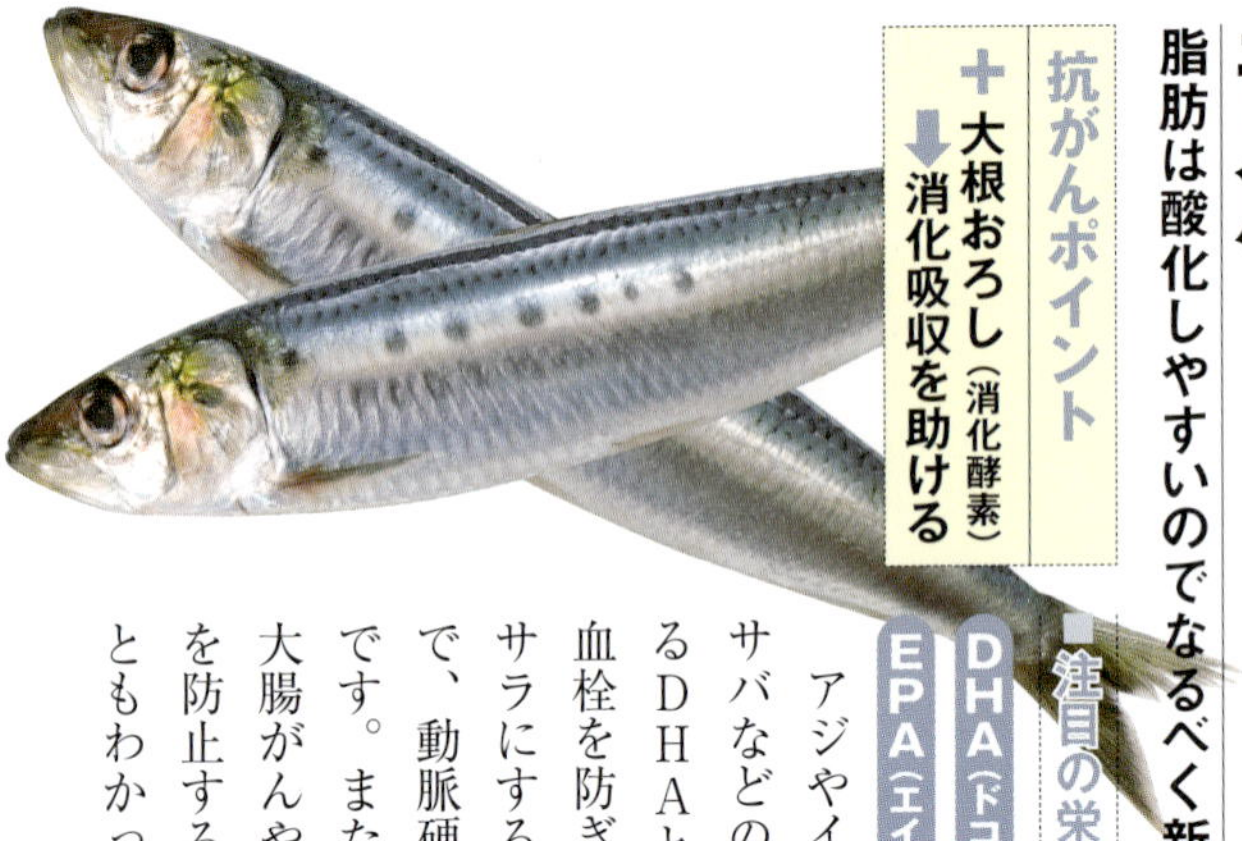

抗がんポイント

＋大根おろし（消化酵素）⬇消化吸収を助ける

■注目の栄養素

DHA（ドコサヘキ酸）

EPA（エイコサペンタエン酸）

アジやイワシ、サンマ、サバなどの青魚に含まれるDHAとEPAには、血栓を防ぎ、血液をサラサラにする効果があるので、動脈硬化予防に有効です。また、DHAには大腸がんや乳がんの転移を防止する効果があることもわかってきました。

タウリンが肝臓の働きを助ける

イカ

イカスミのムコ多糖が抗がんに効果

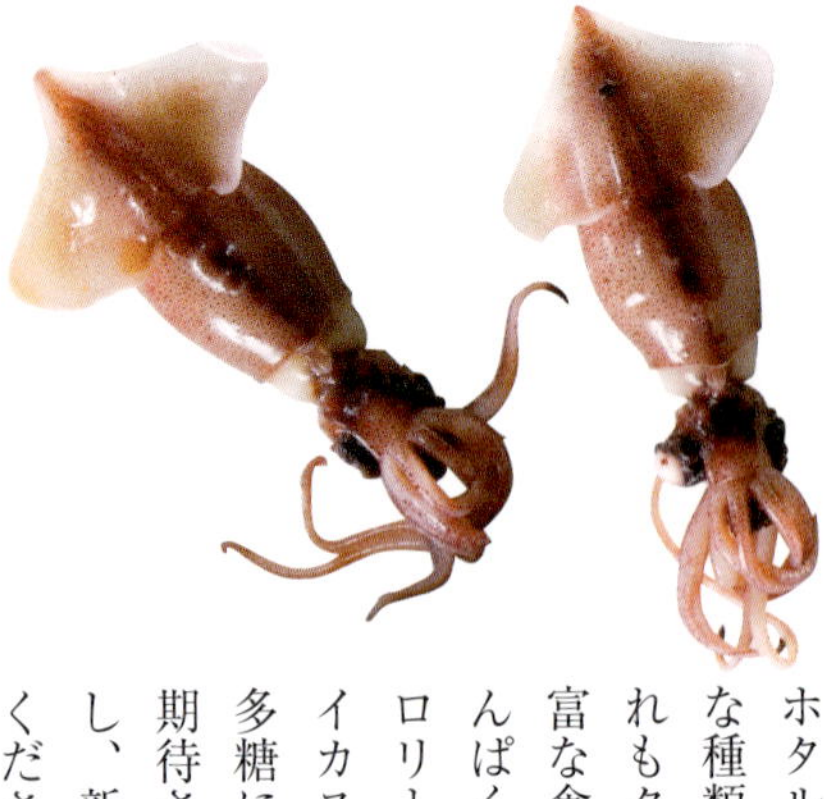

抗がんポイント

＋昆布（食物繊維）⬇整腸作用

■注目の栄養素

タウリン

スルメイカ、ヤリイカ、ホタルイカなどさまざまな種類がありますが、どれもタウリンが極めて豊富な食材です。良質なたんぱく質で低脂肪、低カロリーなのも利点。また、イカスミに含まれるムコ多糖にはがん予防効果が期待されています。ただし、新鮮なものを選んでください。

メチオニンが抗酸化成分を全身に運ぶ

エビ

肝臓の機能を助ける

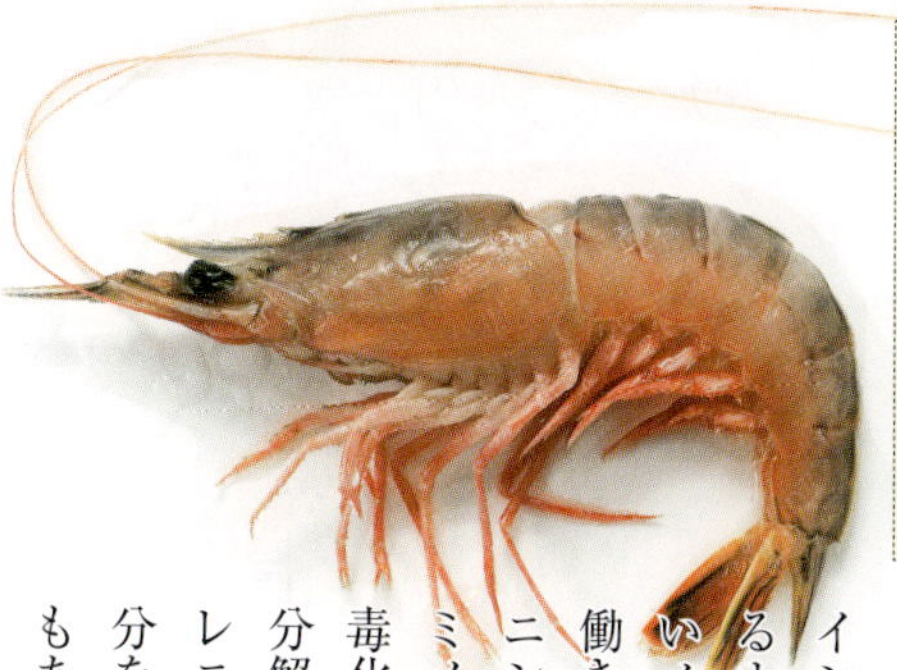

抗がんポイント

＋トマト（トマトエンダイブ）↓肝機能強化

■注目の栄養素

ベタイン

うま味成分であるベタインには、体に悪さをするホモステインを体にいいメチオニンに変換する働きがあります。メチオニンは主に肝臓で働くアミノ酸で、有害物質を無毒化したり、中性脂肪を分解する他、セレンやセレニウムなどの抗酸化成分を全身に運搬する作用もあります。

タウリンが肝機能を高める

貝類

消化のいい良質なたんぱく質が豊富

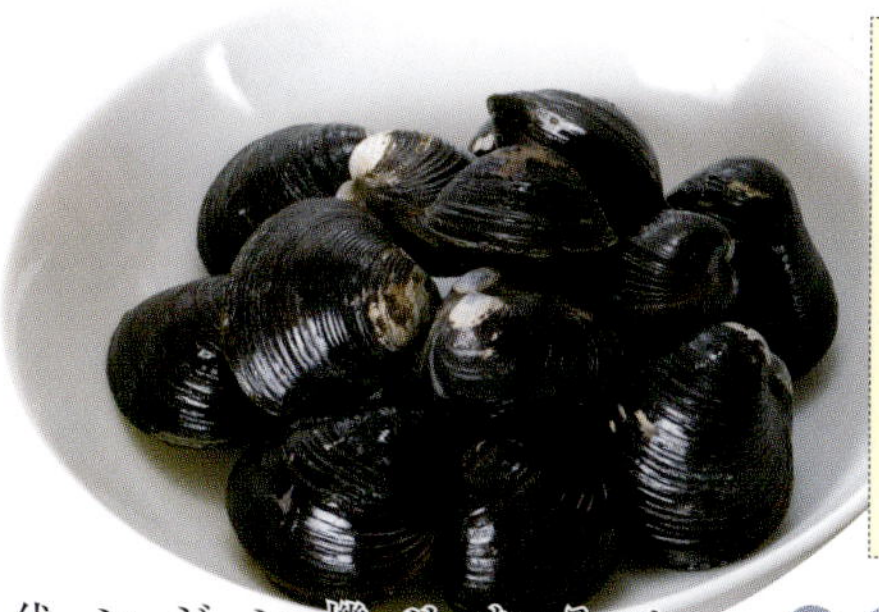

このがんに効く！

- **肝臓がん**
- **がん（すべて）**

■注目の栄養素

タウリン
オルニチン
グリコーゲン

貝類に多く含まれるタウリンには肝機能を高める働きがあります。また、肝臓の働きを促すグリコーゲン、造血や神経機能に働きかけるビタミンB群、鉄分も豊富。シジミに含まれるオルニチンも肝機能を高めて細胞代謝を活発にします。

動脈硬化予防に役立つタウリンがたっぷり

カニ

細胞の新生に欠かせない亜鉛も含む

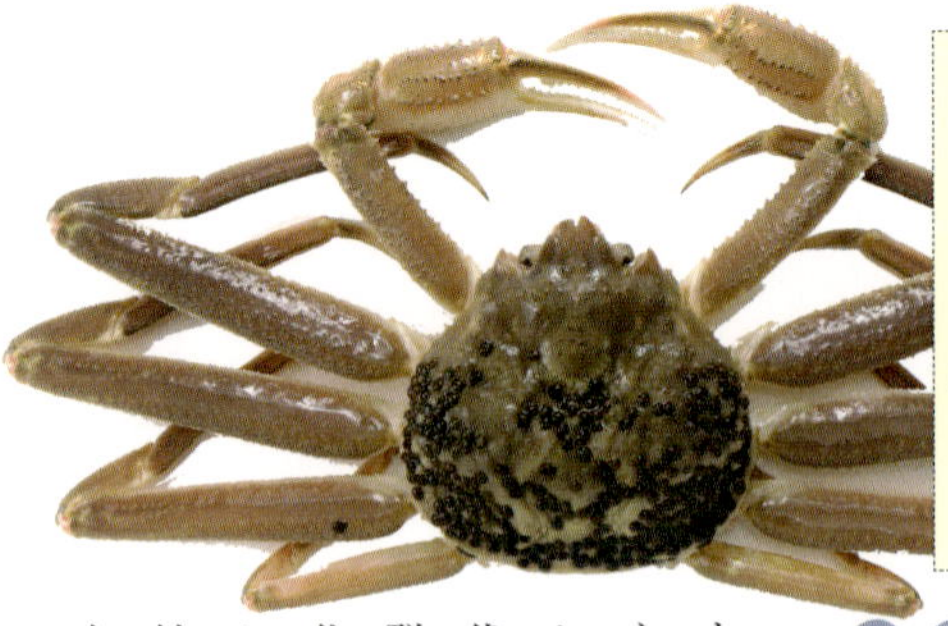

抗がんポイント

＋緑黄色野菜⬇各種ビタミンを補う

■注目の栄養素

- タウリン
- ビタミンB群
- ナイアシン

血圧とコレステロールを安定させ、動脈硬化や心筋梗塞予防効果のあるタウリンが豊富。その他、代謝に関わるビタミンB群、神経や脳細胞を正常化するナイアシン、カルシウム、カリウム、亜鉛、鉄などのミネラルも多く含んでいます。

栄養素を丸ごと食べる

小魚

毎日食べて骨と心臓を元気に

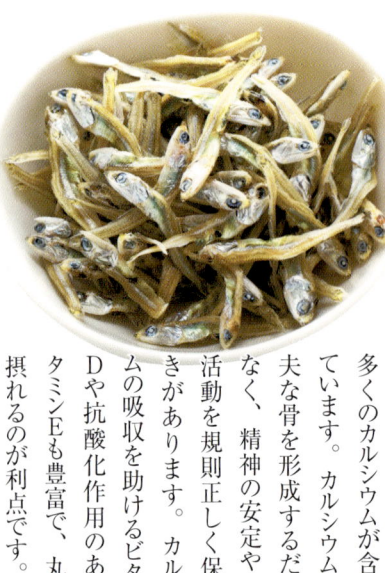

抗がんポイント

＋レモン（ビタミンC・クエン酸）⬇カルシウムの吸収をさらに高める

■注目の栄養素

- カルシウム
- ビタミンE・D

しらすなどの小魚には多くのカルシウムが含まれています。カルシウムは丈夫な骨を形成するだけでなく、精神の安定や心臓活動を規則正しく保つ働きがあります。カルシウムの吸収を助けるビタミンDや抗酸化作用のあるビタミンEも豊富で、丸ごと摂れるのが利点です。

強い抗酸化作用のあるアスタキサンチンでがん予防

鮭

DHAやEPAを損なわないため焼きすぎに注意

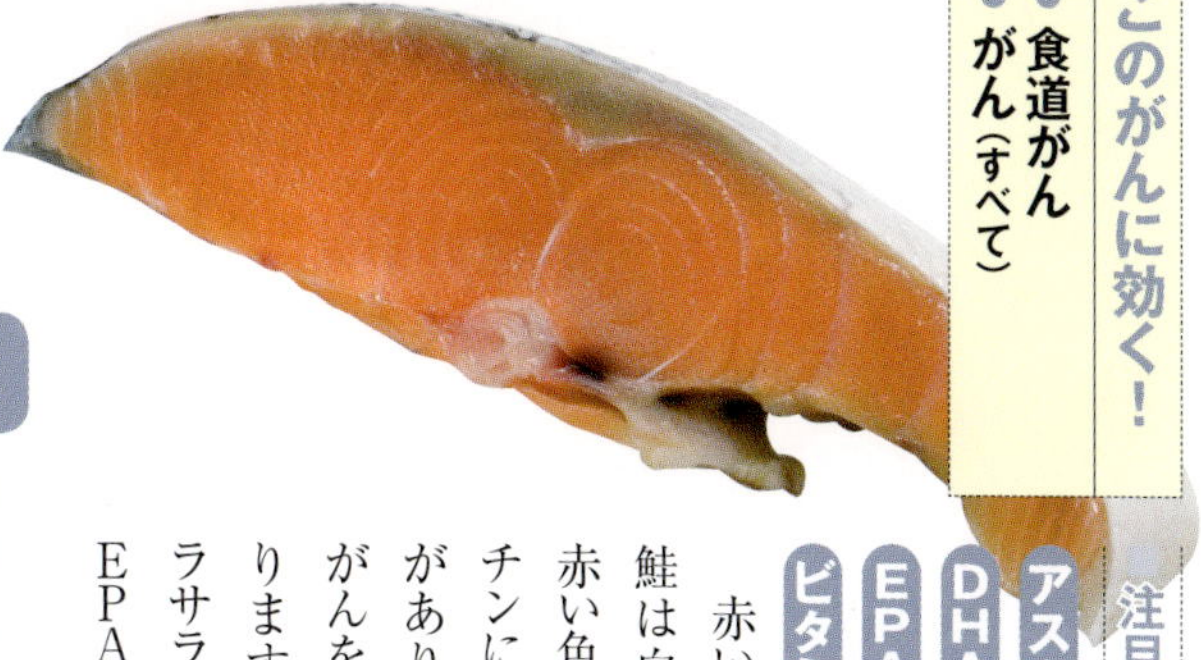

このがんに効く！

- 食道がん
- がん（すべて）

■注目の栄養素

アスタキサンチン

DHA（ドコサヘキ酸）

EPA（エイコサペンタエン酸）

ビタミンE

　赤い身をしていますが、鮭は白身魚の仲間です。赤い色素成分アスタキサンチンには強い抗酸化作用があり、免疫力を高めてがんを抑制する効果があります。その他、血液サラサラ効果のあるDHAやEPAも豊富です。

カルシウムとその吸収を助けるビタミンDで効率よく摂取

白身魚

高たんぱくで低脂肪なヘルシー食材

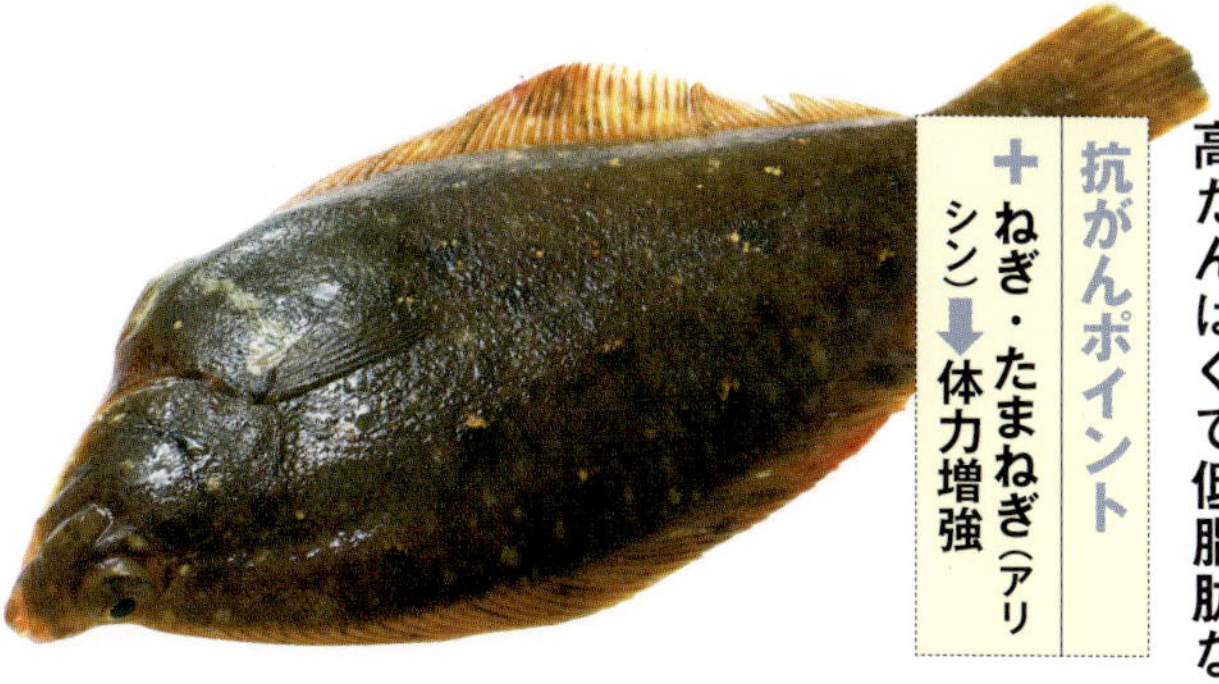

抗がんポイント

＋ねぎ・たまねぎ（アリシン）↓体力増強

■注目の栄養素

カルシウム

ビタミンD

ビタミンB群

　がん予防には赤身魚より白身魚の方が効果的です。マグロやかつおなどの赤身魚にはミオグロビンという酸化しやすい成分が含まれているためです。カレイ、タラ、ひらめなどの白身魚は良質なたんぱく源となるため、適度に摂取しましょう。

低カロリーなのに栄養豊富

タコ

ゆでるとミネラル成分がアップ

抗がんポイント

＋緑黄色野菜（ビタミンC・E）↓肝機能強化

■注目の栄養素

タウリン
ビタミンB群

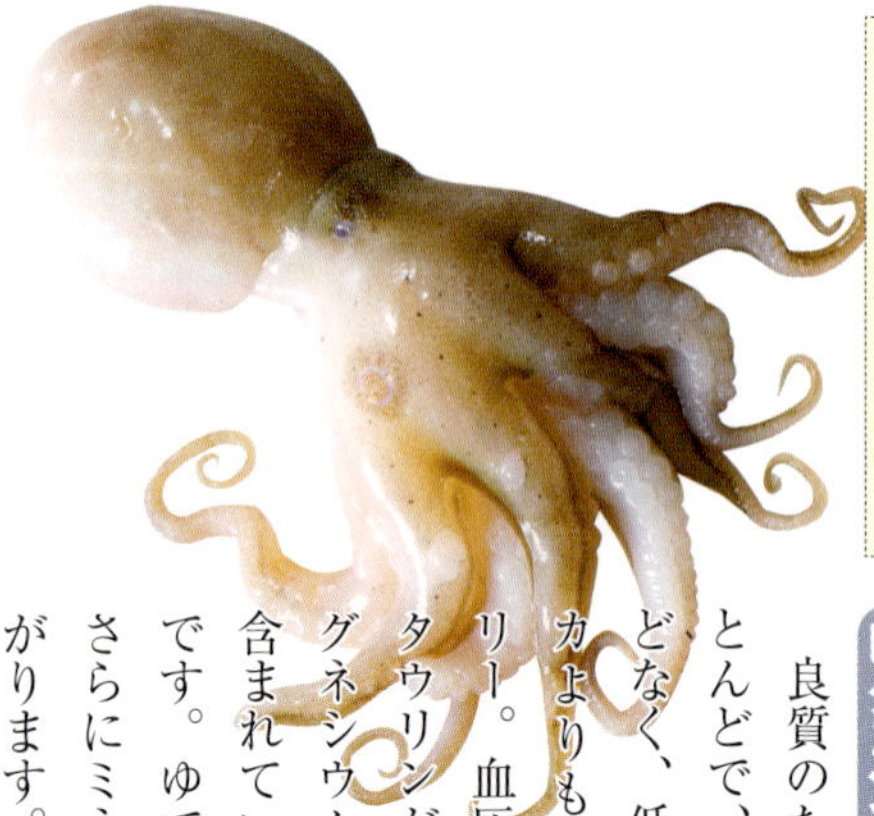

良質のたんぱく質がほとんどで、脂肪はほとんどなく、低カロリーなイカよりもさらに低カロリー。血圧を安定させるタウリンが豊富な他、マグネシウムやミネラルも含まれている優秀な食材です。ゆでダコにするとさらにミネラルの値が上がります。

善玉菌を増やして免疫力を高める

ヨーグルト

乳酸菌のエサとなるオリゴ糖も豊富

このがんに効く！

- 大腸がん
- がん（すべて）

■注目の栄養素

乳酸菌
オリゴ糖

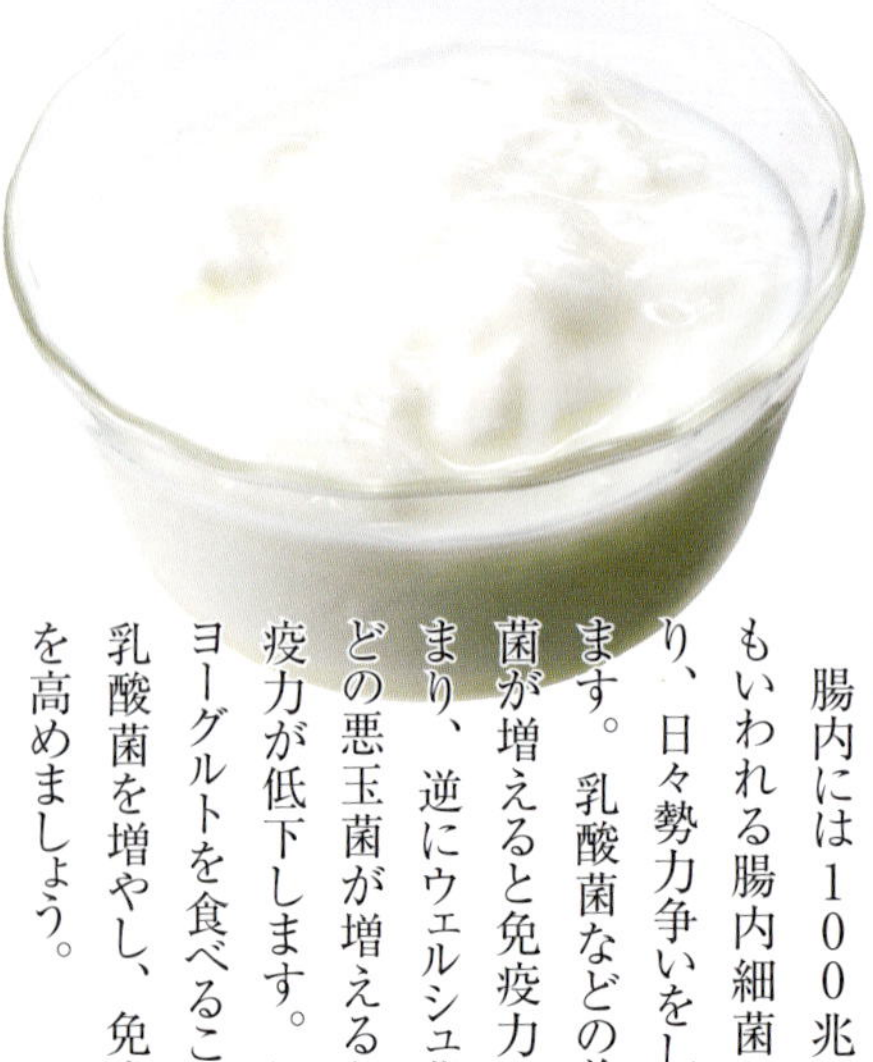

腸内には１００兆個ともいわれる腸内細菌がおり、日々勢力争いをしています。乳酸菌などの善玉菌が増えると免疫力が高まり、逆にウェルシュ菌などの悪玉菌が増えると免疫力が低下します。毎日ヨーグルトを食べることで乳酸菌を増やし、免疫力を高めましょう。

大豆イソフラボンが乳がんや前立腺がんを抑える

厚揚げ（油揚げ）

手作りが理想的

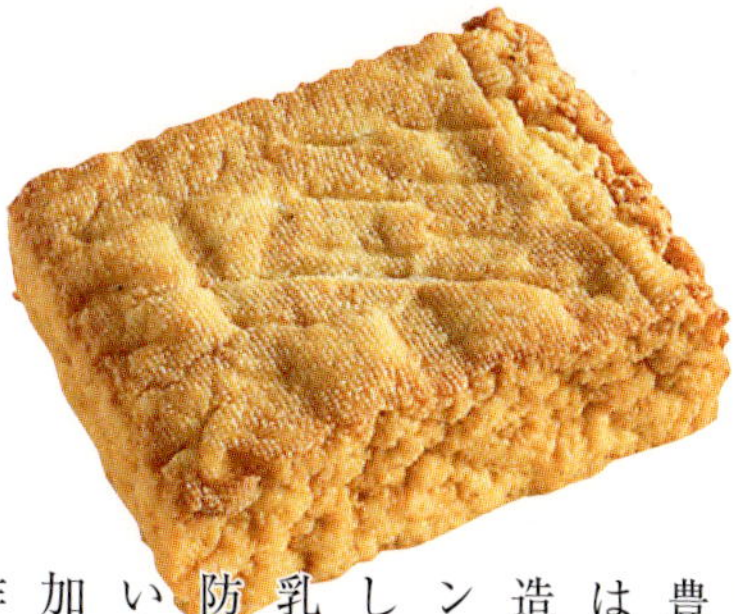

このがんに効く！

- 乳がん
- 前立腺がん
- がん（すべて）

■注目の栄養素

大豆イソフラボン

大豆食品である厚揚げにも大豆イソフラボンが豊富。大豆イソフラボンは女性ホルモンと似た構造をしており、性ホルモンのレセプターを先回りしてブロックするため、乳がんや前立腺がんの予防効果があるといわれています。市販の製品は添加物の心配があるので手作りをおすすめします。

食物繊維と大豆イソフラボンを効率よく摂取

おから

豆乳よりも多いイソフラボン

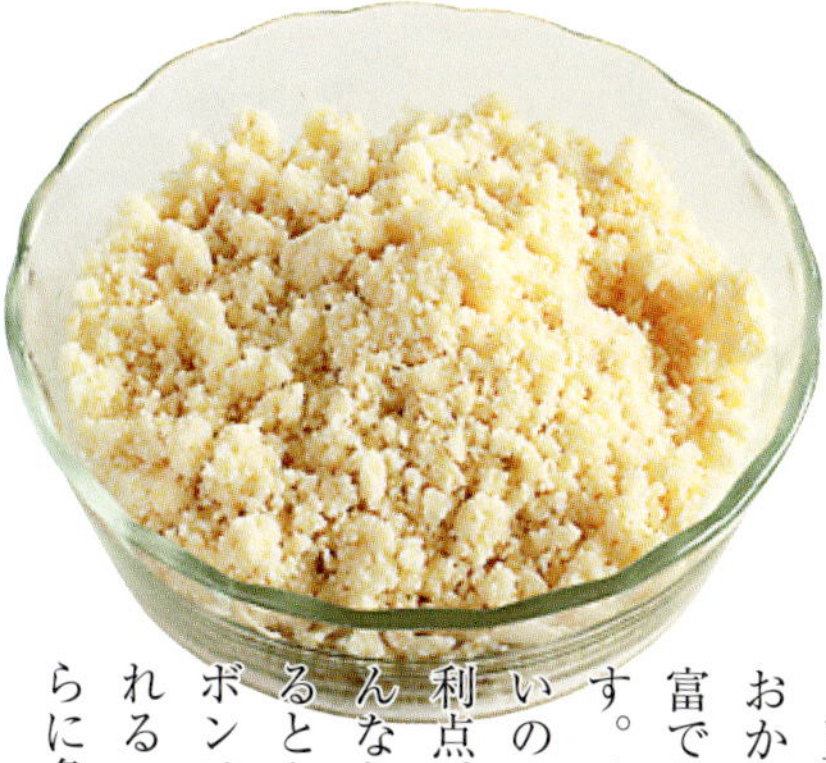

このがんに効く！

- 乳がん
- 前立腺がん
- がん（すべて）

■注目の栄養素

大豆イソフラボン

食物繊維

豆乳の絞りかすであるおからは、食物繊維が豊富で整腸作用に役立ちます。味や香りにクセがないので、用途が広いのが利点。乳がんや前立腺がんなどの予防に効果があるとされる大豆イソフラボンは、胚芽に多く含まれるので豆乳よりもおからに多く含まれます。

さまざまな栄養素を一度に摂れる

がんもどき

ただし塩分に注意

このがんに効く！

- 乳がん
- 前立腺がん
- がん（すべて）

注目の栄養素

大豆サポニン
食物繊維
各種ミネラル

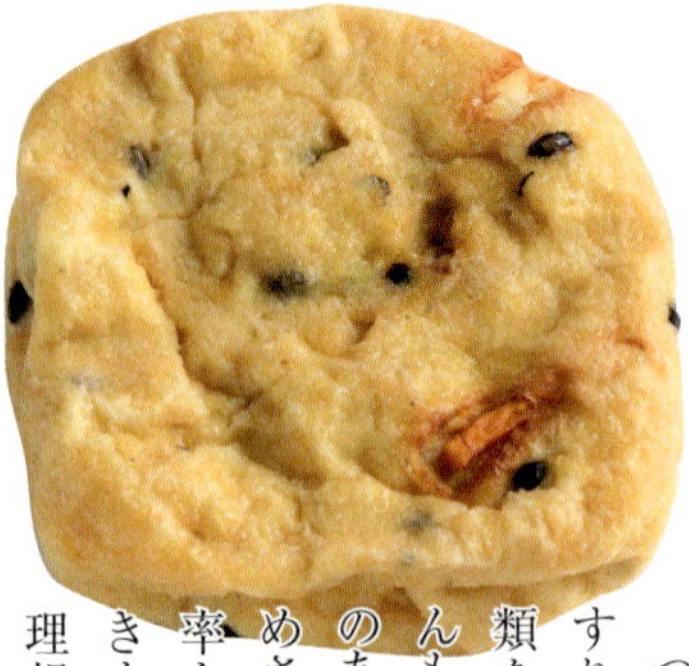

つぶした豆腐に山芋をすり合わせ、野菜や海藻類を加えて油で揚げたがんもどきは、抗酸化作用のある大豆サポニンをはじめさまざまな栄養素を効率よく摂取することができます。家庭で作るのが理想ですが、揚げるときはごま油がおすすめです。

古くから日本で愛された健康食材

きな粉

乳がん・前立腺がん予防に役立つ大豆製品

このがんに効く！

- 乳がん
- 前立腺がん
- がん（すべて）

注目の栄養素

大豆イソフラボン
カルシウム
マグネシウム
ビタミンE

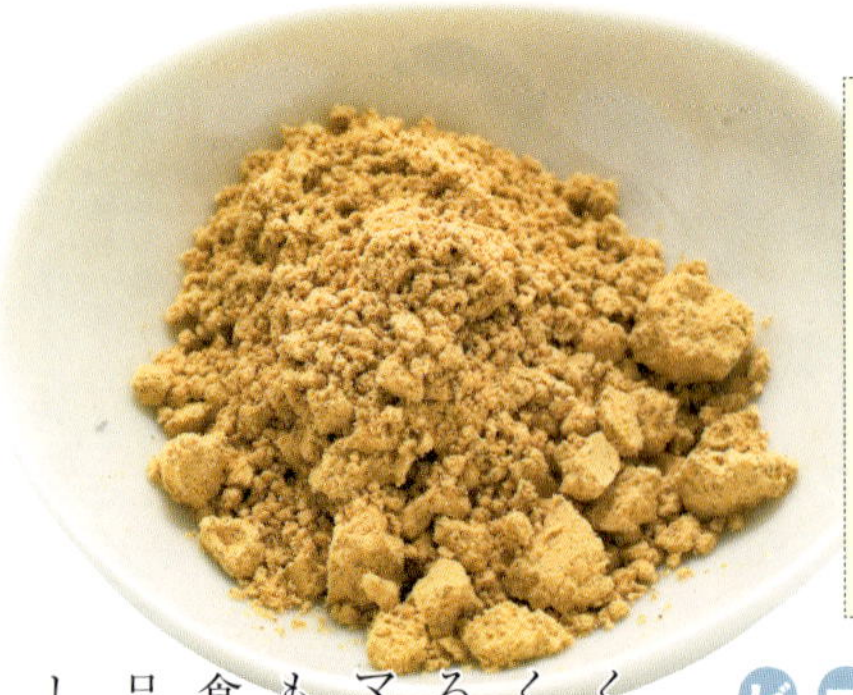

大豆は、良質のたんぱく質、脂質がバランス良く含まれ、抗酸化力のあるビタミンEや、カリウム、マグネシウム、亜鉛なども含まれている栄養満点食材。大豆や大豆加工食品はなるべく毎日摂りましょう。

豆腐の栄養素をさらに凝縮した

高野豆腐

良質なたんぱく質が豆腐の5倍以上

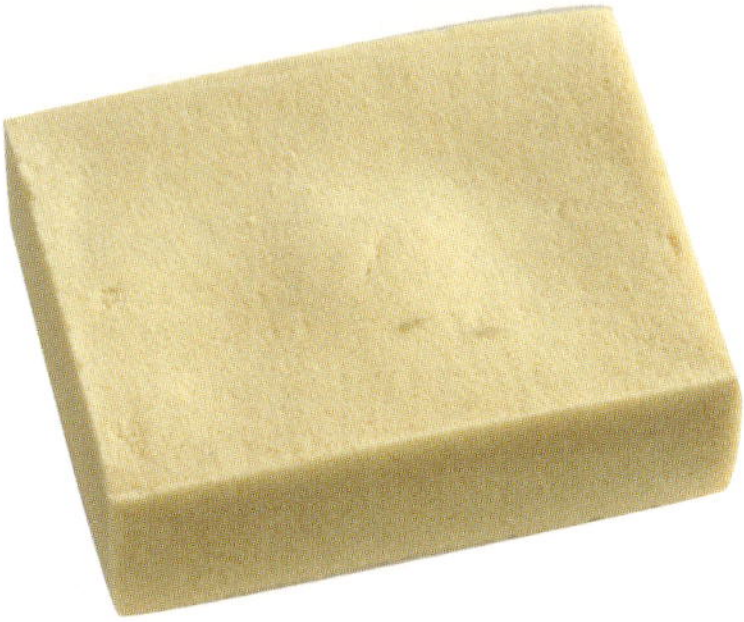

抗がんポイント

＋鮭（ビタミンD）⬇カルシウムと鉄の吸収を高める

■注目の栄養素

- 大豆イソフラボン
- ビタミンE
- カルシウム

豆腐を凍らせて水分を取り除き乾燥させた高野豆腐は、同じ量の豆腐よりも栄養価が高く、良質なたんぱく質は5倍以上含まれています。他にも、大豆イソフラボンや抗酸化力の強いビタミンEやカルシウムなどを含んだかなりの優良食材です。

お肉のような食感でも栄養素は大豆

大豆ミート

肉が恋しくなったときに

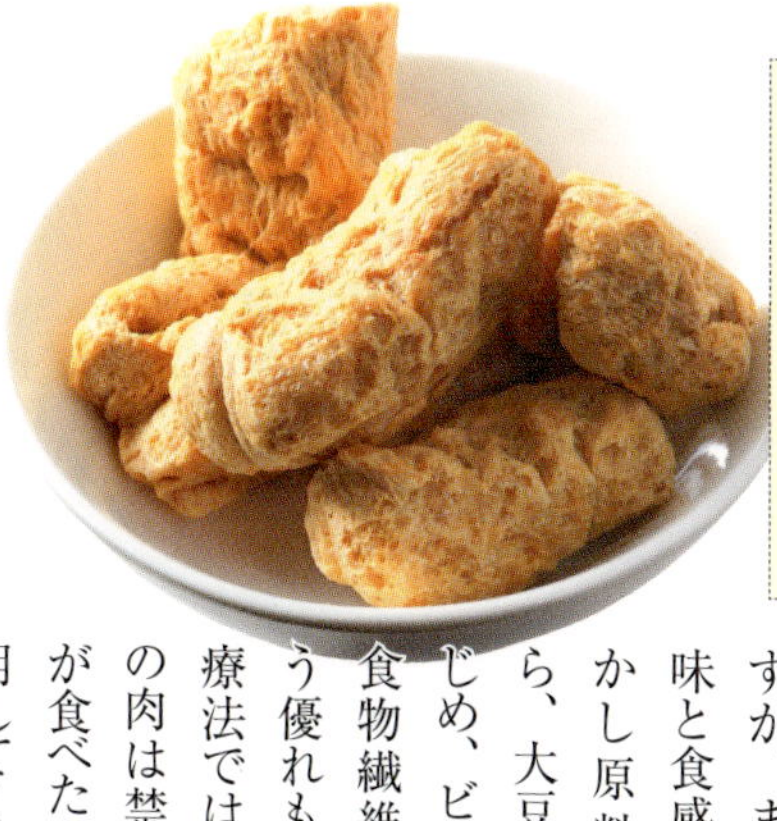

このがんに効く！

- 乳がん
- 前立腺がん
- がん（すべて）

■注目の栄養素

- 大豆イソフラボン

色々な製品が出ていますが、まるで肉のような味と食感があります。しかし原料は大豆ですから、大豆イソフラボンをはじめ、ビタミン、ミネラル、食物繊維などが豊富という優れもの。済陽式食事療法では四足歩行の動物の肉は禁止ですから、肉が食べたくなったときに活用してください。

大豆イソフラボンが吸収されやすい

豆乳

大豆の栄養分をそのままに

このがんに効く!

- 乳がん
- 前立腺がん
- がん(すべて)

■注目の栄養素

大豆イソフラボン

サポニン

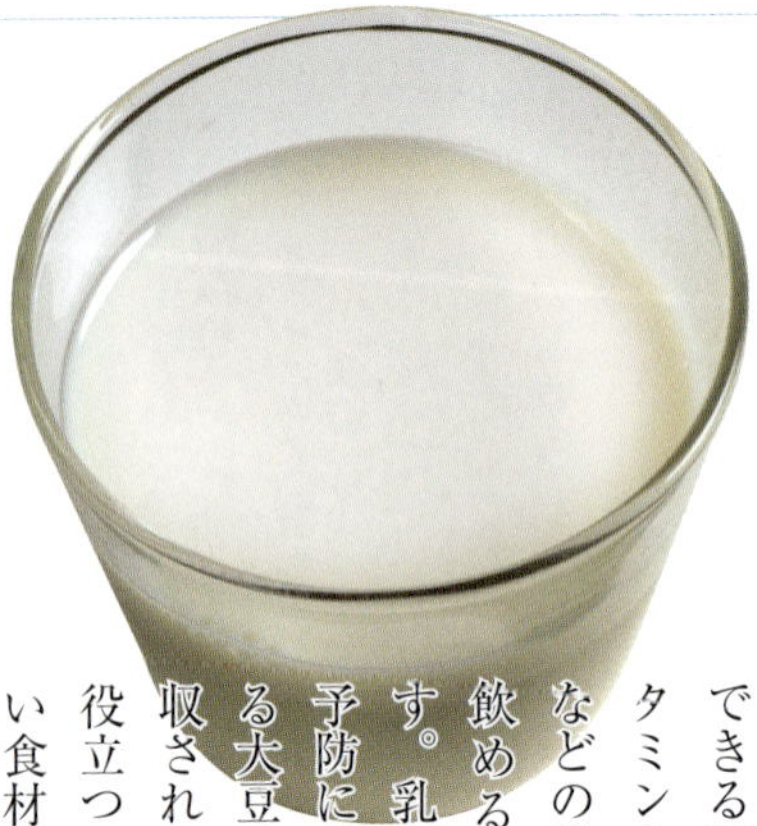

豆腐を製造する過程でできる豆乳は、大豆のビタミンやミネラル、鉄分などの栄養素をそのまま飲めるのでおすすめです。乳がんや前立腺がん予防に効果があるとされる大豆イソフラボンが吸収されやすく、抗がんに役立つので、毎日摂りたい食材のひとつです。

ビタミンB群は豆腐の約2倍

納豆

納豆菌で抗酸化物質を抑える

抗がんポイント

＋おくら(ムチン)↓さらに血液サラサラ

■注目の栄養素

大豆イソフラボン

ナットウキナーゼ

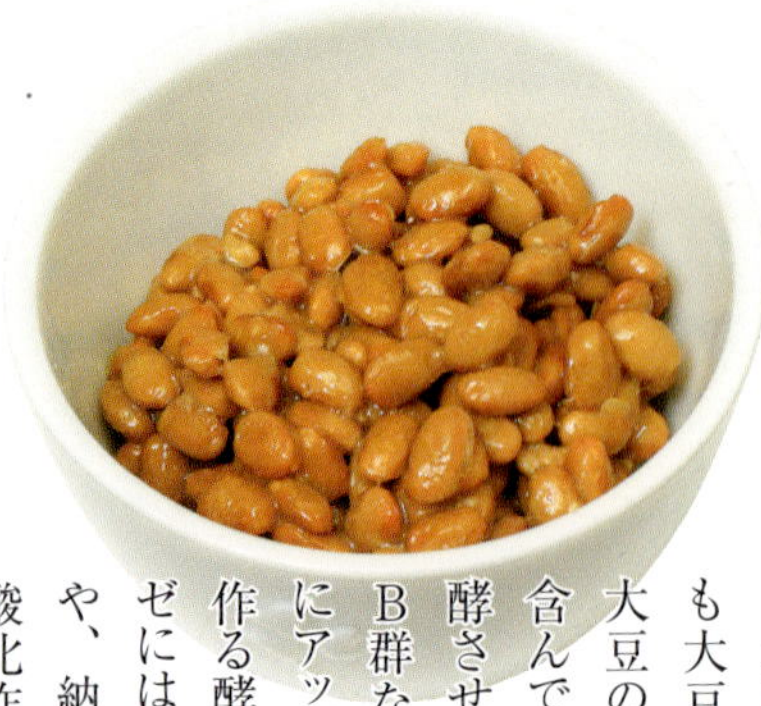

大豆を発酵させた納豆も大豆イソフラボンなど、大豆の栄養素をまるごと含んでいます。しかも発酵させることで、ビタミンB群などは豆腐の約2倍にアップ。さらに納豆が作る酵素、ナットウキナーゼには血栓を溶かす働きや、納豆菌には強力な抗酸化作用もあります。

少量で大豆の抗がん効果を摂取

湯葉

サポニンを効率良く摂れる

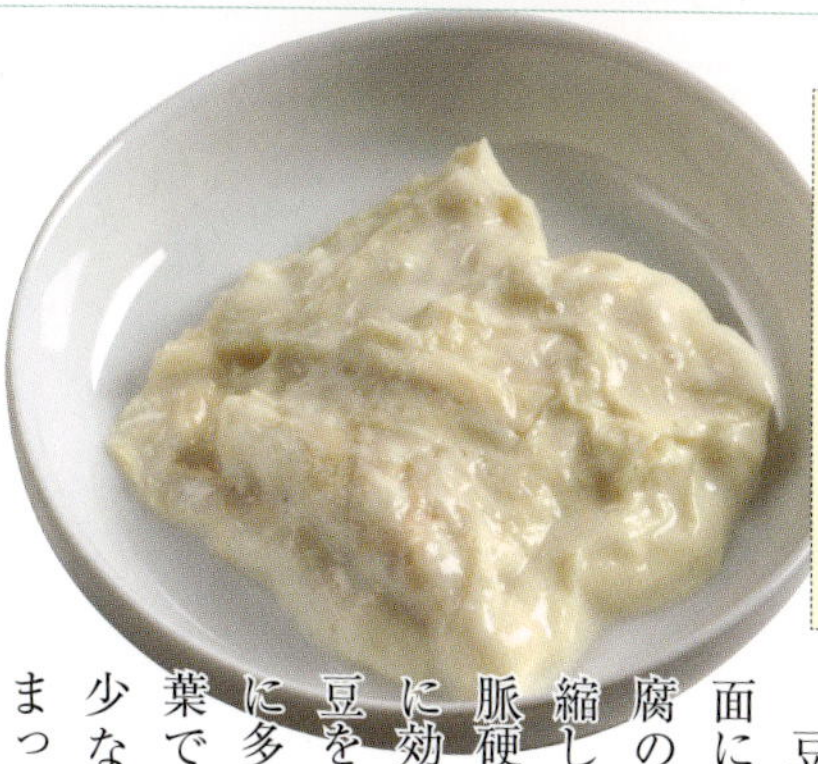

このがんに効く!

- 乳がん
- 前立腺がん
- がん(すべて)

■注目の栄養素

大豆イソフラボン

サポニン

豆乳を熱したときに表面にできる湯葉には、豆腐の栄養素がぎっしり凝縮しています。特に、動脈硬化予防や、がん予防に効果のあるサポニンは豆を煮るときにできる泡に多く含まれるため、湯葉で摂るのが一番です。少ない量に栄養素がつまった食材です。

黄色い色素に抗がん作用が詰まった

ウコン

水に溶けにくいので、湯で溶いたウコン茶がおすすめ

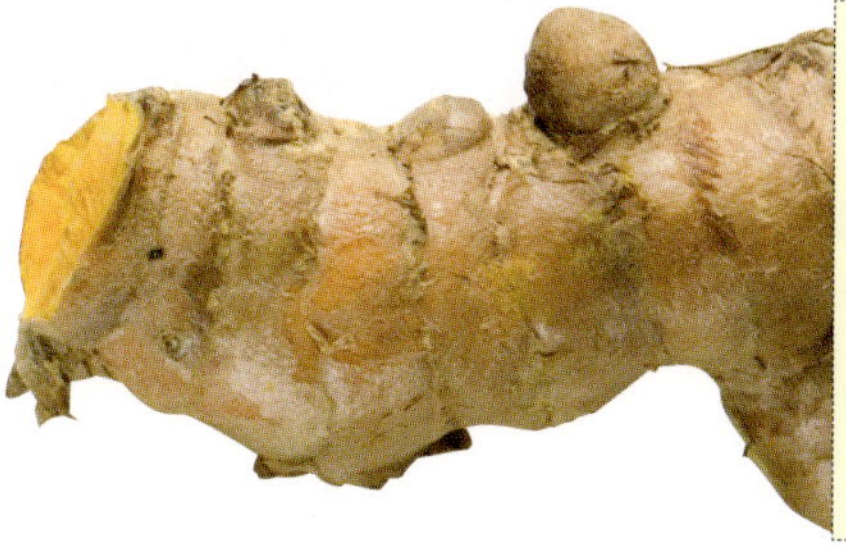

このがんに効く!

- 大腸がん
- 肺がん
- がん(すべて)

■注目の栄養素

クルクミン

テルペン

ウコンとは、カレーなどに使われるターメリックのこと。黄色い成分クルクミンは体内に入ると、テトラヒドロクルクミンというさらに強力な抗酸化作用を持つ物質に変化します。その他、肝機能の強化や、大腸がん、皮膚がん、肺がんの予防にも効果が期待できます。

カプサイシンに強い殺菌・抗菌作用が

唐辛子

辛味で料理にアクセントを

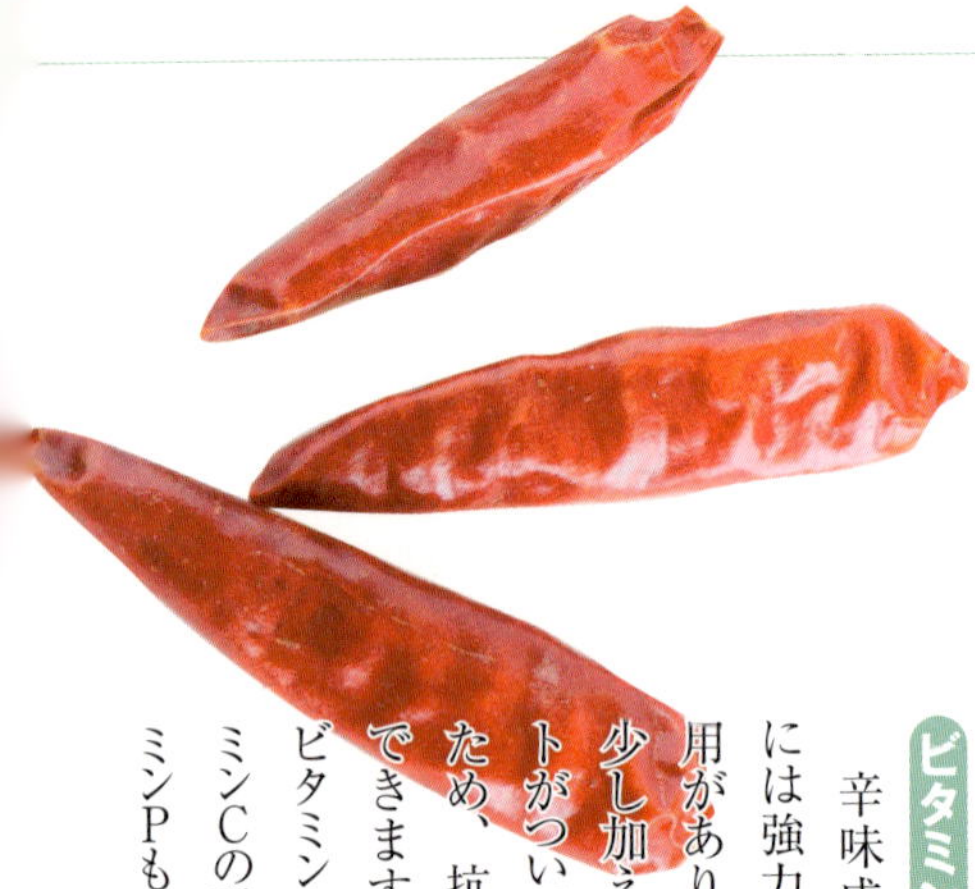

抗がんポイント

＋アボカド（ビタミンE）
↓動脈硬化予防

■注目の栄養素

カプサイシン
β-カロテン
ビタミンP

辛味成分カプサイシンには強力な殺菌・抗菌作用があります。唐辛子を少し加えると味にアクセントがついて減塩につながるため、抗がん作用が期待できます。β-カロテンやビタミンCも豊富で、ビタミンCの吸収を助けるビタミンPも含まれます。

抗酸化成分ピペリンで活性酸素をブロック

コショウ

代用して塩を減らせる

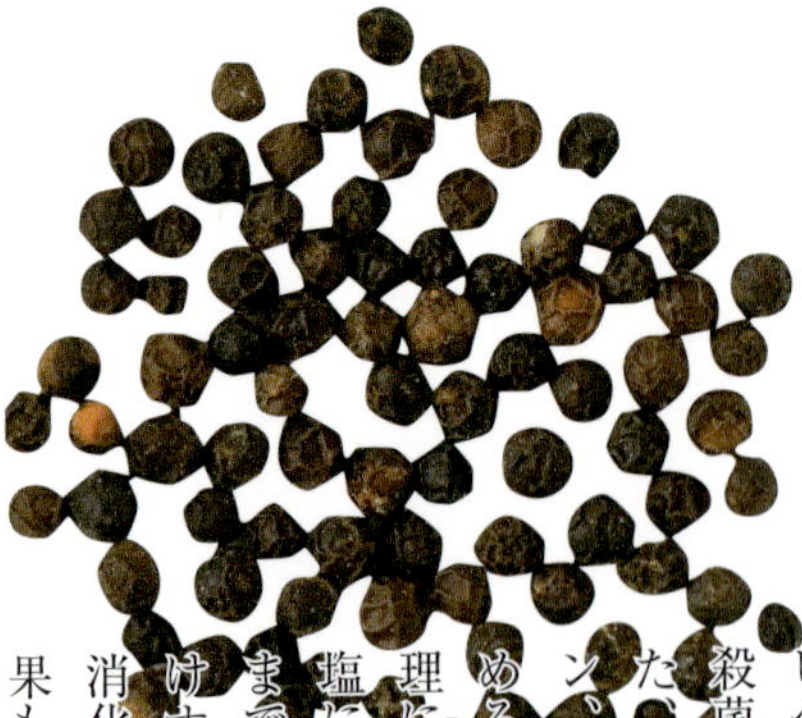

抗がんポイント

● 酸化を防ぐために使う直前に挽く

■注目の栄養素

ピペリン

ポリフェノールの一種ピペリンに抗酸化作用と殺菌作用があります。また、ピペリンにはビタミン、ミネラルの吸収を高める働きもあります。料理に少し振りかければ減塩にもなりますが、あくまでもスパイスなのでかけすぎないことが大切。消化を促し、食欲増強効果もあります。

古代ローマ時代からスパイスとして重宝されていた

シナモン

漢方薬では「桂《けい》皮《ひ》」と呼ばれる

抗がんポイント

＋はちみつ⬇免疫力UP

■注目の栄養素

オイゲノール

日本では古くから「ニッキ」と呼ばれて親しまれてきたシナモンには、オイゲノールという抗酸化力の強いポリフェノールの一種が含まれています。その他、マンガン、鉄などのミネラルも含まれているので、紅茶にブレンドしたり、シナモンティーなどにするのがおすすめです。

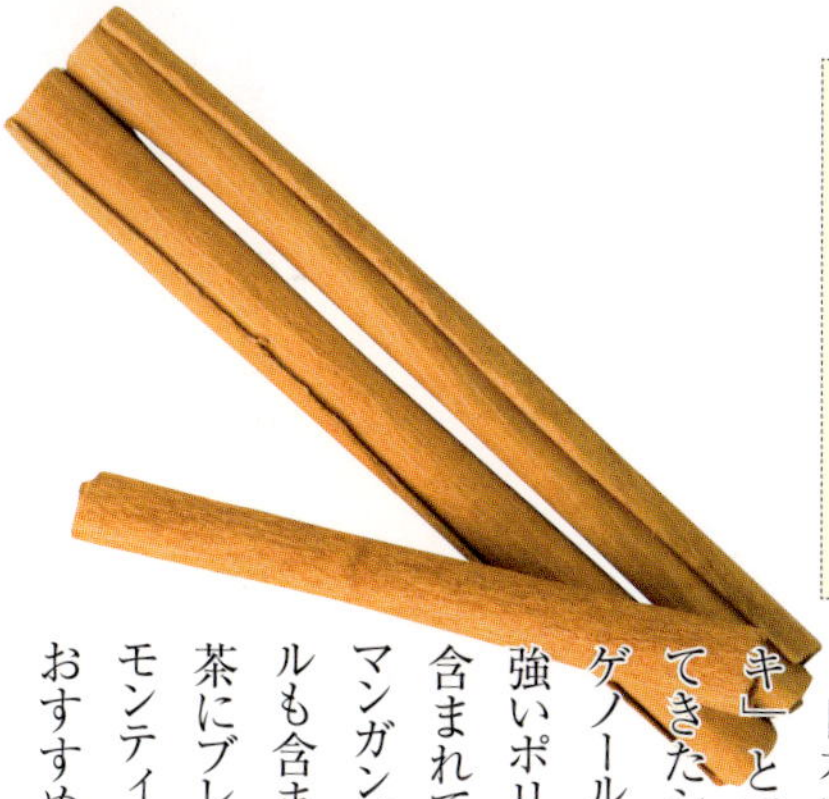

ショウガオールとジンゲロンががんを撃退

しょうが

使う直前にすりおろすのがベスト

このがんに効く！

- 大腸がん
- 肺がん
- がん（すべて）

■注目の栄養素

ショウガオール

ジンゲロン

辛味成分のショウガオールやジンゲロンには強力な抗炎症作用があり、発がん物質の合成を阻害して、がんを抑制する効果があります。さらに抗酸化力も強く、DNAの損傷を妨げ、抗がんに役立ちます。その他、消化酵素ジンベインには消化を助ける働きもあります。

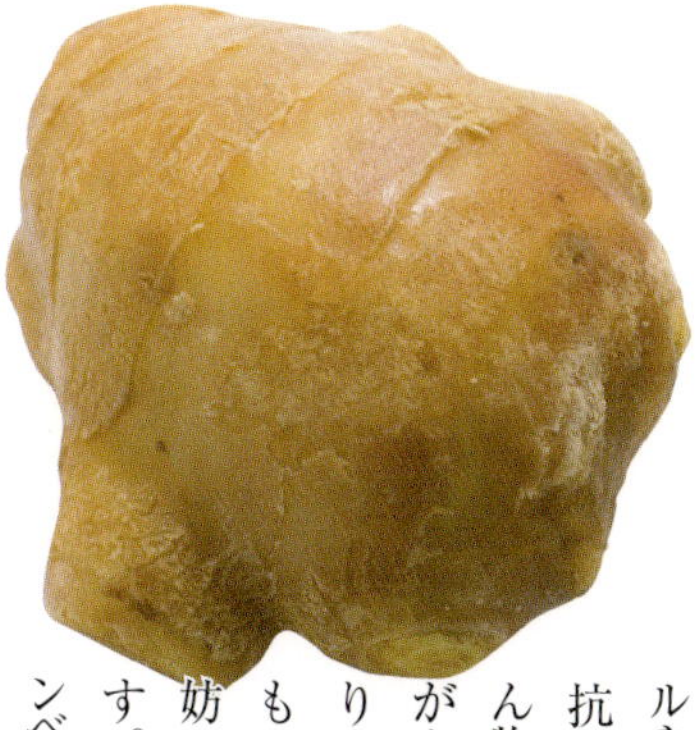

クエン酸回路をスムーズにしてがんを抑制

酢

殺菌と疲労回復、消化促進に

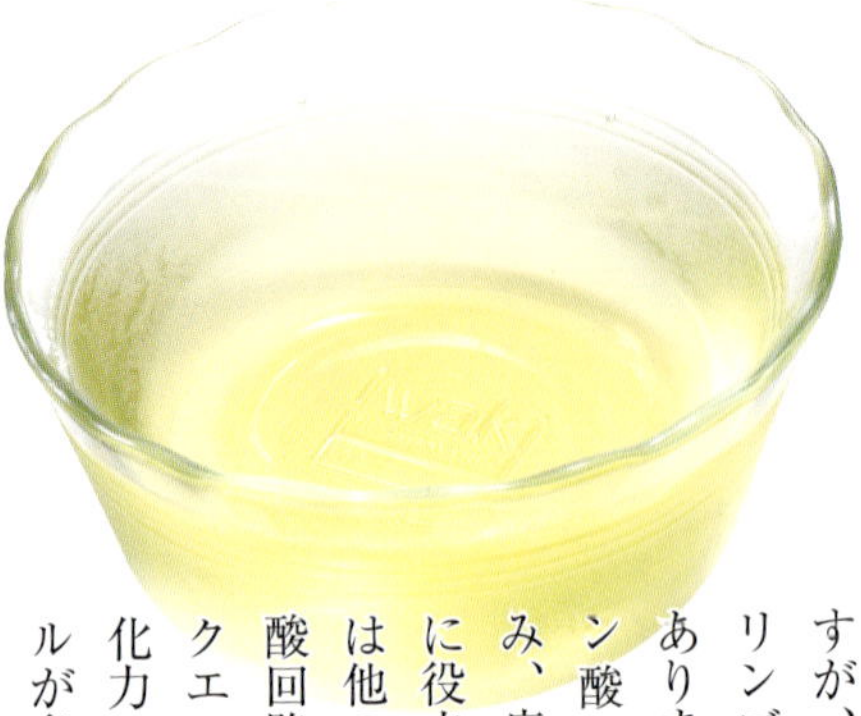

抗がんポイント

● 醤油を酢で割って減塩に活用

■注目の栄養素

クエン酸

日本では米酢が主流ですが、欧米ではブドウやリンゴを原料とした酢もあります。いずれもクエン酸などの有機酸に富み、疲労回復、消化推進に役立ちます。また黒酢は他の酢に比べてクエン酸回路をスムーズにするクエン酸が豊富で、抗酸化力の高いポリフェノールが多いのが特徴です。

がん抑制効果が高い食材の頂点に君臨する

にんにく

アリシンが活性酸素を抑えてがんを抑え込む

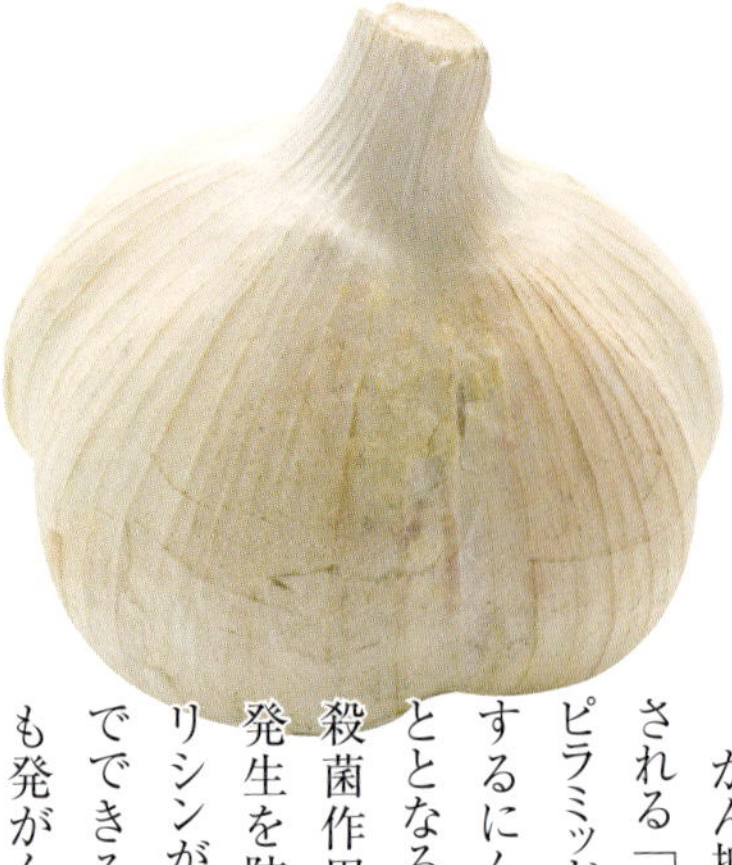

抗がんポイント

● なるべく生のまますりおろして使う

■注目の栄養素

アリシン

セレン

がん抑制効果が高いとされる「デザイナーフーズ・ピラミッド」の頂点に位置するにんにく。臭いのもととなるアリシンには強い殺菌作用があり、がんの発生を防ぐと同時に、アリシンが分解される過程でできる含硫アミノ酸にも発がん物質を除去する働きがあります。

免疫力強化には毎日大さじ2杯が目安

はちみつ

品質に注意が必要

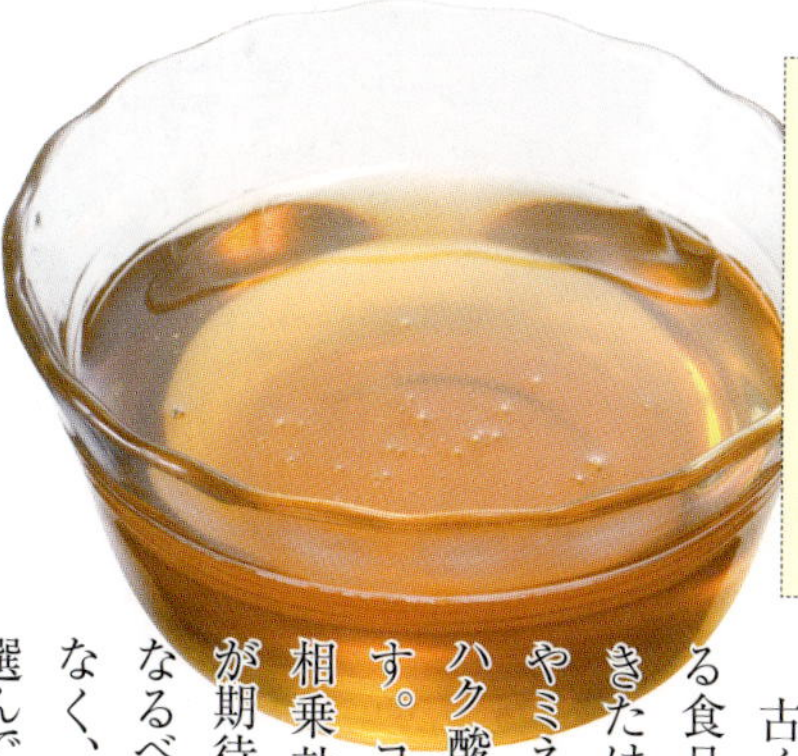

このがんに効く!

- ●すい臓がん
- ●白血病
- ●がん（すべて）

■注目の栄養素

ビタミンK

クエン酸

古くから免疫力を高める食品として重宝されてきたはちみつ。ビタミンKやミネラル、クエン酸、コハク酸を多く含んでいます。ヨーグルトにまぜれば相乗効果で免疫力アップが期待できます。ただし、なるべく農薬の影響が少なく、純度の高いものを選んでください。

辛味成分に抗がん作用と殺菌効果が

わさび

食欲増進と消化液の分泌を増やす効果も

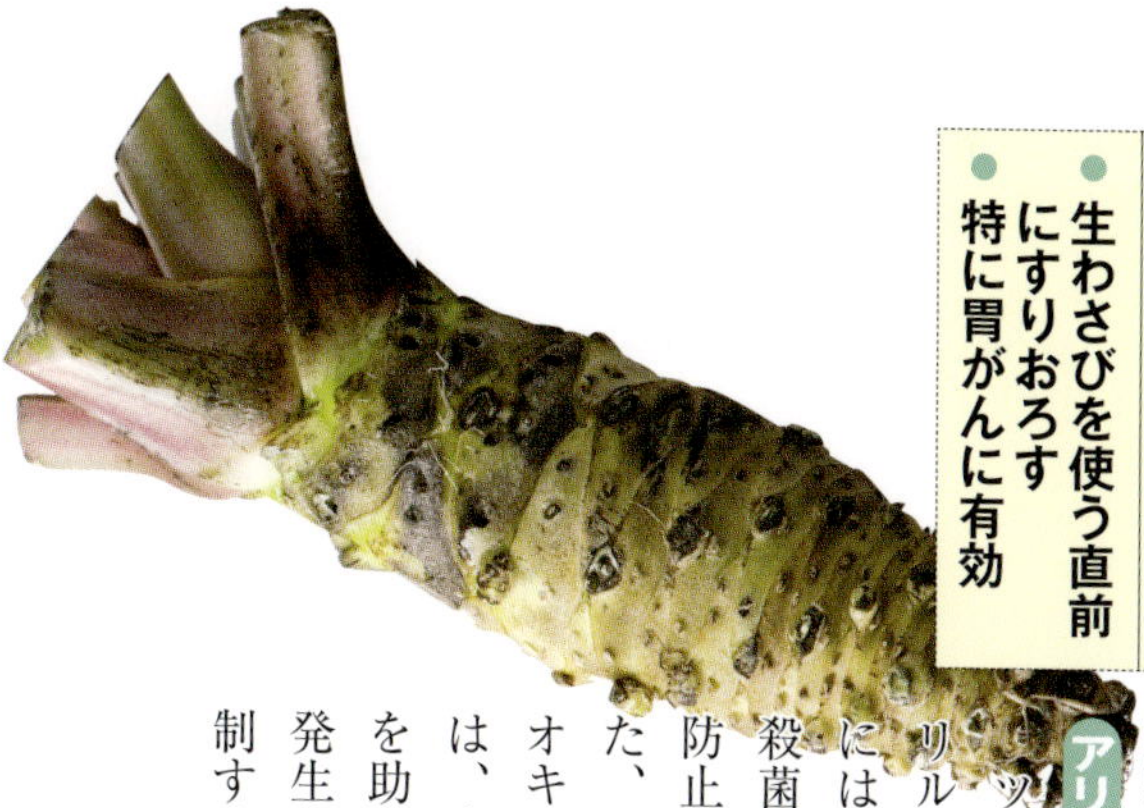

抗がんポイント

- ●生わさびを使う直前にすりおろす
- ●特に胃がんに有効

■注目の栄養素

アリルイソチオシアネート

ツンとくる辛味成分アリルイソチオシアネートには、強い抗がん作用と殺菌作用があり、食中毒防止にも役立ちます。また、消化酵素のスーパーオキシドジムスターゼには、食欲増進と消化吸収を助ける他、活性酸素の発生を制御し、がんを抑制する働きもあります。

天日干しして栄養素を凝縮させた

干ししいたけ

ビタミンDがカルシウムの吸収を助ける

抗がんポイント

＋大豆（カルシウム）

↓

骨を丈夫に

■注目の栄養素

β-グルカン

エリタデニン

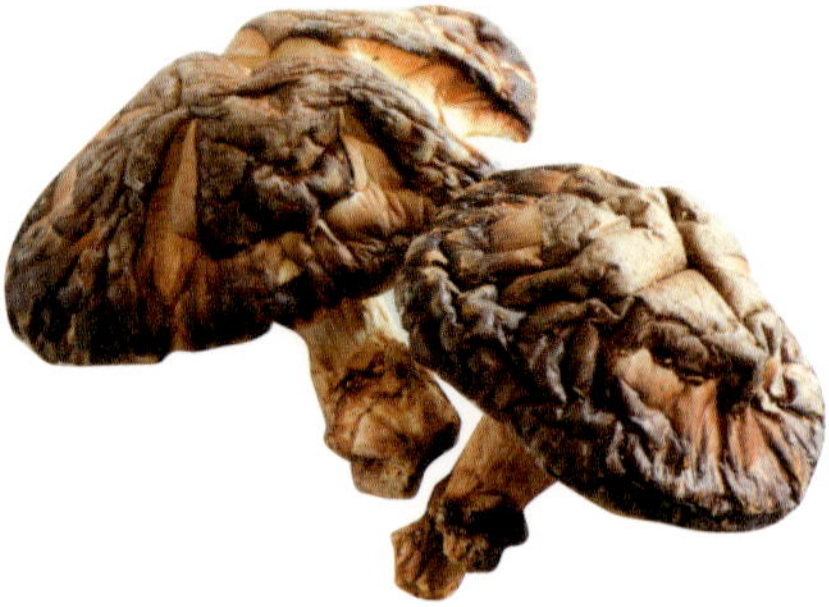

しいたけの持つβ-グルカンなどの栄養素はそのままに、栄養素を凝縮したのが干ししいたけです。紫外線に触れると含まれるエルゴステロールがビタミンDに変化して、カルシウムの吸収を助けます。減塩を徹底する済陽式食事療法では出汁をとるのに最適な食材。

アルギニンが血管を拡張して血流をスムーズに

かつおぶし

ただし減塩のものを

抗がんポイント

● 減塩にフル活用する

■注目の栄養素

アルギニン

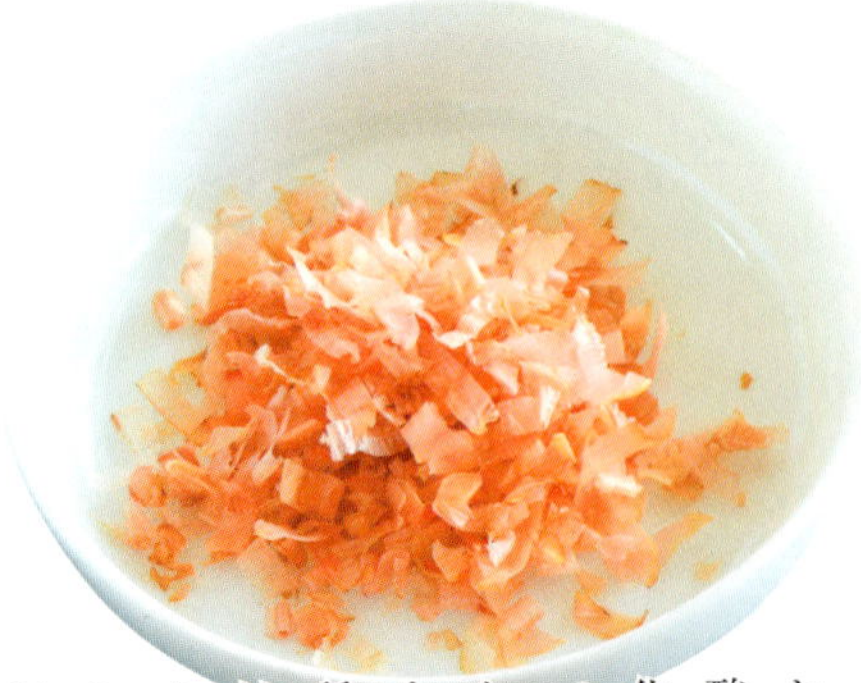

かつおぶしに多く含まれるうま味成分イノシン酸は、全身の細胞を活性化させる重要な栄養素で、細胞内でDNAをつなぐ物質原料となります。また、アミノ酸の一種アルギニンは、血管を拡張させる働きがあります。かつおぶしでしっかり出汁をとることで、減塩にも繋がります。

ファイトケミカルを一度に摂取してがんを抑制

青汁

できれば手作りして欲しい

このがんに効く！

- 乳がん
- 悪性リンパ腫
- 白血病
- がん（すべて）

■注目の栄養素

ファイトケミカル（材料によって異なる）

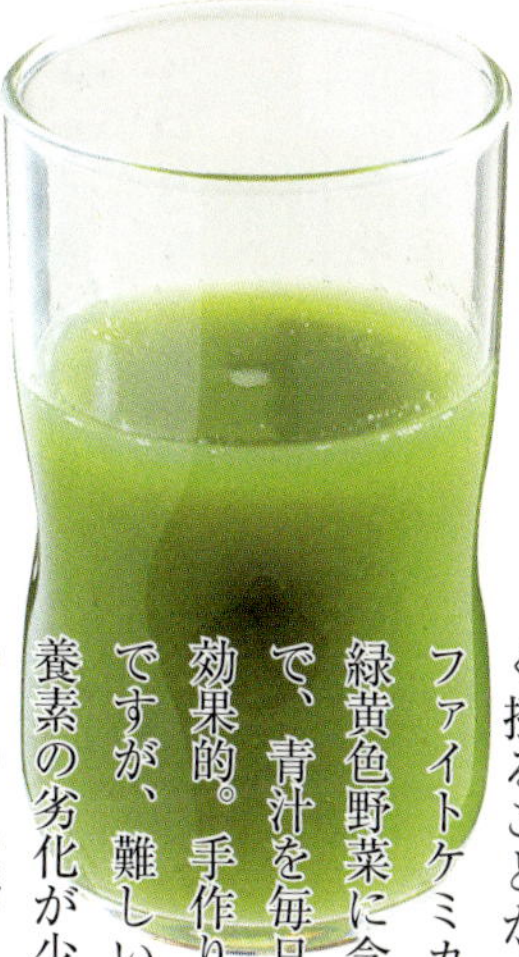

がんに勝つためにはファイトケミカルを多く摂ることが大切です。ファイトケミカルは主に緑黄色野菜に含まれるので、青汁を毎日飲むのは効果的。手作りが理想的ですが、難しいときは栄養素の劣化が少ない冷凍のものを選びましょう。

ほっと一息つきながらも活性酸素を抑える

紅茶

紅茶フラボノイドが活性酸素抑制に作用

抗がんポイント

- 酸化を防ぐために密閉容器に入れ冷暗所で保管

■注目の栄養素

テアフラビン

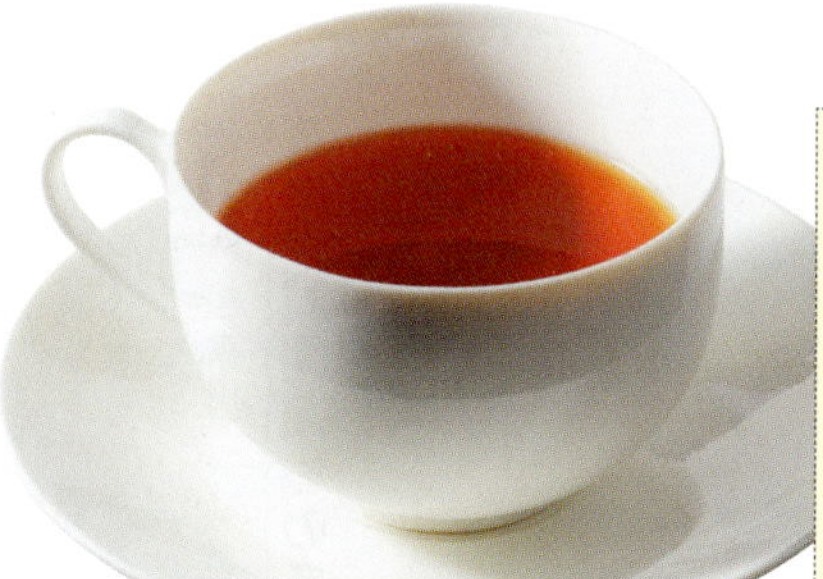

茶葉を発酵させないのが緑茶で、半発酵させたのがウーロン茶、発酵させたのが紅茶です。いずれにも殺菌作用と強力な抗酸化力を持つカテキンが含まれています。紅茶ではカテキンの分子が結びついてテアフラビンという成分に変わりますが、抗酸化力が落ちることはありません。

苦味成分に抗酸化作用が

コーヒー

1日3杯までが目安

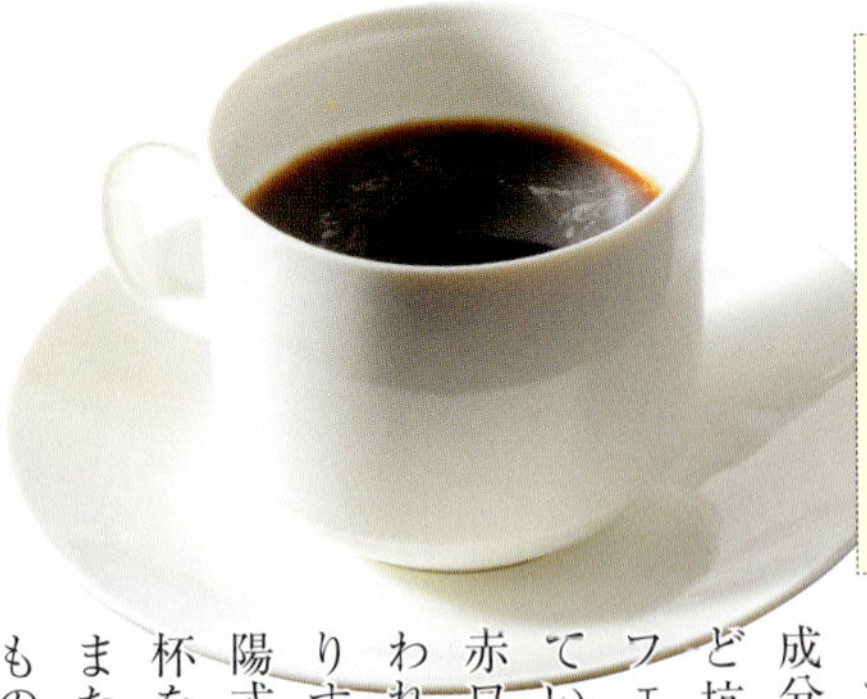

このがんに効く！

● 大腸がん ● 皮膚がん

● がん（すべて）

■注目の栄養素

クロロゲン酸

コーヒーの苦味、香り成分にはクロロゲン酸など抗酸化力の強いポリフェノールが多く含まれています。その含有量は赤ワインに匹敵するといわれています。しかし、摂りすぎはいけません。済陽式食事療法では1日3杯を目安としています。

また、なるべく質のよいものを選んでください。

豊富なポリフェノールと高い栄養価

ココア（チョコレート）

甘みを加えたいときははちみつなどで

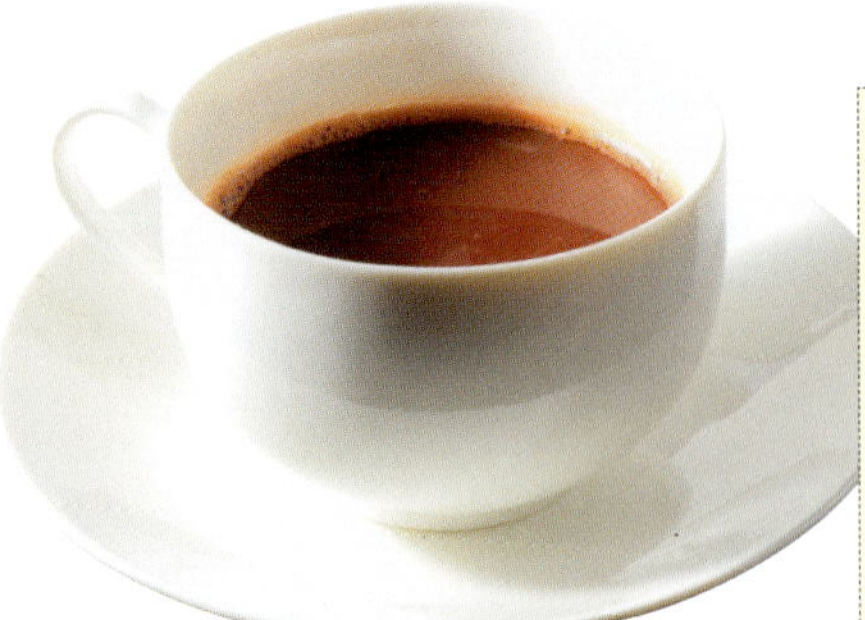

このがんに効く！

● 大腸がん ● 皮膚がん

● がん（すべて）

■注目の栄養素

カカオポリフェノール

ビタミンB群

ココアにも強力な抗酸化作用のあるカカオポリフェノールが含まれています。さらに、ビタミンB群、カリウム、カルシウムも含み、栄養価の高い飲み物といえます。甘みを加える際は、はちみつ（マヌカか樹木系）か、消化酵素を含む黒砂糖を使用しましょう。

絞りたてのジュースには栄養素がぎっしり

果物ジュース

皮ごと絞るのがポイント

■注目の栄養素

各種ビタミン

ポリフェノール

抗がんポイント

●レモンを2個入れるのが理想的

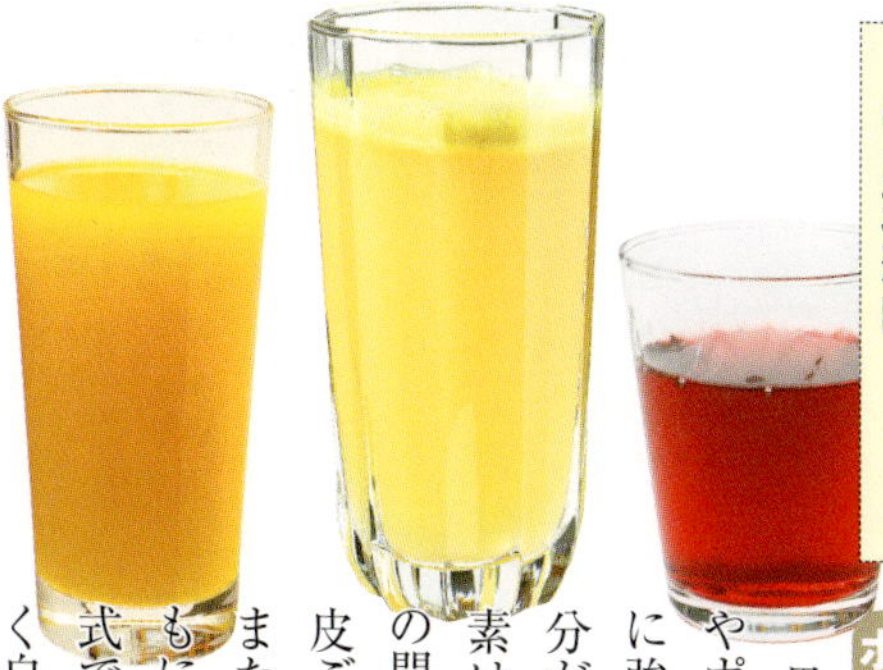

果物類にはビタミンCやポリフェノールなど非常に強い抗酸化力を持つ成分が豊富。こうした栄養素は皮、あるいは皮と実の間に多く含まれるので、皮ごと絞るのがポイント。また、栄養素は時間とともに劣化するため、済陽式では市販の製品ではなく自家製が基本。

なるべく日々の生活で活性酸素を摂らないようにする

水

飲み水は水道水をさけること

■注目の栄養素

各種ミネラル

抗がんポイント

●果物・野菜ジュースと併せて1日約2・5ℓの水分を摂るのが理想的

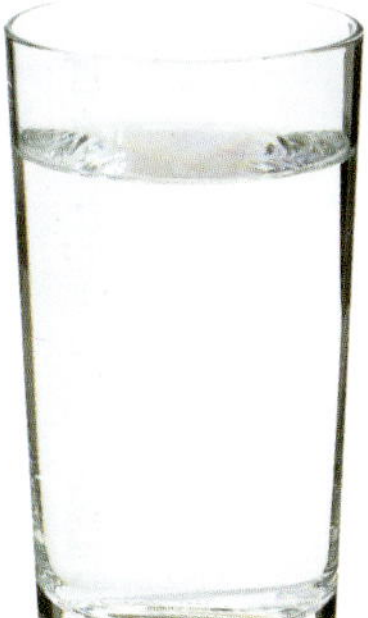

水道水には消毒のため塩素が多く含まれていますが、塩素が水と反応すると活性酸素の一種である次亜塩素酸が発生します。他にもトリハロメタンなどの発がん物質も含まれています。飲料水はなるべく加熱処理されていないナチュラルミネラルウォーターを選んでください。

毎日の野菜ジュースでがんに勝つ

野菜ジュース

済陽式食事療法の基本中の基本

■注目の栄養素
各種ファイトケミカル

抗がんポイント
＋果物を加えて自分好みの味にブレンド

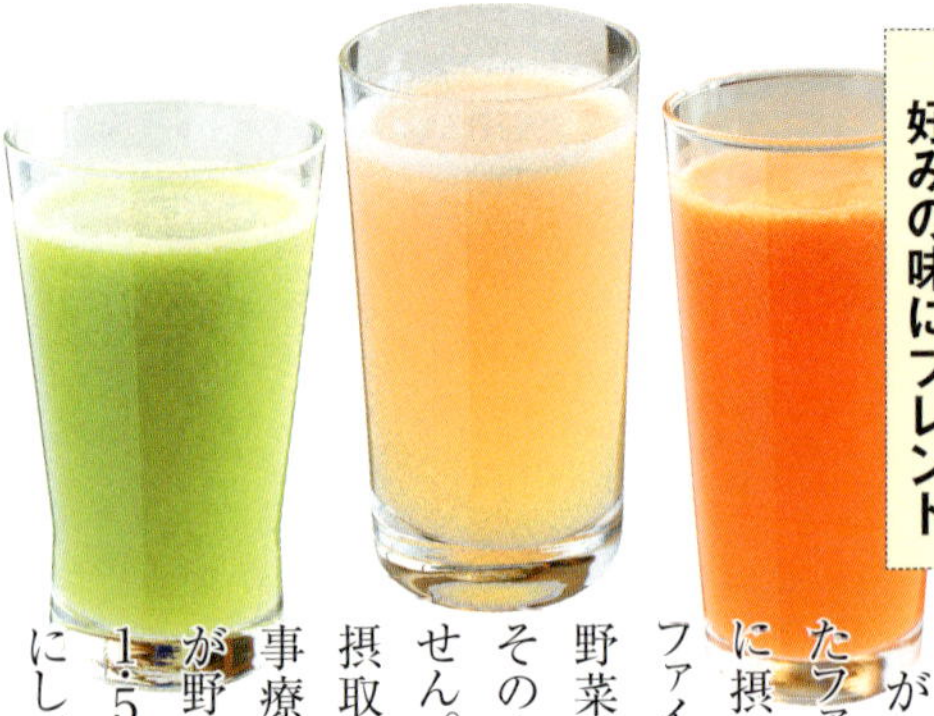

がんの食事療法は生きたファイトケミカルを大量に摂ることが重要です。ファイトケミカルの多くは野菜に含まれていますが、そのままでは量が摂れません。栄養素を効率よく摂取するために済陽式食事療法で強く推奨するのが野菜ジュースです。毎日1.5～2ℓ飲むのを目標にしてください。

カテキンの強力な抗酸化力に期待

緑茶

抹茶にして葉ごと飲めばより効果的

このがんに効く！
- **胃がん**
- **がん（すべて）**

■注目の栄養素
カテキン

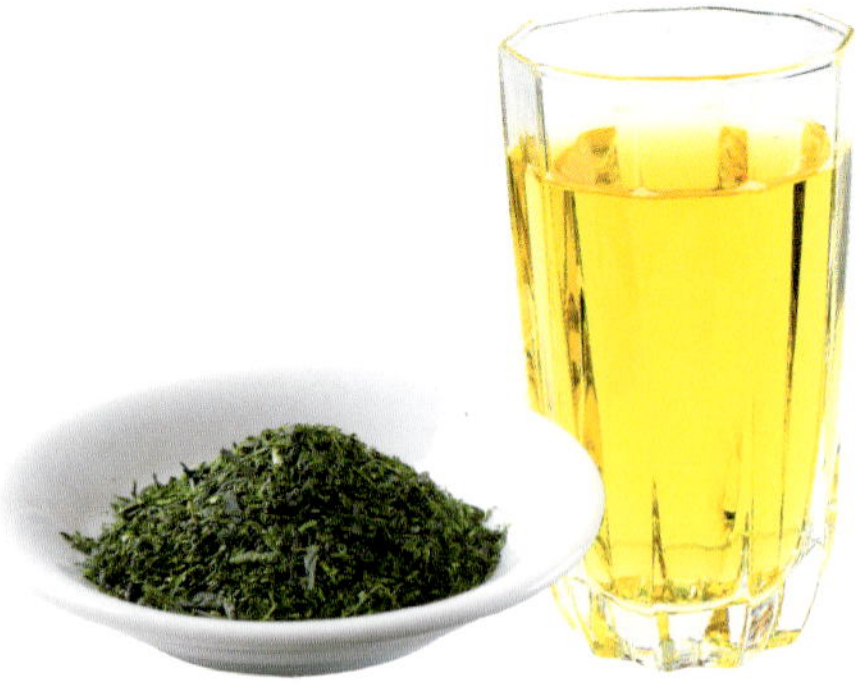

緑茶の渋み成分カテキンには殺菌作用の他、強力な抗酸化作用があります。カテキンが脂肪の酸化を防ぎ、胃がんをはじめさまざまながんを抑制することが、多くの研究者の報告で明らかになっています。抹茶にして葉ごと飲めば、β-カロテンやビタミンEも摂ることができます。

体が冷えるときは 温かいスープで野菜をたっぷり摂取

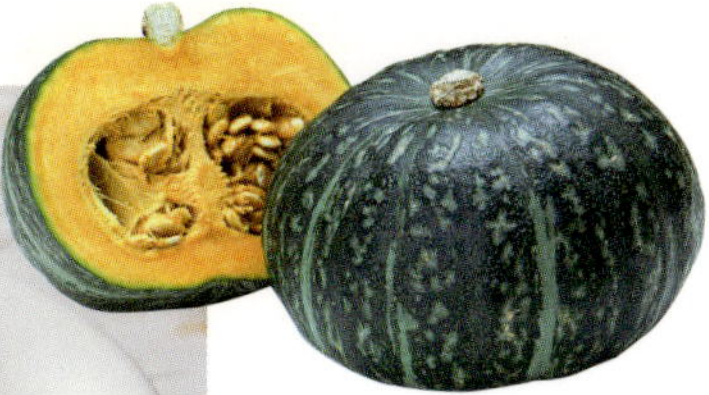

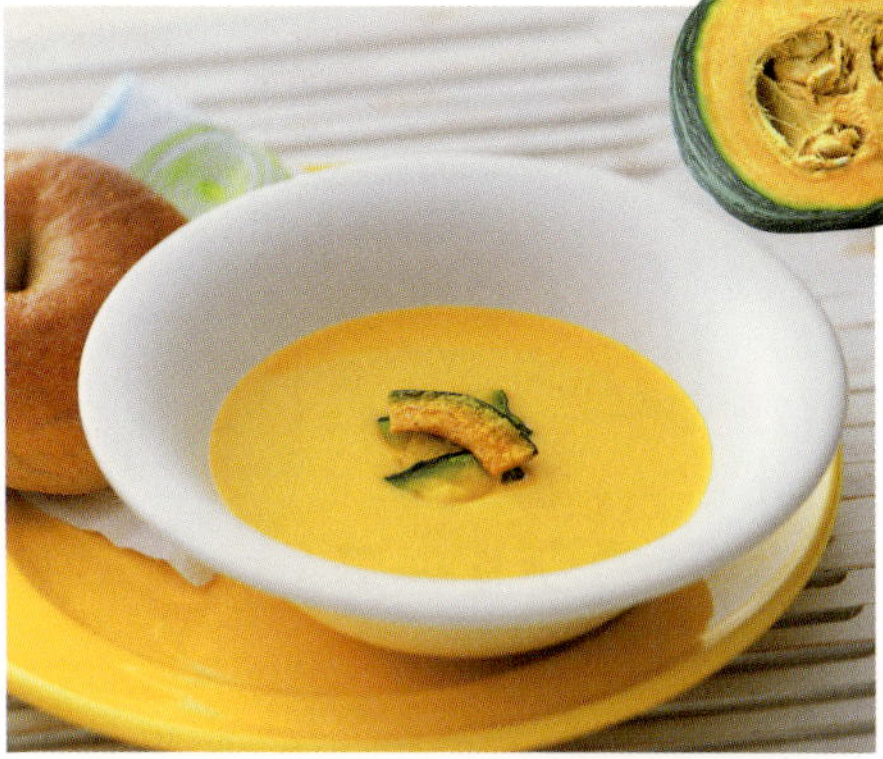

済陽式食事療法では大量の果物・野菜摂取が基本ですが、ジュースを飲むばかりだと、体の冷えに悩まされるときがあります。そんなときには、野菜たっぷりスープがおすすめ。

済陽先生が推奨するのは、食材を切って調理器具に30分間入れておくだけで、とろとろのスープが出来上がる『スープリーズ』。胃がんの方など、食物繊維の消化が難しい方や、咀《そ》嚼《しゃく》が難しい方にも最適です。

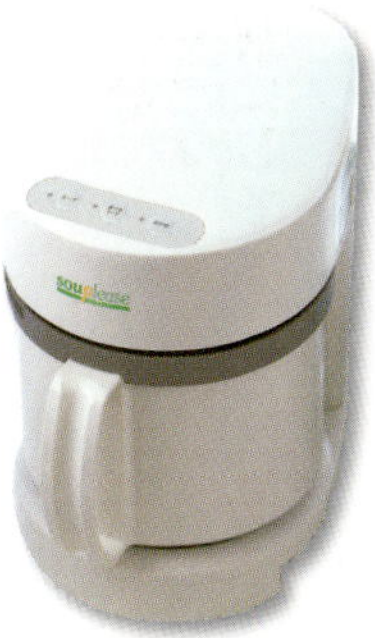

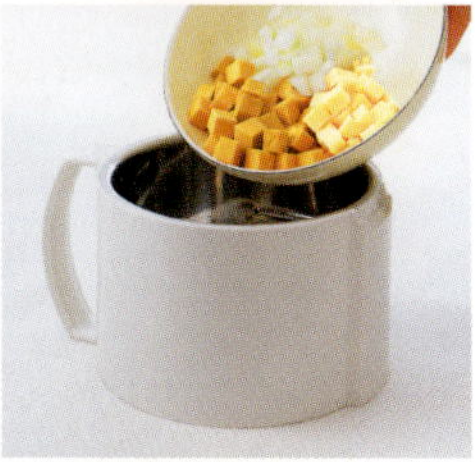

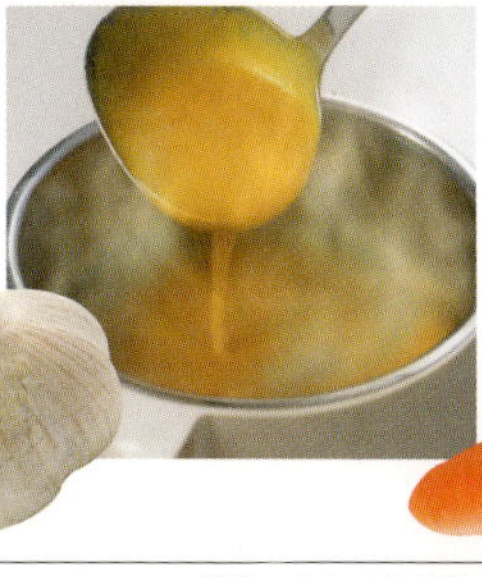

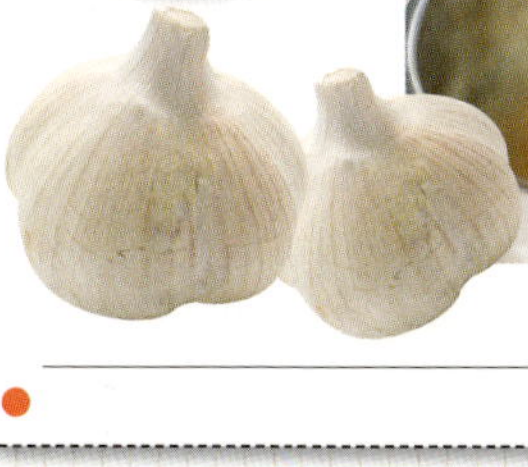

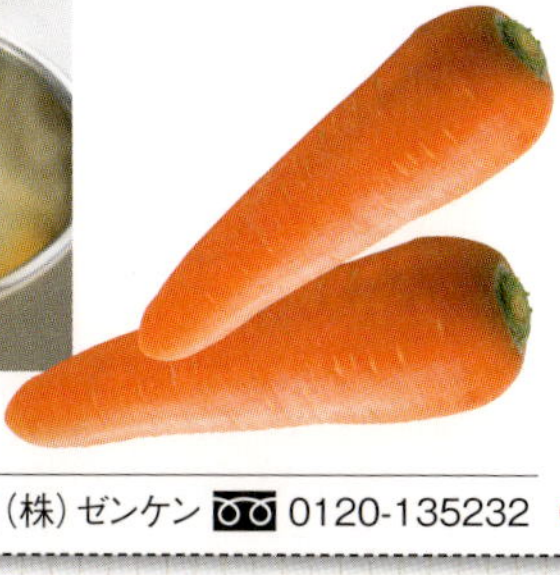

【問い合わせ】(株)ゼンケン 0120-135232

治った人が実際に
食べ続けた

済陽式食材が効率的に摂れる常食レシピ

簡単だから続く　必要な食材を全部入れる

治った人が食べていた!

トマトのリコピンが大腸がんを抑制

「りんご・トマト・青菜のジュース」

(500cc) ※抗がん剤をした日は300cc

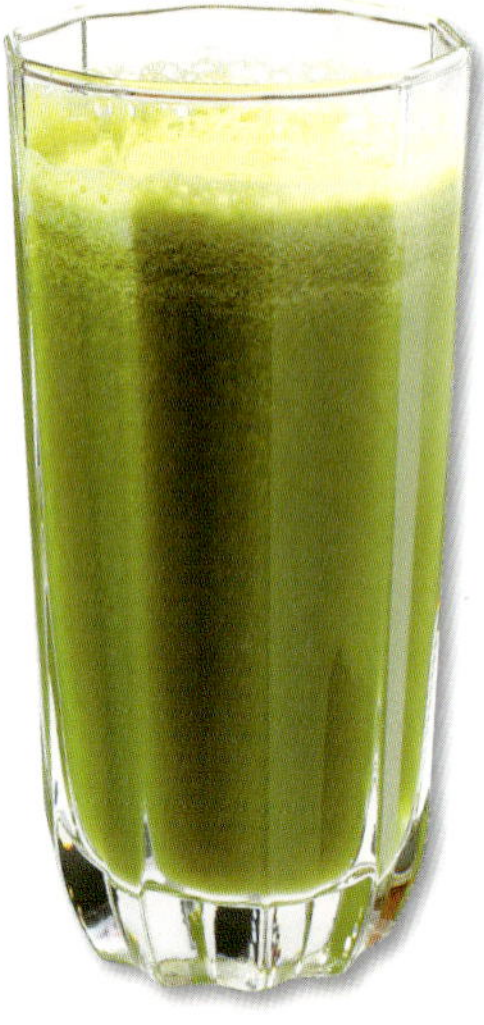

材料（1人分）

小松菜……………… 40g（1株）
チンゲン菜…………100g（1株）
キャベツ……………300g（5枚）
りんご………………250g（1個）
トマト………………100g（1個）
赤パプリカ………… 75g（½個）
レモン………………200g（2個）

作り方

1. 小松菜・チンゲン菜・キャベツはジューサーのサイズに合わせて切る。
2. りんごは芯を取り、トマトはヘタを取り、赤パプリカは種を取り、レモンは皮をむいてそれぞれジューサーのサイズに合わせて切る。
3. ①・②をジューサーにかける。
4. グラスに③を注ぐ。

115kcal 脂質：0.6g／塩分：0.0g

※栄養価は絞り汁で換算しています

果物ジュース

治った人が食べていた!

緑黄色野菜のカロテンで肺がんを撃退

「トマトと野菜たっぷりジュース」(400〜450cc)

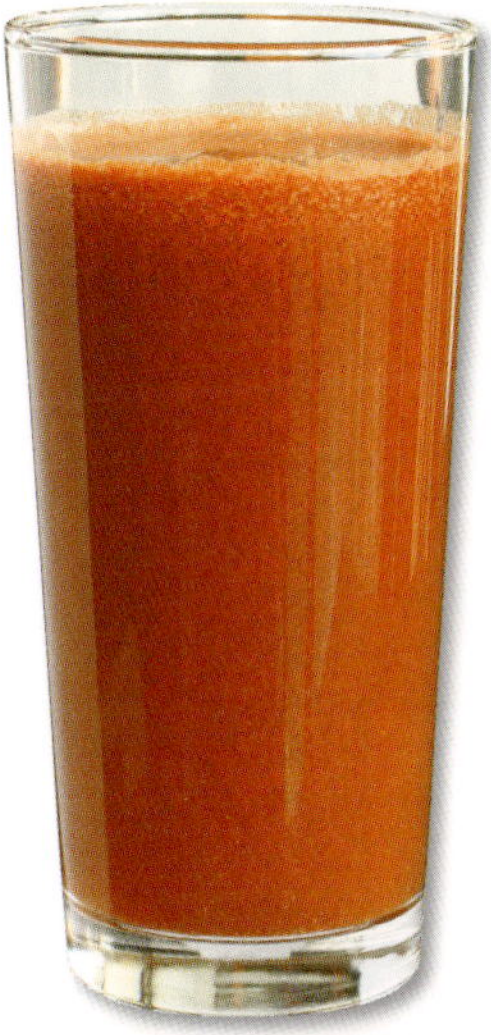

114kcal　脂質：0.8g／塩分：0.0g

※栄養価は絞り汁で換算しています

材料（1人分）

トマト……………………100g（1個）
りんご……………………60g（¼個）
レモン……………………100g（1個）
キャベツ…………………125g（⅛個）
にんじん…………………200g（1本）
赤パプリカ………………150g（1個）
ブロッコリー……………60g（¼株）
小松菜……………………80g（2株）

作り方

❶トマトはヘタを取り、りんごは芯を取り、レモンはは皮をむき、それぞれジューサーのサイズに合わせて切る。

❷キャベツ・にんじん・パプリカ・ブロッコリー・小松菜はジューサーのサイズに合わせて切る。

❸①・②をジューサーにかけ、グラスに注ぐ。

治った人が食べていた!

フコイダンで免疫力アップ

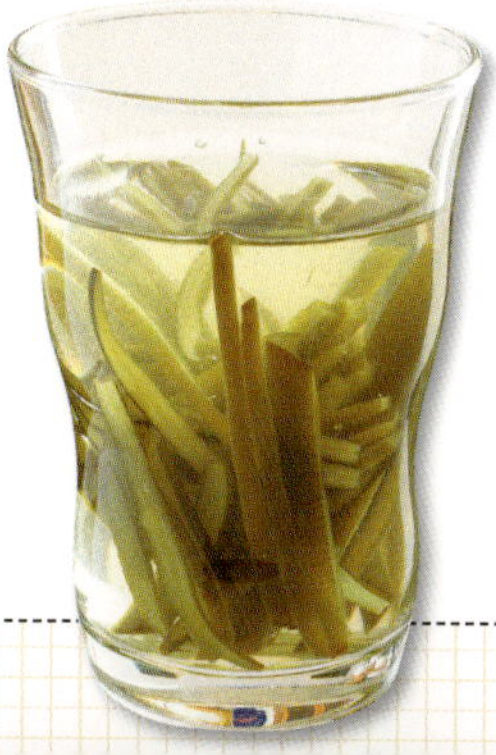

「根昆布水」

材料・作り方（1人分）

❶ 根昆布〈5g（1本）〉は水（180cc）につけてひと晩置く。

❷ 翌朝、根昆布水を飲み、食べやすい大きさに切って昆布も食べる。

7kcal　脂質：0.1g／塩分：0.3g

治った人が食べていた!

抗がんに効く栄養がたっぷり

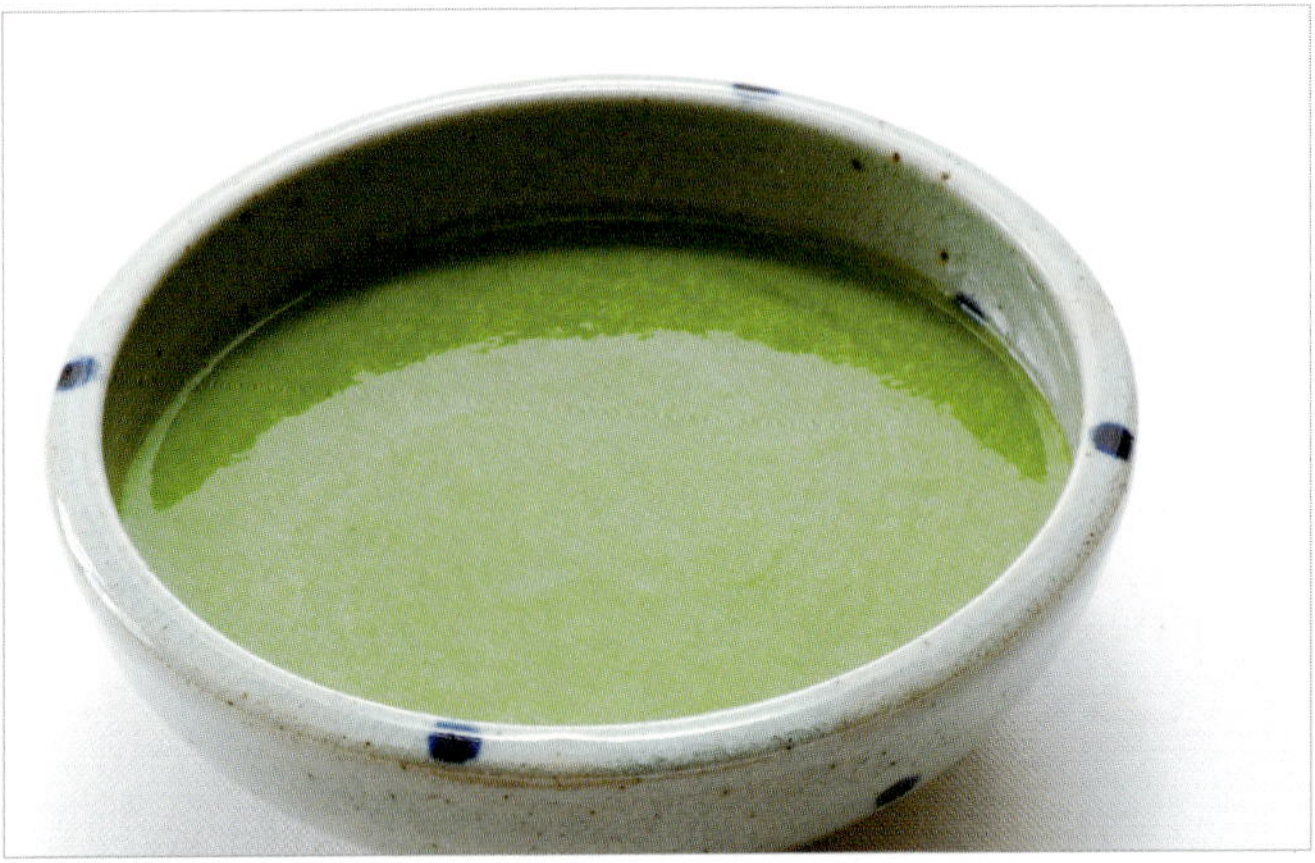

「ほうれん草のポタージュスープ」

材料（1人分）

ほうれん草……………………50g
たまねぎ……………20g（⅛個）
じゃがいも………………………25g
水……………100mℓ（½カップ）
ローリエ………………0.1g（1枚）
豆乳…………100mℓ（½カップ）
自家製減塩洋風調味料……少々

84kcal 脂質：2.3g／塩分：0.1g

作り方

❶ ほうれん草は根元を除き3㎝長さに切り、たまねぎは皮をむいてくし型に切り、じゃがいもは皮をむいて芽を除いて4等分に切って水にさらす。

❷ 鍋に①・ローリエ・水を入れ、柔らかくなるまで中火で煮る。

❸ ②からローリエを取り出してミキサーにかけ、鍋に戻す。

❹ 豆乳を加えて沸騰させないように温め、自家製減塩洋風調味料で味をととのえる。

●自家製減塩洋風調味料

材料・作り方（1人分）

減塩塩（適量）と乾燥ローズマリー（適量）、粉末しいたけ（適量）を混ぜ合わせる。常備しておくと便利。

治った人が食べていた!

ポリフェノールが豊富な緑黄色野菜を手軽に

「蒸し野菜」

材料（1人分）

かぼちゃ……………20g（1切れ）
さつまいも…………20g（1切れ）
にんじん……………20g（1切れ）

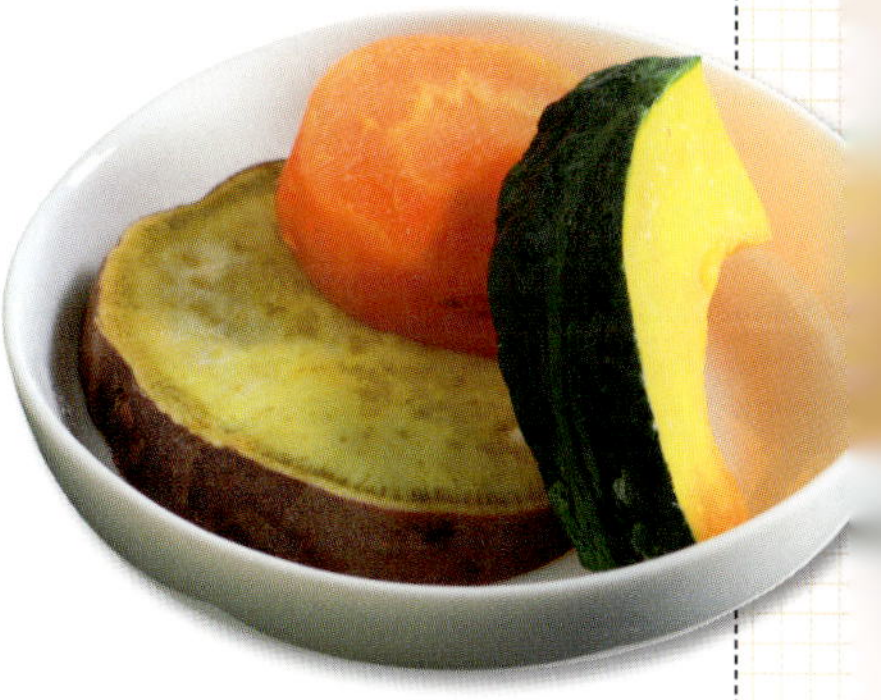

作り方

❶ かぼちゃ・さつまいも・にんじんはラップに包んで電子レンジで加熱する。

47kcal	脂質：0.1g／塩分：0.0g

治った人が食べていた!

アリシンが抗がんに効果を発揮

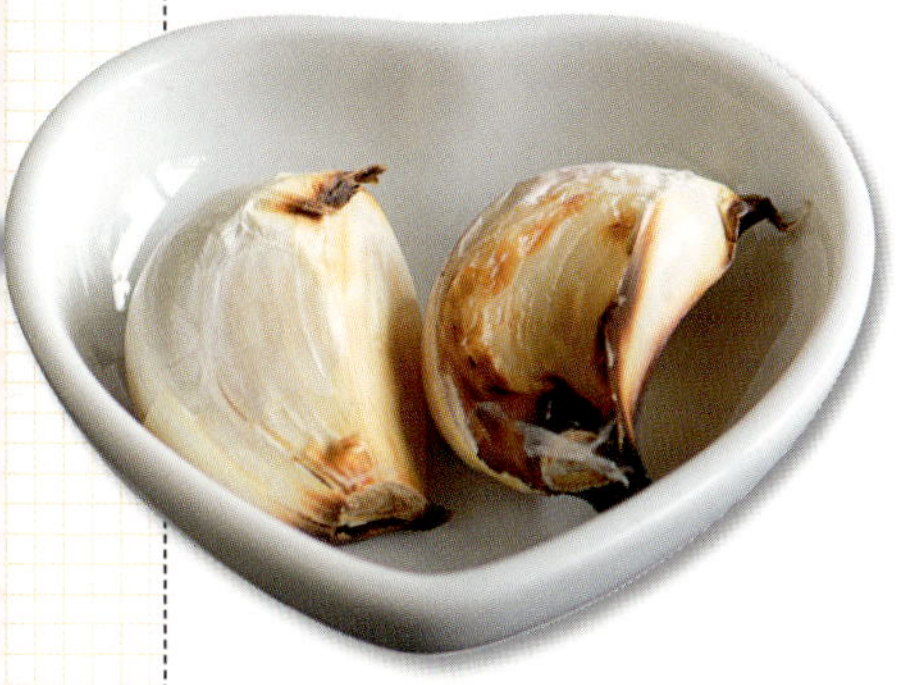

「焼きにんにく」

材料（1人分）

にんにく（国産）……………2片

作り方

❶ 皮がついたまま、魚焼きグリルで焼く。
❷ 焦げ目がついたらひっくり返して弱火で焼く。

12kcal	脂質：0.1g／塩分：0.0g

治った人が食べていた!

主食代わりにもなる健康食材

「焼き芋」

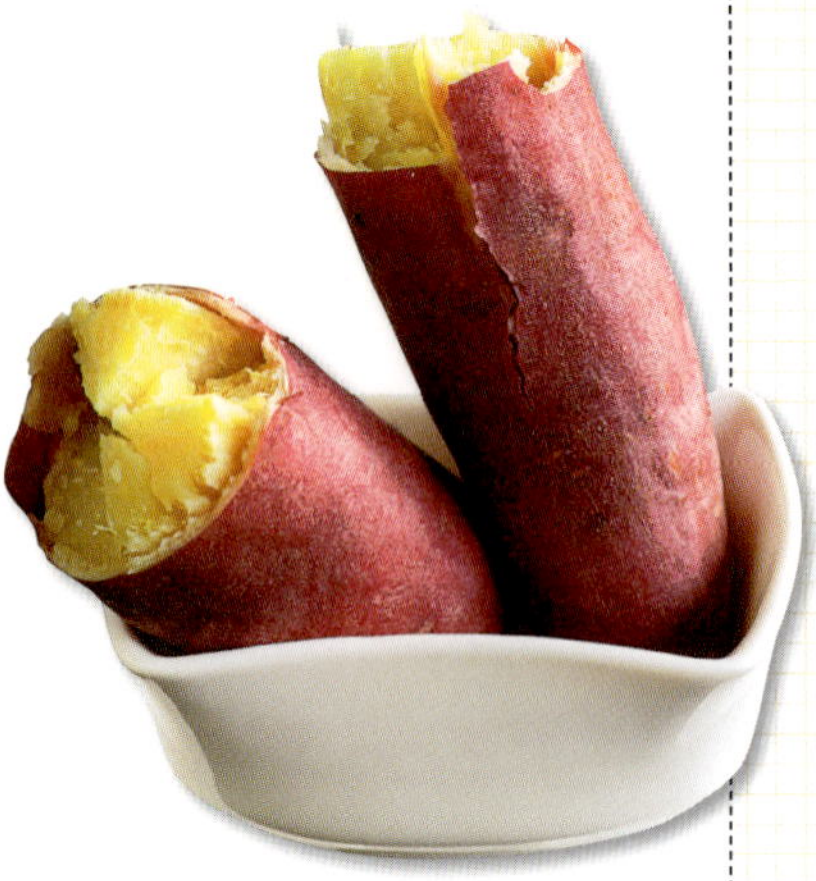

材料（1人分）

さつまいも…………………1本

作り方

❶ さつまいもは洗って皮付きのままアルミホイルに包む。

❷ ①をオーブントースターで焼く。

178kcal 脂質：0.3g／塩分：0.0g

治った人が食べていた!

セサミンなど抗酸化成分が詰まったごまを活用

「ほうれん草のごま和え」

材料（1人分）

ほうれん草…………………1株

白ごま…………………小さじ1

焼きのり…………………小さじ1

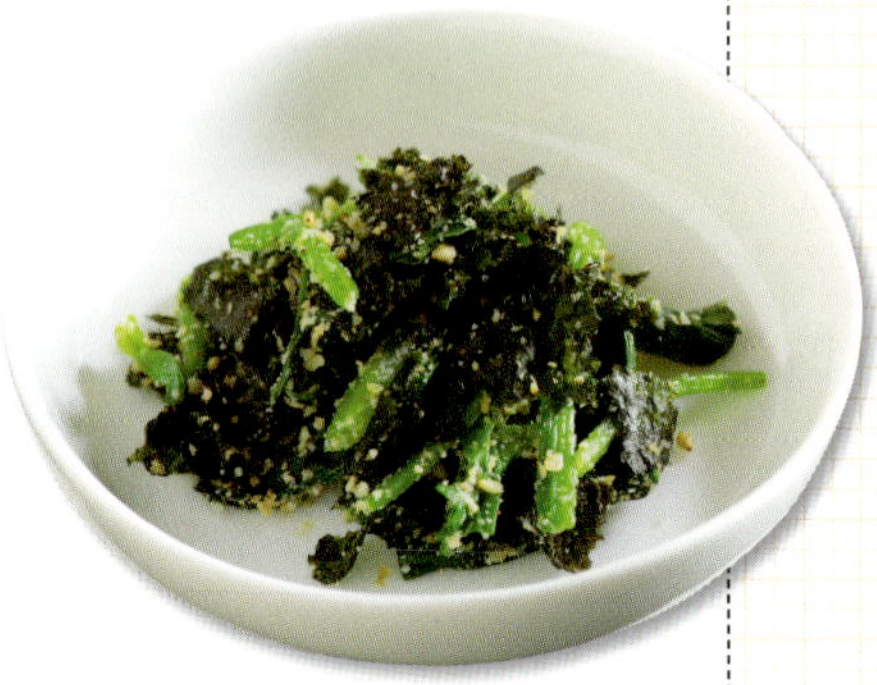

作り方

❶ ほうれん草はゆでて水気をしぼり、3㎝長さに切る。

❷ 白ごまは乾煎りしてすり、焼きのりは小さくちぎる。

❸ ①・②を和える。

23kcal 脂質：1.4g／塩分：0.0g

抗がんレシピ

治った人が食べていた!

米酢のクエン酸で免疫力アップ

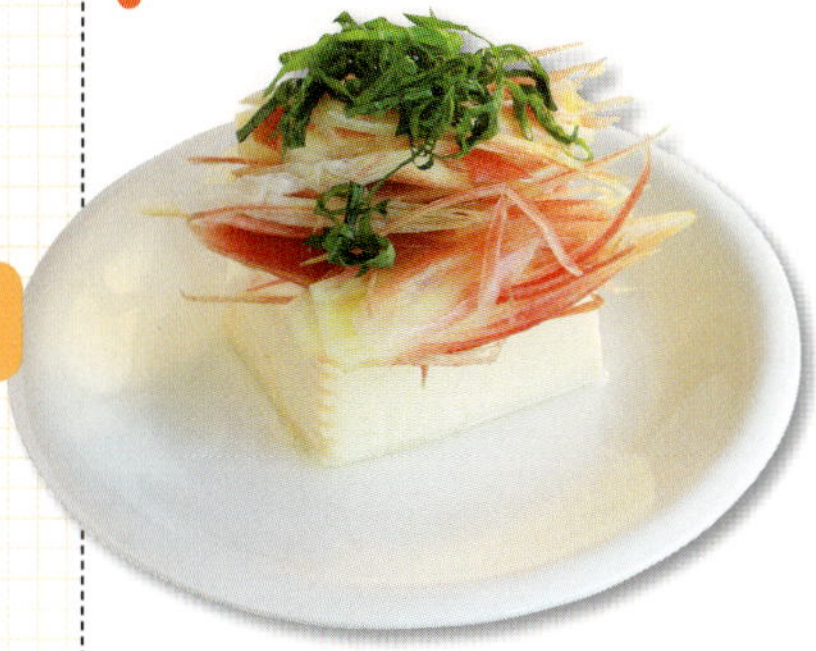

59kcal 脂質：3.2g／塩分：0.0g

「薬味豆腐」

材料（1人分）

木綿豆腐……………75g（¼丁）
青しそ…………………1g（1枚）
みょうが………………20g（2個）
米酢………………5g（小さじ1）

作り方

❶ 木綿豆腐を半分に切り、器に盛る。
❷ 青しそはせん切り、みょうがはスライスする。
❸ ①の器に②をのせ、米酢をかける。

治った人が食べていた!

がん細胞を死滅させるフコイダン

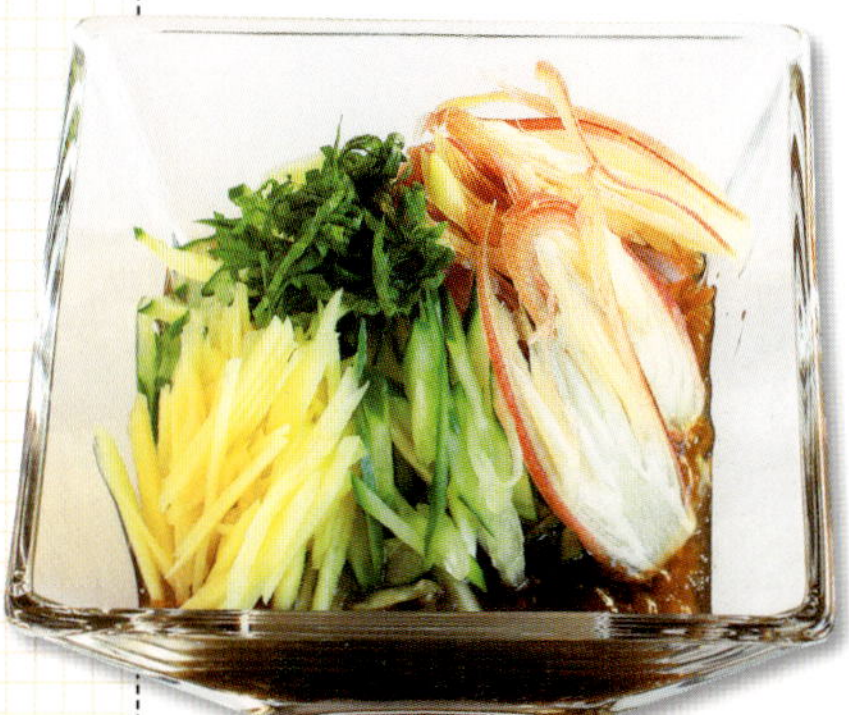

26kcal 脂質：0.1g／塩分：0.1g

「もずく酢の物」

材料（1人分）

もずく……………………50g
青しそ…………………1g（1枚）
しょうが………………5g（1片）
みょうが……………10g（1個）
きゅうり……………50g（½本）
米酢……………30g（大さじ2）

作り方

❶ 青しそはせん切り、しょうがは皮をむいてせん切り、みょうがはスライス、きゅうりはせん切りにする。
❷ 器にもずくを盛り、①をのせ、米酢をかける。

治った人が食べていた!

抗腫瘍作用が強力なまいたけのβ-グルカン

「まいたけ・にんにく炒め」

材料（1人分）

まいたけ…………25g（¼パック）
たまねぎ…………50g（¼個）
にんにく…………5g（1片）
しょうが…………5g（1片）
もやし…………200g（1袋）
ごま油…………4g（小さじ1）

作り方

❶ まいたけは小房に分け、たまねぎはくし切りにする。
❷ にんにくは皮をむいてスライス、しょうがは皮をむいてすりおろす。
❸ フライパンに①・②・もやしを入れて蓋をして火をつけ、蒸し焼きにする。
❹ 野菜に火が通ったら、ごま油をまわし入れ、器に盛る。

93kcal 脂質：4.5g／塩分：0.0g

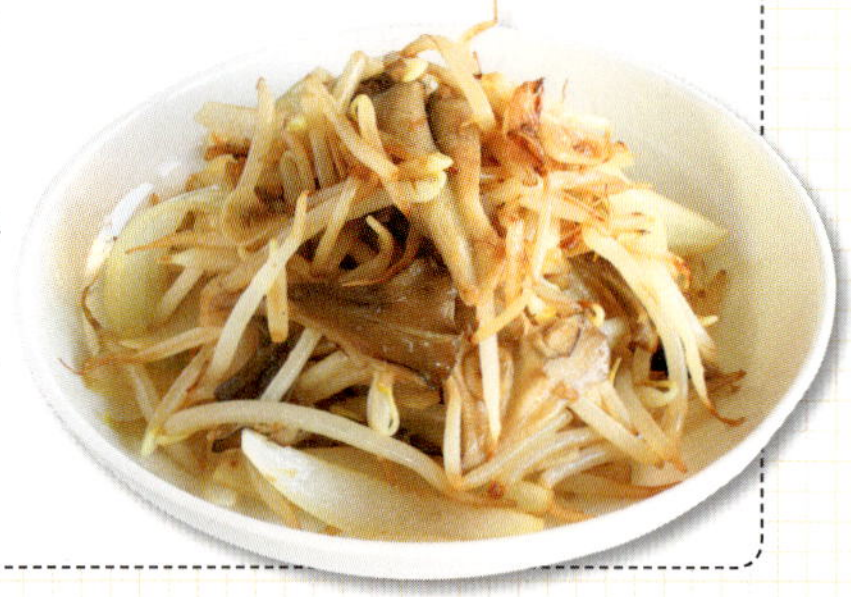

治った人が食べていた!

ちりめんじゃこは湯通しで塩分カット

「おろし納豆ちりめんじゃこ」

材料（1人分）

ちりめんじゃこ…………5g
納豆※…………50g（1パック）
大根おろし…………60g
※『大地を守る会』商品使用

作り方

❶ 鍋に湯を沸かし、ちりめんじゃこを入れてざるにあげる。
❷ 納豆は粘りがでるまで混ぜて器に盛り、大根おろし・①をかける。まわし入れ、器に盛る。

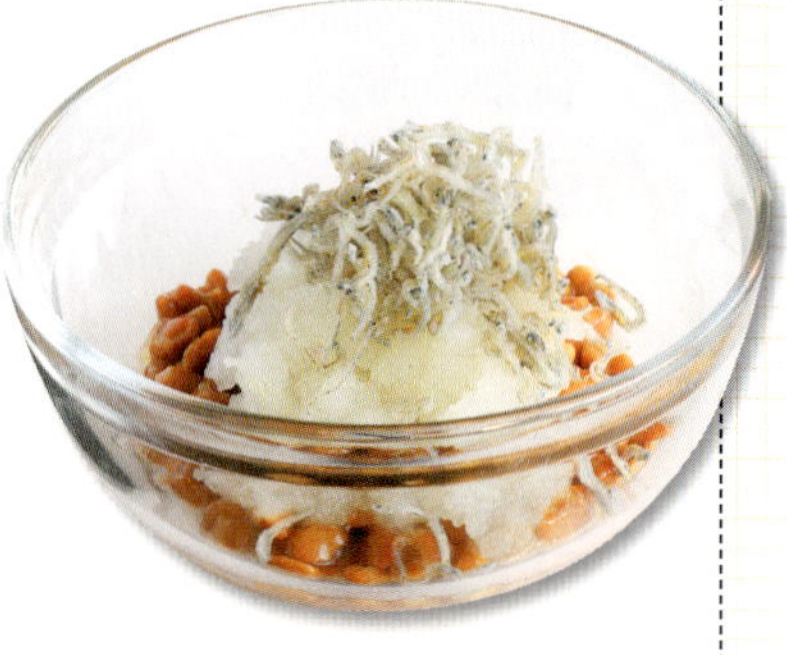

116kcal 脂質：5.1g／塩分：0.2g

治った人が食べていた!

鮭のアスタキサンチンで免疫力アップ

「焼き魚」

材料（1人分）

生鮭 ……………… 60g（1切れ）

●付け合わせ

しいたけ……………… 10g（1枚）

キャベツ……………… 30g（½枚）

ししとう……………… 15g（3本）

オリーブ油 ………… 2g（小さじ½）

レモン（くし型）……… 15g（⅙個）

作り方

1. 生鮭は魚焼きグリルで焼く。
2. しいたけは半分に切り、キャベツはひと口大に切る。
3. フライパンを温めてオリーブ油を敷き、②・ししとうを炒める。
4. 器に①・③を盛り、レモンを添える。

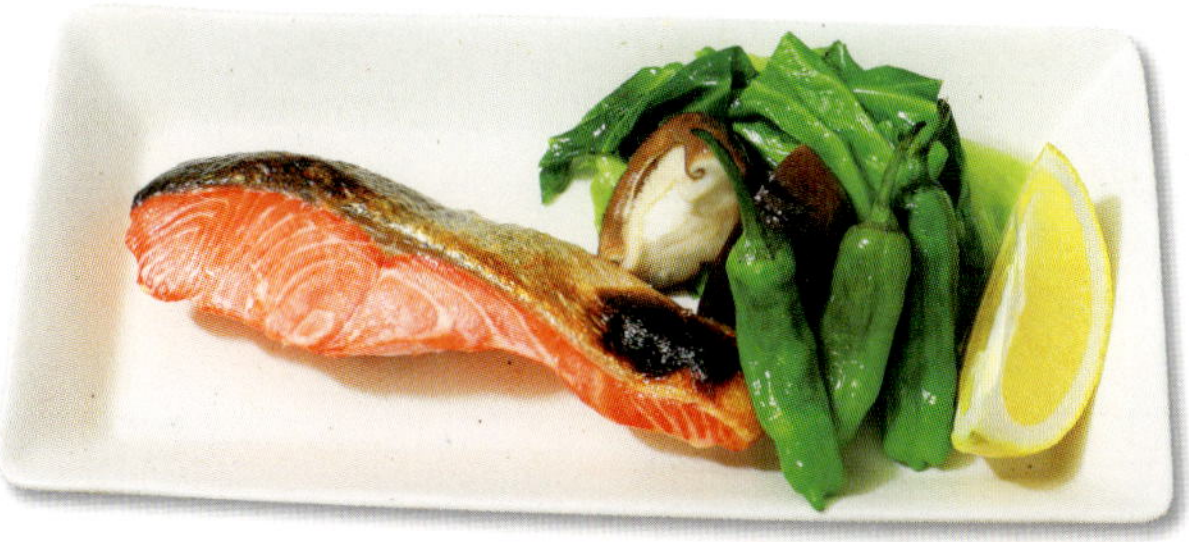

118kcal 脂質：4.7g／塩分：0.1g

治った人が食べていた!

抗酸化力が強いブルーベリー

「ブルーベリー入りヨーグルト」

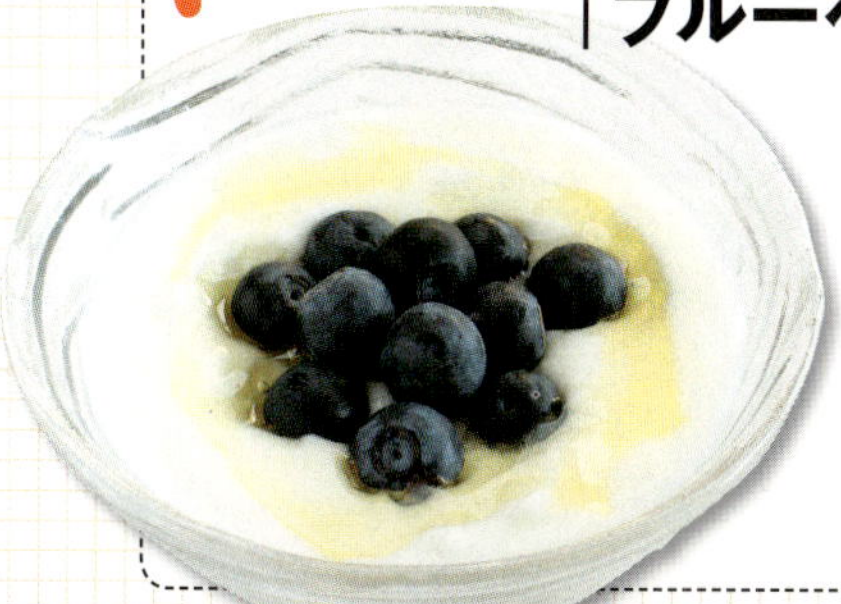

材料・作り方（1人分）

1. 器にプレーンヨーグルト（200g）を盛り、はちみつ〈21g（大さじ1）〉をかけ、ブルーベリー（20g）を飾る。

196kcal 脂質：6.0g／塩分：0.2g

治った人が食べていた!

免疫力アップの里芋を加えて

「根菜カレー」

材料（1人分）

里芋……60g
ごぼう……20g（⅑本）
にんじん……30g（3㎝）
大根……30g（1㎝）
減塩醤油……3g（小さじ½）
酒……5g（小さじ1）
昆布……1g
干しいたけ……2g（1枚）
水……200㎖（1カップ）
カレー粉……4g（小さじ2）
鶏ささみ……50g（1本）
たまねぎ……40g（¼個）
玄米ごはん……70g

282kcal 脂質：2.0g／塩分：0.4g

作り方

❶ 鍋に水・昆布・干しいたけを入れて火にかけ、沸騰直前に昆布を取り出し、だし汁を作り、干しいたけはせん切りにする。
❷ 里芋・ごぼうは皮をむいて2㎝の乱切り、にんじん・大根は皮をむいて3㎝長さの拍子木切りにする。
❸ 鶏ささみは熱湯で赤みがなくなるまでゆでて細かくほぐし、たまねぎは皮をむいて薄切りにする。
❹ ①に②を入れてごぼうが柔らかくなるまで煮る。
❺ ④に減塩醤油・酒を入れ、③・カレー粉を加えてひと煮立ちさせる。
❻ 器に玄米ごはんを盛り、⑤をかける。

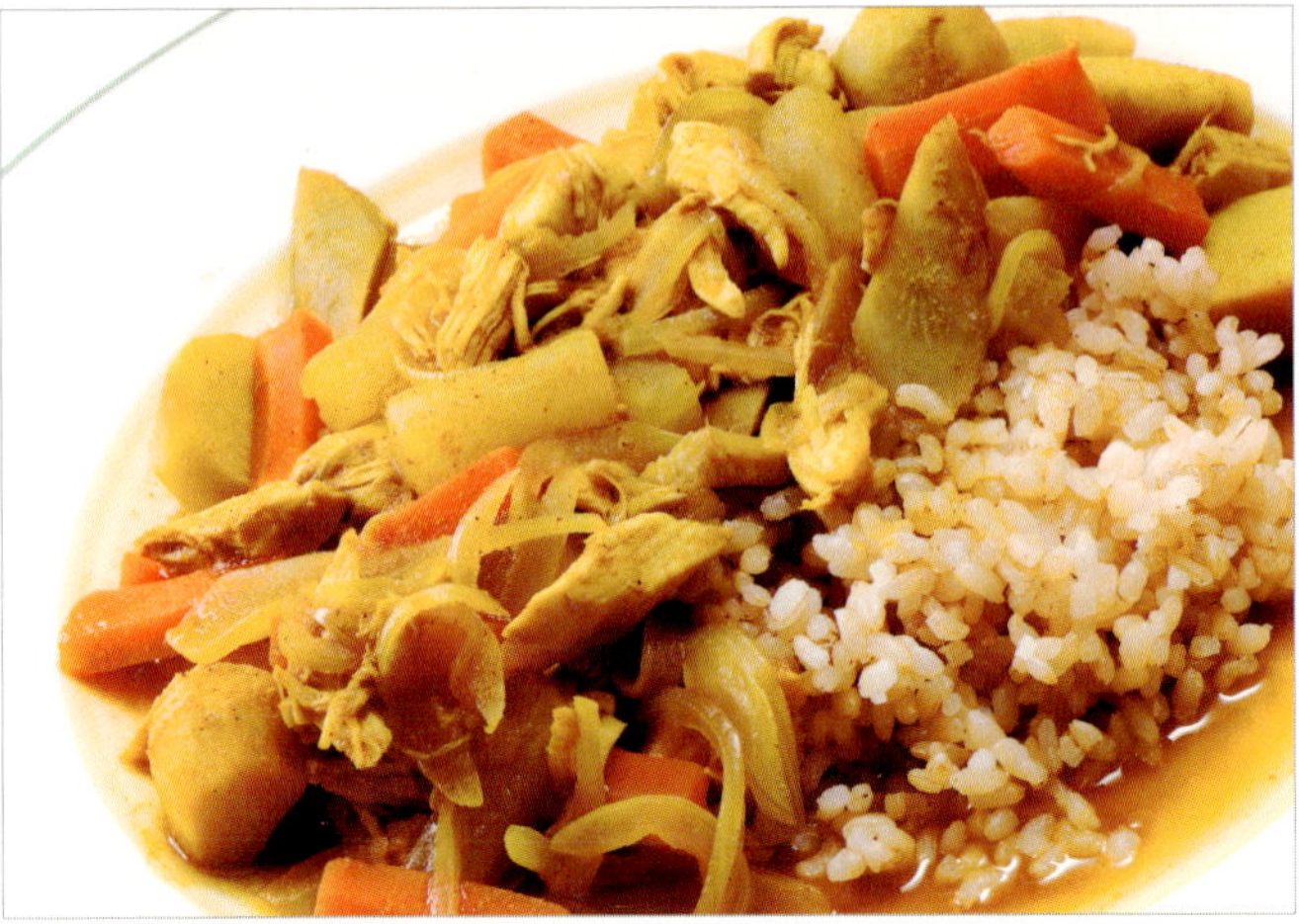

1

進行直腸がん
6.3㎝の直腸がんが消失！

主婦・55歳　K.Yさん

●発病から治るまで（6ヵ月）
骨盤浸潤を伴う手術不可能の進行直腸がんが、抗がん剤治療と食事療法の併用で消えた

Ｋ・Ｙさんは２０１０年７月に直腸がんと診断されました。がんは６・３㎝と大きく、骨盤浸潤も伴っていたため手術は不可能、放射線治療も適応にならず、抗がん剤治療に頼るしかないと告げられました。当院にお越しになったのは、抗がん剤治療開始から２ヵ月ほど経過した11月で、ＰＥＴ検査では、がんは４㎝に縮小していました。とはいえ、余談を許さない病状に変わりはないため、私は抗がん剤治療と併用して食事療法をはじめることをすすめ、食材まで細かくアドバイスしました。結果、11月に51あった腫瘍マーカー（ＣＥＡ）の数値が、12月には12・７、２月には２・４と基準値以下になり、ＭＲＩとＣＴ検査、ＰＥＴ検査でも内視鏡検査、生検でも、がんは確認できなくなりました。２０１２年に腫瘍マーカーがやや上昇したため腹腔鏡手術を受けられましたが、現在も食事療法を続けながら経過は良好です。

骨盤にまでひろがっていたがんが半年で消えた

6.3㎝にもなる腫瘍が、抗がん剤と食事療法との併用で半年後に無くなる。

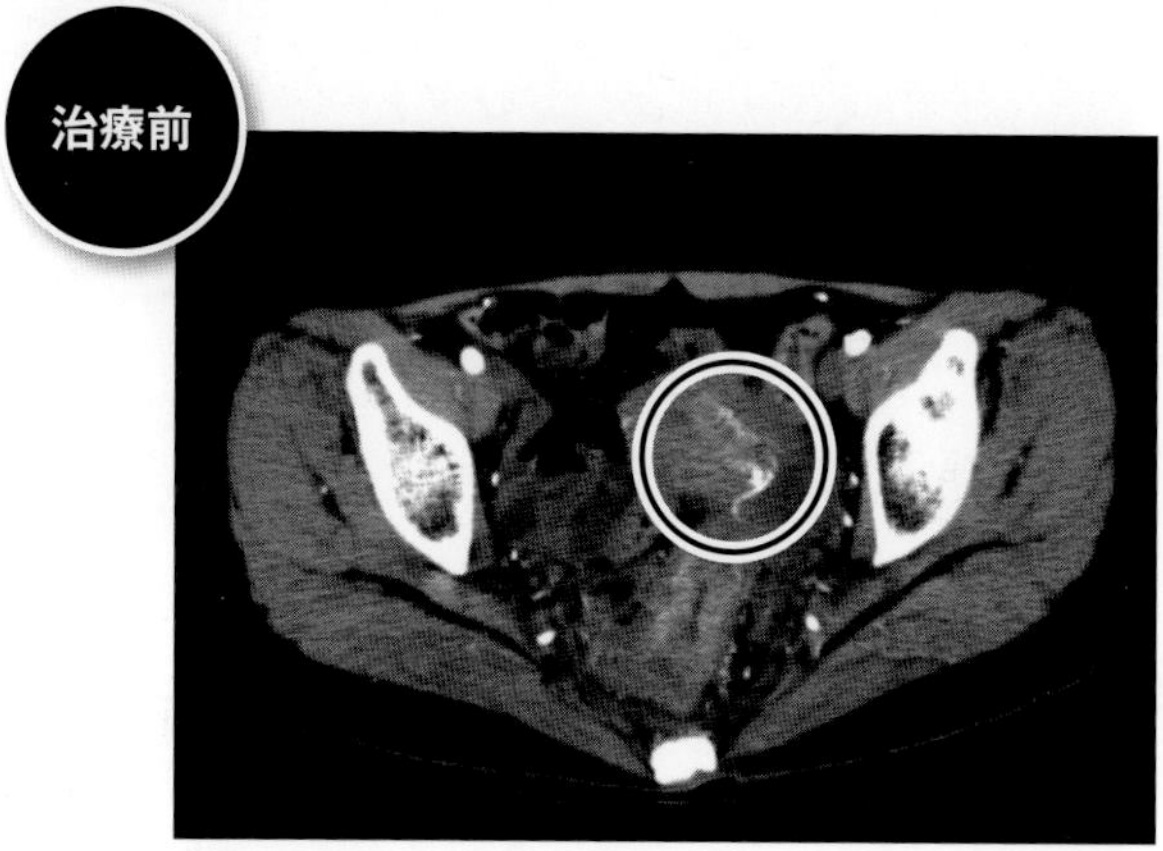

骨盤部直腸に広がる6．3㎝の全周性腫瘍を認める

●腫瘍マーカーの変化（カッコ内は基準値）

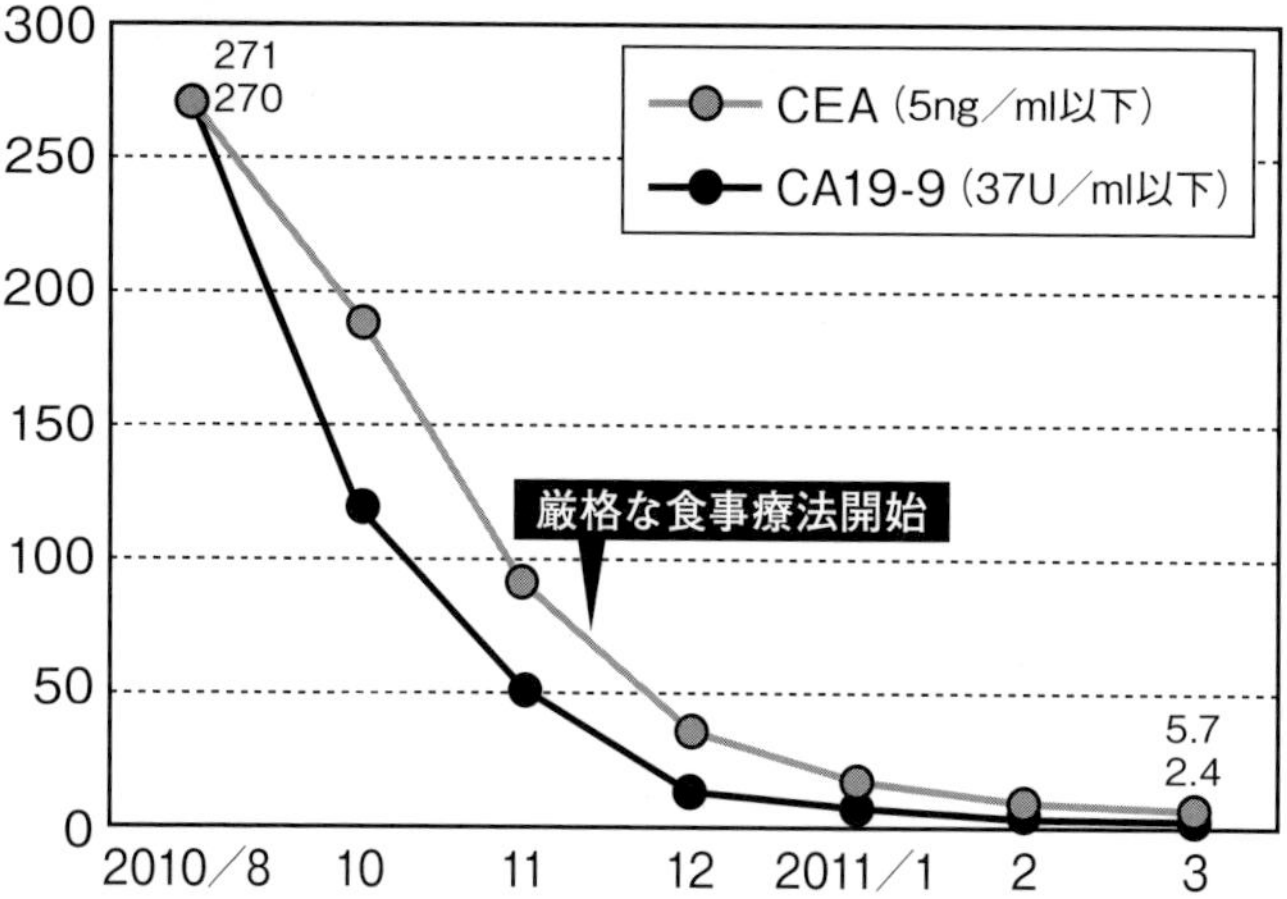

発病時高値であった腫瘍マーカー（CEA、CA19-9）は
半年後にすべて正常化

2

胃がん・肝臓、リンパ節転移
余命13ヵ月と診断されたがんを克服！

自由業・55歳　S.Hさん

●発病から克服まで（3年）
手術不可能といわれたステージⅣの胃がんが、食事療法と抗がん治療で手術が可能に。その後、克服。

Ｓ・Ｈさんの胃にがんが見つかったのは２００９年の８月。その後、がんセンターに入院。詳しく検査したところ、肝臓やリンパ節に転移していることがわかり、手術による切除は不可能、診断した医師から平均余命は13ヵ月という大変厳しい宣告を受けました。入院中に私の本をお読みになり、独自に食事療法を開始されました。

10月、当院へＰＥＴ検査を受けにいらした際、私はがんセンターでの抗がん剤治療と併用して、食事療法を続けるよう強くすすめました。すると、11月にはすべての病巣で縮小が見られ、翌年３月には肝臓転移のがんが消失。翌々年10月にはリンパ節転移も消失。残った胃の原発巣も２０１２年９月に胃全摘出手術を受け、すべての病巣が無くなりました。これは済陽式食事療法８箇条を厳しく守りながら、がん治療に真剣に取り組んだＳ・Ｈさんの努力の結果だと思います。

抗がん剤治療と食事療法でがんが縮小

見つかった時点では6㎝ほどの胃がんがあり（2009年8月）、肝臓やリンパ節にも転移が見られ、手術による切除は不可能と診断されるが、抗がん剤と食事療法を併用して約2年で、胃のがんは¼にまで縮小、肝臓やリンパ節のがんは消失（2011年11月）。手術による切除が可能に。

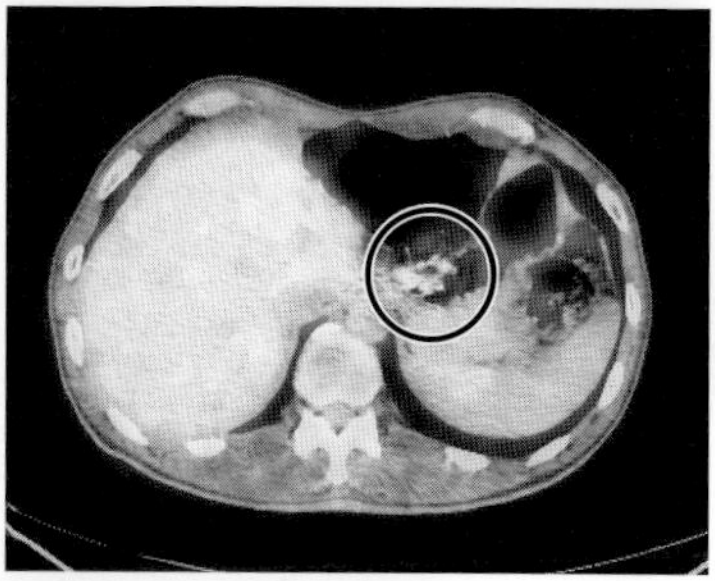

治療前

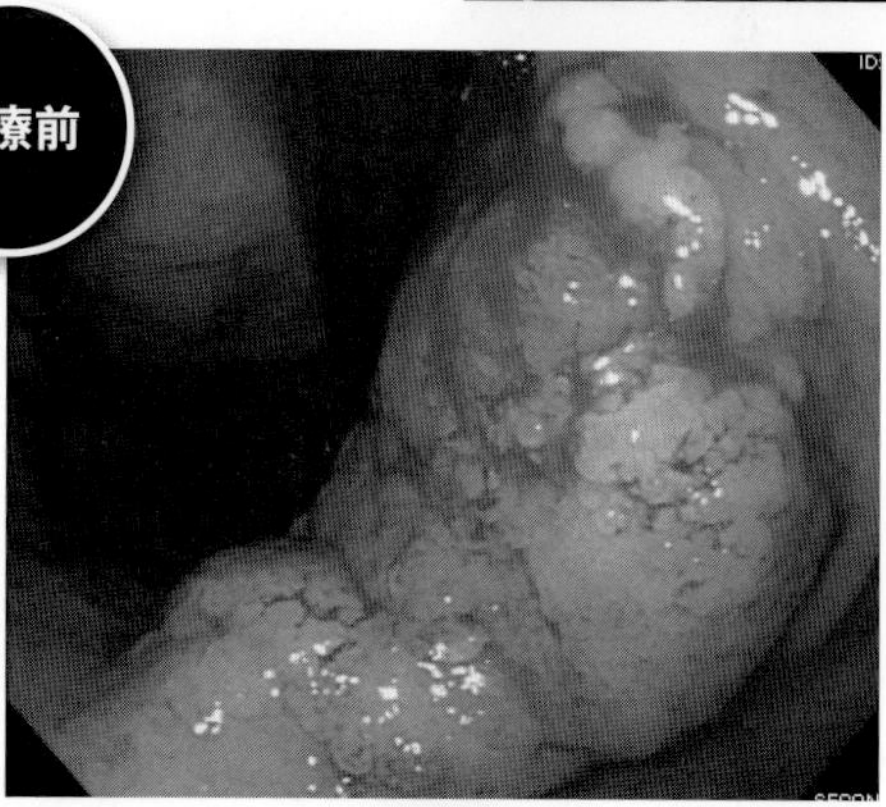

治療後

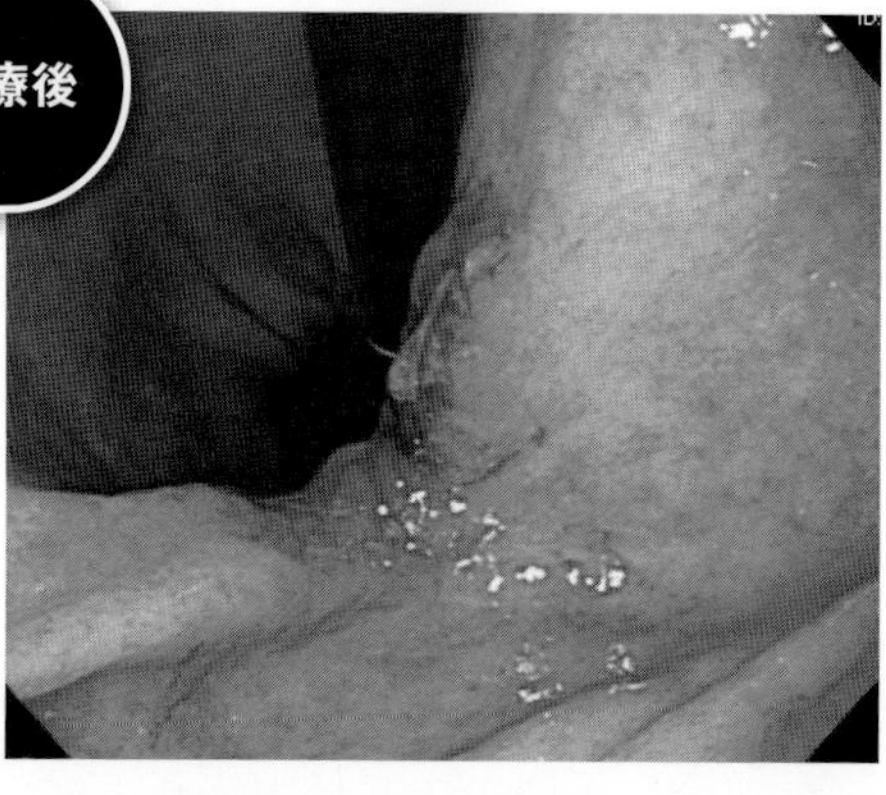

3

卵巣がん（再々発）
再発を繰り返していた卵巣がんが寛解

美容院経営・66歳　K.Yさん

●再々発後20ヵ月で治癒
3度手術しても下がらなかった腫瘍マーカーが食事療法で基準値以下に

Ｋ・Ｙさんは１９９８年3月に卵巣がんのため卵巣・子宮を全摘出。完治したかに思えましたが２００４年に再発。手術で骨盤リンパ節の一部を摘出。２００５年まで抗がん剤を続けましたが、再び腫瘍マーカーの数値が上昇し、２００６年に再々発。抗がん剤治療も限界に達っしたので、当院を紹介されました。

当院に来られた２０１０年2月、腫瘍マーカーＣＡ１２５の数値は71で、基準値を大きくオーバーしていました。これ以上の再発を防ぐには生活習慣病を見直す必要があると考えた私は、Ｋ・Ｙさんに食事療法をすすめました。玄米を中心とした食生活と毎日の野菜・果物ジュースを欠かさずに飲んでもらったところ、腫瘍マーカーの数値は徐々に下がり始め、20ヵ月後には基準値以下の24となりました。以来現在まで再発はありません。

再々発を繰り返した卵巣がんが食事療法にて寛解

卵巣がん根治手術後6年後骨盤再発し摘出して抗がん剤投与するも再々発（CA125の数値71）その後の食事療法を主体とした生活で20カ月後に正常化。

治療前

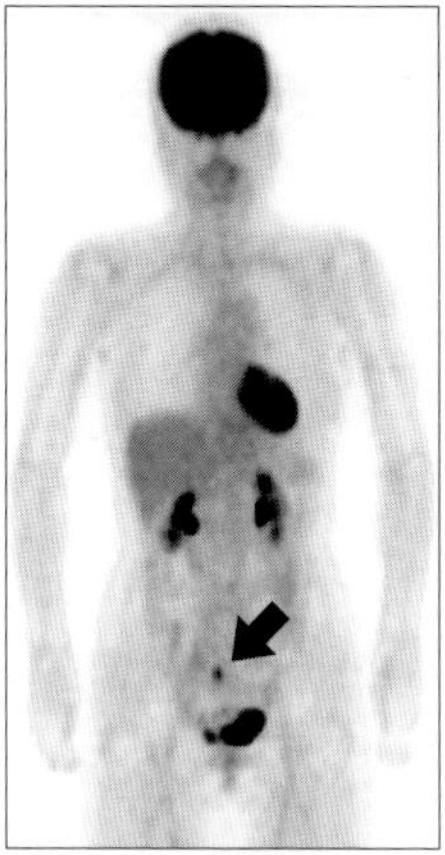

2006年12月4日　直径1㎝の骨盤内発巣

治療後

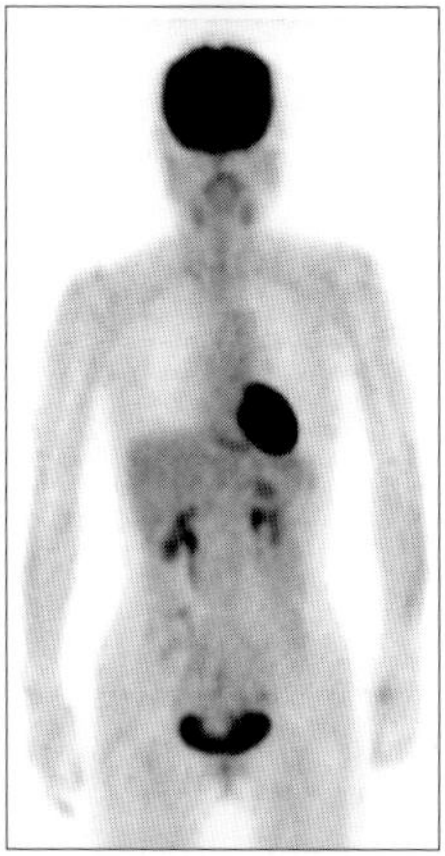

2011年2月　完治している

4

肝細胞がん
ウイルス性の肝細胞がんを食事療法で制御

会社経営・75際　Y.Tさん

●発病から治るまで（3年）
治療が難しいC型肝炎ウイルスによる肝細胞がんを食事療法で封じ込める

Y・Tさんは、２００４年に中咽頭がんを抗がん剤で克服した後、２００９年に肝細胞がんを煩い、２度の手術を受けました。しかしすべては取り切れず、いくつかの病巣は残りました。その頃に私の本を読まれて、独自に食事療法をはじめておられました。２０１２年６月に当院へ来られるまで、腫瘍マーカーの数値は４００台を前後。肝細胞がんの多くは、背景にウイルス性肝炎があります。Y・Tさんも若い頃の輸血が原因でC型肝炎に感染しており、ウイルスで肝臓がダメージを受けることが基盤になっているため、がんの中でも治りにくいケースといえます。しかし食事療法をつづけているとウイルス量そのものが減少する例が少なくないため、Y・Tさんが食事療法に着目されたのは正解でした。本格的に食事療法を開始した６月から腫瘍マーカーの数値は基準値以下の11まで下がり、現在は肝臓には約１㎝の病巣を残すのみとなりました。

腫瘍マーカーの変化

肝臓がんの腫瘍マーカーが食事療法を開始してから急激に変化。正常化した。

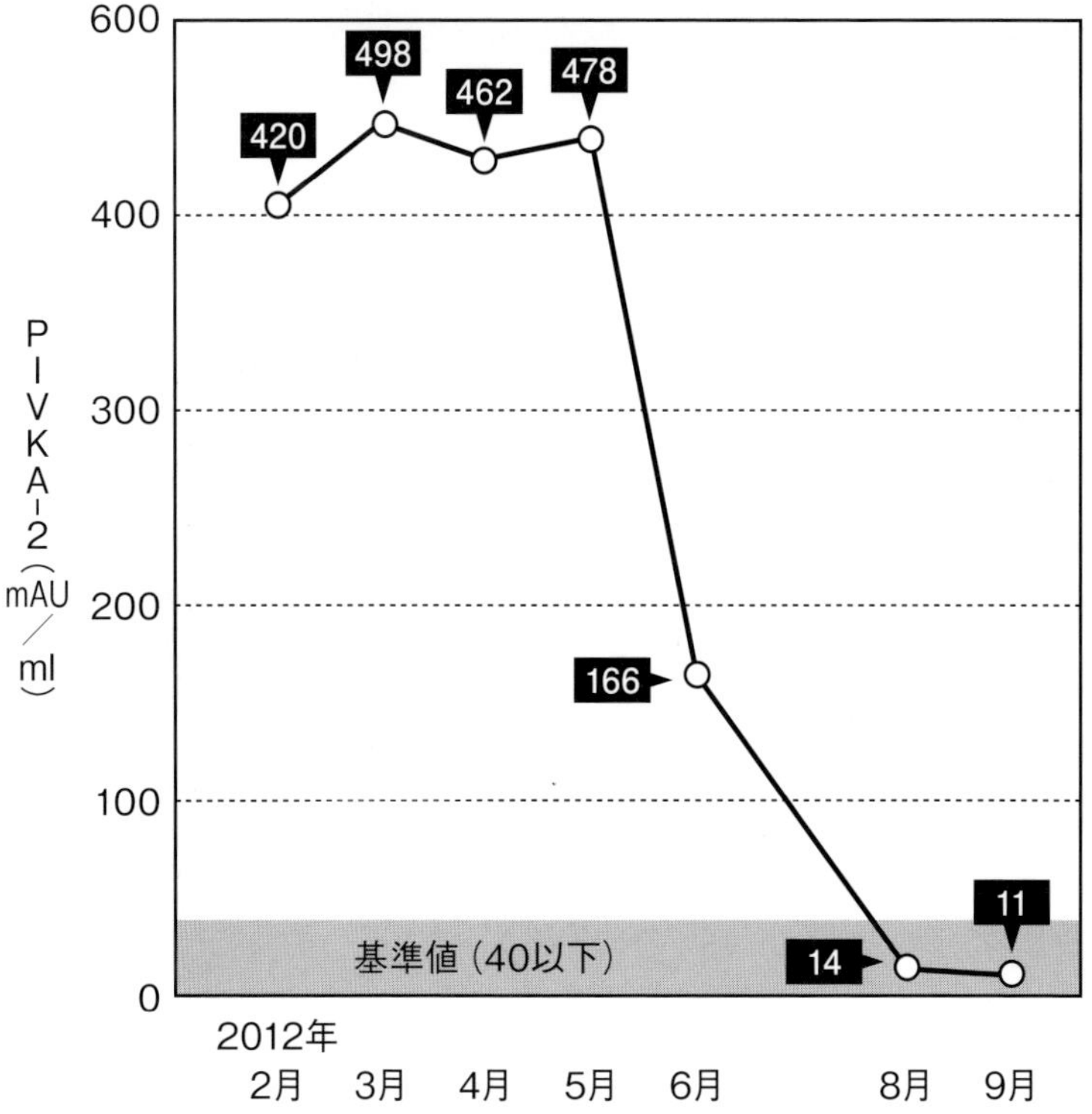

5

大腸がん
ステージⅣの大腸がんのほとんどが消滅

無職・72歳　K.Tさん

●発病から治るまで（11ヵ月）
腸閉塞を起こす一歩手前の上行結腸がんにもがんを治すという本人の強い意志が勝つ

Ｋ・Ｔさんが下腹部に異変を感じたのは、２０１１年９月。立っているのも苦しい状態となり、緊急受診した病院で大腸がんが見つかりました。腸閉塞を起こす一歩手前で緊急手術したところ、大網に多数の腹膜播種を伴う悪性度の高い上行結腸がんであることがわかりました。抗がん剤治療を行っても根治は難しいと告げられたＫ・Ｔさんは、副作用の辛さを理由に治療を拒否。そのまま約半年が経過しました。娘さんから食事療法と抗がん剤治療を併用すればまだ望みはあると説得され、私の病院へやって来たのが２０１２年４月のことでした。そこで私は、がんを治すという強い意志を本人がもって治療に専念すれば、必ずいい結果がでると伝えました。そして、それは現実となりました。食事療法と抗がん剤治療を併用して４ヵ月後のＰＥＴ検査では、大腸に広がっていたがんの病巣がほぼ消えてしまうという目覚ましい成果をあげたのです。

食事療法と抗がん剤の併用で4ヵ月後のPET画像

治療前

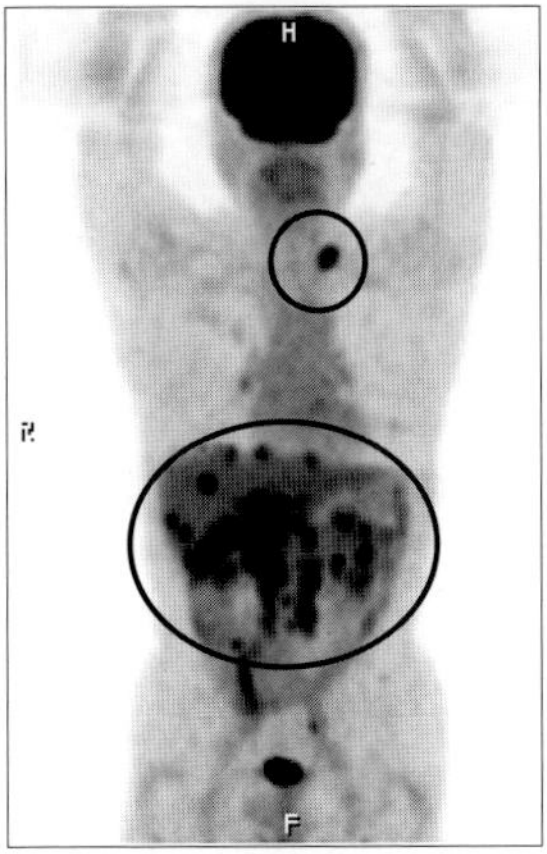

広範な肝臓移転及び腹膜播種左頸部リンパ節転移を認める
（2012年4月）

治療後

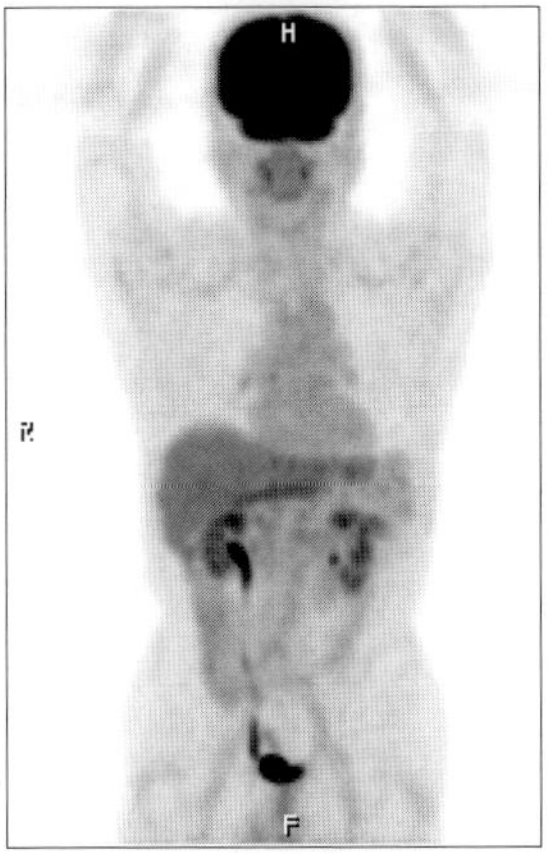

食事療法を開始してから4カ月後には転移層がほぼ消失
（2012年8月）

6

悪性リンパ腫
化学療法で完治しなかったがんがほぼ消失

学生・25歳　T.Hさん

●発病から治るまで（1年3ヵ月）
12㎝の悪性腫瘍が的確な抗がん剤治療と食事療法で寛解

２００８年10月、Ｔ・Ｈさんの胸部に見つかった腫瘍は12㎝と大きなもので、がんセンターのＣＴ検査で、悪性リンパ腫であることが判明し、12月から「リツキサンＲ-ＣＨＯＰ療法」が開始されました。

当院に来られた２００９年３月からは、化学療法と併用して食事療法も取り入れてもらいました。その後、５月まで抗がん剤治療を受けた後、放射線治療を開始。８月に終了した時点では、かなり縮小していたものの、まだ３㎝のがんが残っていました。そこからは食事療法のみを徹底してもらい、しばらく経過をみることになりました。その結果、半年後の２０１０年１月には、３㎝あったがんは消え、１㎜程度の細かい小結節が３、４個あるだけになり、これも一年後に完全に消失しました。化学療法と食事療法がうまくマッチした症例といえるでしょう。

悪性リンパ腫に効果的なリツキサンと食事療法の相乗効果で寛解

治療前

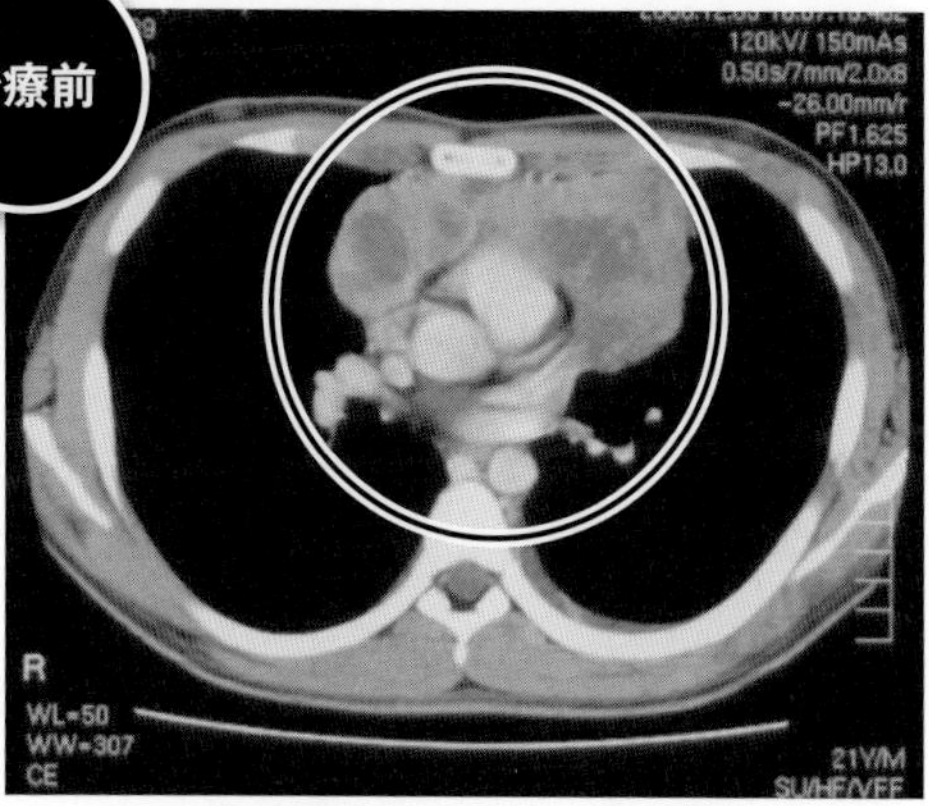

2008年12月3日CT画像
大血管（白色部分）を囲むように12cmの巨大な腫瘍を認める

治療後

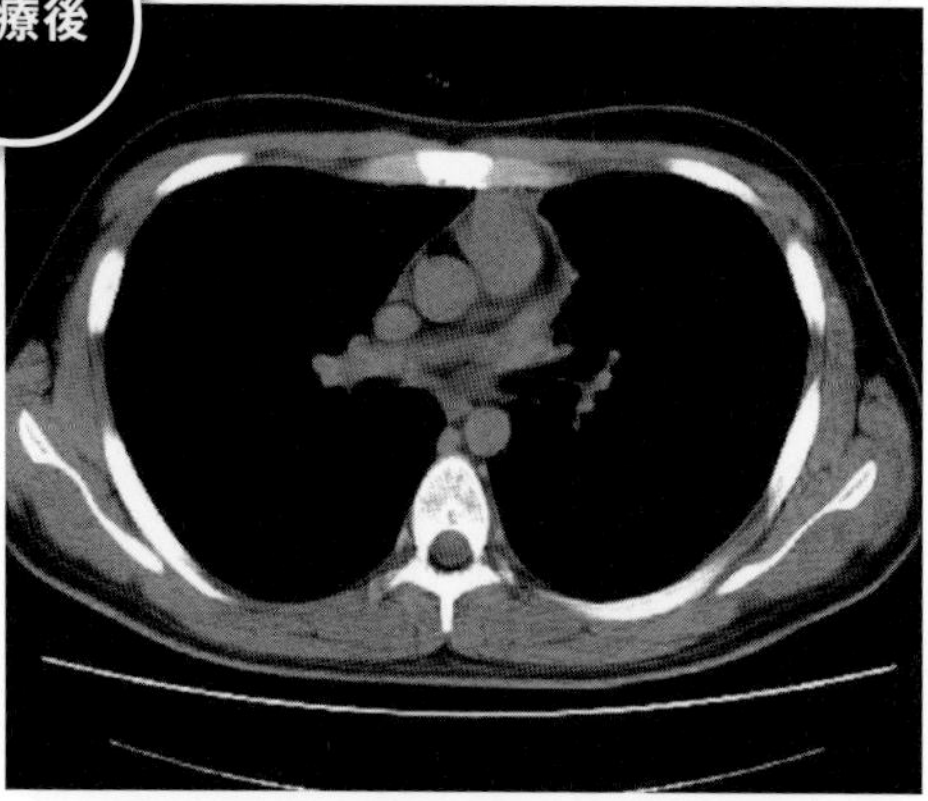

2010年1月20日PET-CT画像
腫瘍はほぼ消失し大血管を残すのみになる

7

乳がん・胸椎転移
食事療法で乳がんを克服。胸椎転移も自然消滅

主婦・65歳　K.Kさん

●発病から治るまで（1年3ヵ月）
手術が難しい胸椎転移を食事療法で見事克服！

K・Kさんからお手紙をいただいたのは、２００９年6月。がんセンターの検査で2㎝の乳がんが発見されたものの、治療開始は2ヵ月も先であることに不安を抱えられていました。２０１０年2月、2回目のＰＥＴ検査で、乳房あたりのがんは消えていたものの、転移が発見されました。深刻だったのは、胸椎にも転移していたことでした。脊椎はそばに神経が集中しているので、手術の対象とはならず、放射線治療も困難です。そこで、抗がん剤治療と併行しながら食事療法を行ってもらうことにしたのです。治療は２００９年8月のＰＥＴ検査後に始まり、辛い副作用に耐えながらもよく頑張られたと思います。半年後の２０１０年2月には乳がんはほとんど消えていましたが、再発を防ぐために２０１０年3月に右乳房を切除。それ以降も食事療法を続けてもらったところ、２０１０年9月には胸椎のがんも消滅しました。体質改善によって、がんを克服された良い症例です。

治療が困難な胸椎のがんも最終的に消滅

治療前

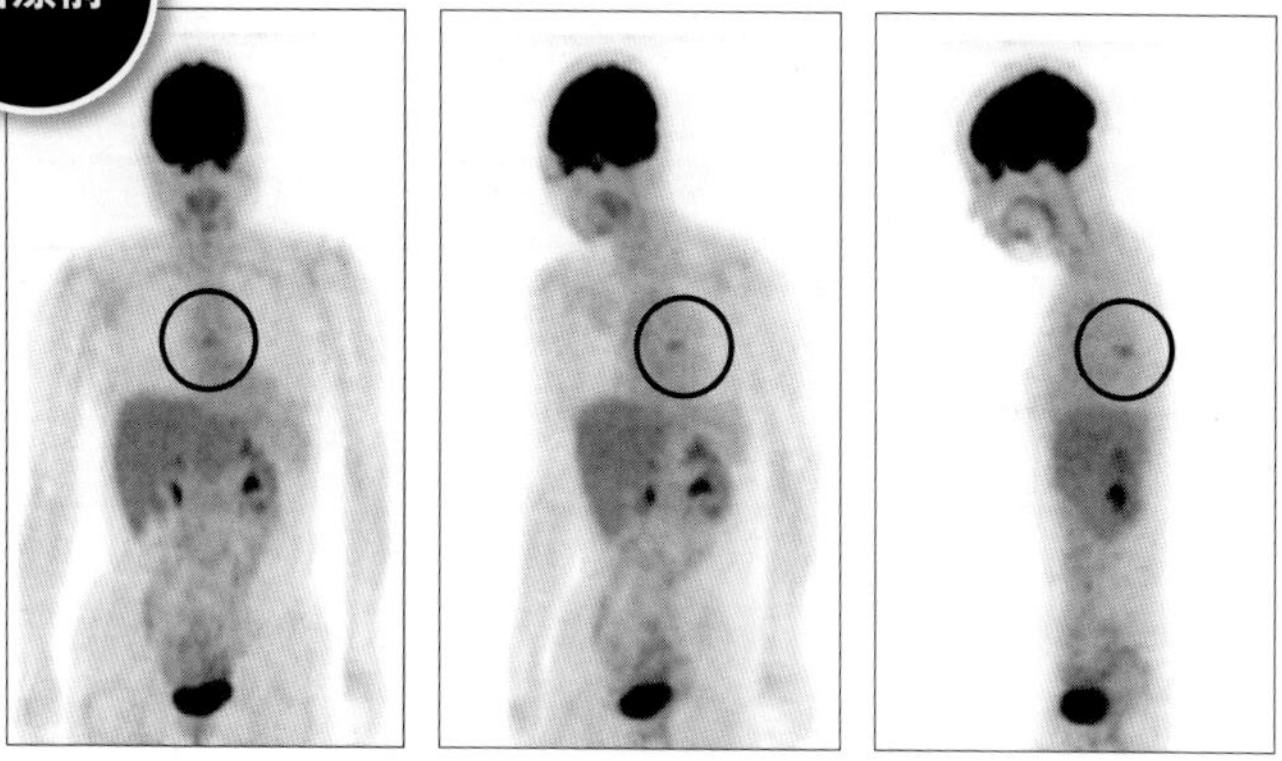

2010年2月　PET-CT画像
抗がん剤治療と食事療法を開始して半年後、
2010年3月右乳房を切除。胸椎に転移していたがんを見つける

治療後

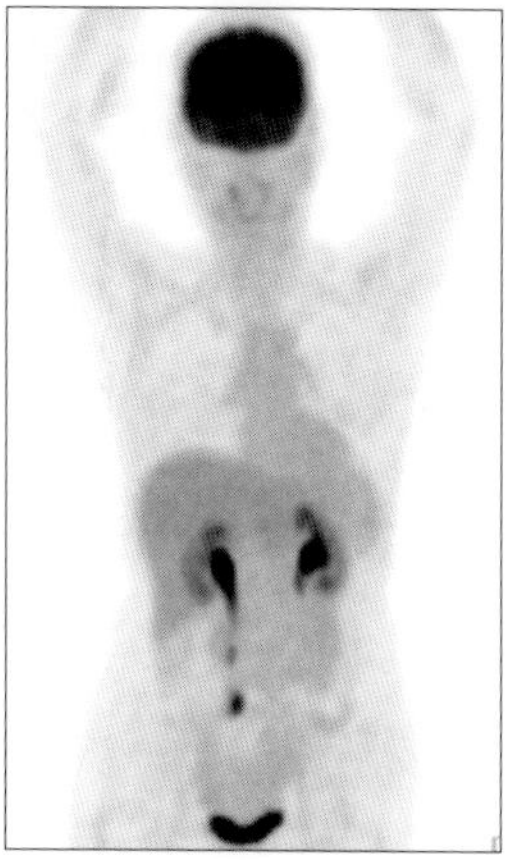

2010年9月　PET-CT画像
それから7ヵ月後には胸椎のがんも消えた

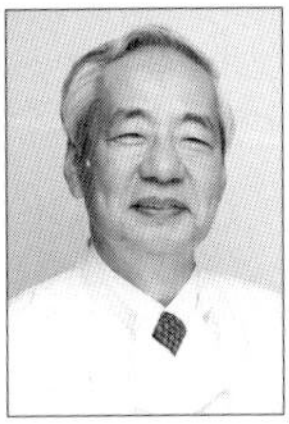

済陽高穂
Takaho Watayo

1970年千葉大学医学部卒業後、東京女子医科大学消化器病センター入局。73年国際外科学会交換研究員として米国テキサス大学外科教室（J.C.トンプソン教授）に留学、消化管ホルモンについて研究。帰国後、東京女子医科大学助教授、94年に都立荏原病院外科部長、2003年より都立大塚病院副院長を経て、08年11月より西台クリニック院長、三愛病院研究所所長。千葉大学医学部臨床教授も兼任しながら現在に至る。主な著書に『私のがんを治した毎日の献立』、『私の晩期がんを治した毎日の献立』、『私の末期がんを治した毎日の献立』『がんから生還した私の常食とジュース』（講談社）、などがある。

■済陽式食事療法の料理教室も開催中。
・福岡県『古川クッキングスクール』　www.furukawa-cooking.com
・東京都『西台健康倶楽部沼田料理教室』
http://oishii-cooking.blog.so-net.ne.jp/

治《なお》った人《ひと》が食《た》べていた！
済《わた》陽《よう》式《しき》抗《こう》がん食《しょく》材《ざい》帖《ちょう》

2013年9月26日　第1刷発行

著　者　済陽《わたよう》高《たか》穂《ほ》
発行者　鈴木　哲
発行所　株式会社講談社
〒112-8001　東京都文京区音羽2-12-21
販売部　TEL03-5395-3625
業務部　TEL03-5395-3615
編　集　株式会社　講談社エディトリアル
代　表　田村　仁
〒112-0013　東京都文京区音羽1-17-18　護国寺SIAビル6F
編集部　TEL03-5319-2171
印刷所　慶昌堂印刷株式会社
製本所　株式会社国宝社

N.D.C.0077 159p 26cm ISBN978-4-06-218475-5